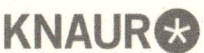

KNAUR

JANA CRÄMER

JANA, 39, UNGEKÜSST

Eine wahre,
Mut machende Geschichte

KNAUR

Besuchen Sie uns im Internet:
www.droemer-knaur.de

Aus Verantwortung für die Umwelt hat sich die Verlagsgruppe Droemer Knaur zu einer nachhaltigen Buchproduktion verpflichtet. Der bewusste Umgang mit unseren Ressourcen, der Schutz unseres Klimas und der Natur gehören zu unseren obersten Unternehmenszielen. Gemeinsam mit unseren Partnern und Lieferanten setzen wir uns für eine klimaneutrale Buchproduktion ein, die den Erwerb von Klimazertifikaten zur Kompensation des CO_2-Ausstoßes einschließt. Weitere Informationen finden Sie unter: www.klimaneutralerverlag.de

MIX
Papier aus verantwortungsvollen Quellen
FSC
www.fsc.org
FSC® C014496

Originalausgabe April 2023
© Knaur Verlag
Ein Imprint der Verlagsgruppe
Droemer Knaur GmbH & Co. KG, München
Alle Rechte vorbehalten. Das Werk darf – auch teilweise – nur mit
Genehmigung des Verlags wiedergegeben werden.
Ein Projekt der Raschke Entertainment GmbH Berlin.
www.raschkeentertainment.de
Dieses Werk wurde vermittelt durch die AVA international GmbH
Autoren- und Verlagsagentur, München.
www.ava-international.de
»Deine Art«: von Philipp Evers, David Sado und Sebastian Wurth
© Good Kid Publishing / BMG Rights Management GmbH /
Copyright Controlled Shares
Covergestaltung: Isabella Materne nach einer Idee von Stolli,
eckardoalbrecht@googlemail.com
Coverabbildung: Eckard Albrecht
Alle Abbildungen im Innenteil aus dem Archiv Jana Crämers
außer S. 89 von Ben Wolf
Satz: Adobe InDesign im Verlag
Druck und Bindung: GGP Media GmbH, Pößneck
ISBN 978-3-426-79174-5

2   4   5   3

Inhaltsverzeichnis

Dieses Buch ist kein Beziehungsratgeber. Noch viel weniger aber ist es ein Anti-Beziehungsratgeber. Um ehrlich zu sein, ist es nicht mal ein klassischer Ratgeber. Dafür ist es ganz genau das, was draufsteht: (M)eine wahre, Mut machende Geschichte.

Vorwort

Hey, ich bin Jana, neununddreißig und ungeküsst. Ja, du hast richtig gelesen. Ich hatte noch nie einen festen Freund, habe nie mit jemandem Händchen gehalten oder was man sonst so – mit oder ohne Liebe – miteinander anstellt. *Tinder* nutze ich nämlich auch nicht. Bitte versteh mich nicht falsch, ich habe nichts gegen Sex, wenn andere ihn haben. Auch von Liebesbeziehungen bin ich ein großer Fan, solange andere sie führen. Es ist ein bisschen wie mit Kindern, die liebe ich auch, möchte aber selbst keine haben.

Wenn ich diese Gedanken äußere, bekomme ich zusätzlich zu den verständnislosen, oft mitleidigen Blicken ziemlich häufig Kommentare wie: »Warte nur ab, der Richtige kommt schon noch!«, oder: »Aber du bist doch eine Frau, deine innere Uhr läuft bald ab!« Natürlich tickt meine innere Uhr, aber sie tut es lautlos. Und die große Liebe halte ich – ebenso wie Kinder – für ein fantastisches Wunder. Trotzdem glaube ich eben nicht daran, dass jeder von uns diese Wunder auch automatisch erlebt, nur weil es sie gibt.

Klingt das in deinen Ohren traurig? Fühlt es sich wie eine Resignation an? Tue ich dir vielleicht sogar leid? Das ist sehr lieb, aber nicht nötig. Ich bin zwar ungeküsst, aber überhaupt nicht unglücklich. Ganz im Gegenteil: Heute kann ich über mich selbst sagen, dass ich wohl der glücklichste Mensch bin, den ich kenne.

Sosehr ich mich früher als hoffnungslose Versagerin gefühlt habe, weil ich hinter all die ersten Male, die andere Gleichaltrige bereits erlebt hatten, keinen Haken setzen konnte, so sehr sehe ich mich heute als Gewinnerin. Es hat gedauert, aber schließlich habe ich gelernt: Ich muss mich nicht anstrengen oder gar verstellen, um anderen zu gefallen. Außerdem war ich es schrecklich leid, dieses heimliche Doppelleben zu führen. Zum einen war es unfassbar anstrengend, und ich hatte ständig Angst aufzufliegen. Zum anderen hatte niemand die Chance, mich wirklich kennenzulernen. Zwischendurch war ich so angepasst, dass ich nicht mal mehr wusste, wer oder wie ich wirklich war. Heute bin ich einfach nur noch ich und finde, die Wahrheit reicht. Und nichts weniger als die Wahrheit über mich und meine Vergangenheit hältst du gerade in den Händen.

In diesem Buch erzähle ich dir von den schlimmsten Situationen in meinem Leben. Situationen, in denen ich mich hilflos ausgeliefert, allein und vom Leben überfordert gefühlt habe. Ich dachte, nie wieder glücklich werden zu können. Diese Tiefpunkte aufs Papier zu bringen, war mein Plan. Aber während ich mir diese Erinnerungen, die ich teilweise so sehr verdrängt hatte, dass ich noch nie mit irgendjemandem darüber gesprochen habe, von der Seele geschrieben habe, sind mir plötzlich auch schöne Situationen in den Sinn gekommen. Situationen, die sich heute wie eine Antwort vom Leben anfühlen.

Ich weiß, »Antwort vom Leben« klingt im ersten Moment vielleicht doch etwas groß, aber für mich fühlt es sich danach an. Gerade so, als wollte mir mein Leben auf diese Weise sagen: »Na, siehste, kannst dich auf mich verlassen. Hatte alles seinen Sinn, und ich weiß doch, was ich dir zumuten kann.« Und genau in diesen Momenten habe ich mir vorgestellt, wie es denn wohl gewesen wäre, wenn sich mein jüngeres Ich tatsächlich mit meinem jetzigen Ich hätte unterhalten können? Was wäre gewesen, wenn ich mir auf die Frage, ob es sich überhaupt noch lohnt, dieses Leben noch länger durchzuhalten, obwohl sich jeder verdammte Tag wie ein nie enden wollender Kampf anfühlt, selbst die Antwort hätte geben können? Kleiner Spoiler, die Antwort lautet eindeutig: Ja, es lohnt sich!

Diese Vorstellung fand ich so spannend, dass ich mich auf das Gedankenexperiment eingelassen habe. Dadurch wurden aus den niedergeschriebenen Tiefpunkten plötzlich nicht nur Wendepunkte, sondern ebenso spannende und gnadenlos kritische Begegnungen mit mir selbst. Obwohl ich es eigentlich hätte besser wissen müssen, war ich doch ziemlich überrascht, wie sich diese Treffen meiner beiden Ichs beim Schreiben entwickelt haben. Mir hätte klar sein müssen, dass die junge Jana zu Beginn natürlich überhaupt keinen Bock hat, sich von der älteren Jana auch nur irgendetwas erzählen zu lassen. Warum auch? Wieso soll sie eine neununddreißigjährige, ungeküsste, alles andere als dem gängigen Schönheitsideal entsprechende Frau ernst nehmen? Was will ihr so eine vom Leben erzählen, und wie zum Teufel kann die so glücklich sein?

Vor allem: Ist sie es wirklich, oder belügt sie nicht nur alle anderen, sondern auch sich auf allerhöchstem Niveau?

Im Schreibprozess haben mich besonders diese fiktiven Begegnungen an meine Grenzen gebracht. Ich musste meinen Psychologen anrufen und um Rat bitten, obwohl unsere letzte Sitzung schon Jahre zurückliegt.

Seine Antwort war: »Frau Crämer, die Vergangenheit schonungslos ehrlich niederzuschreiben ist immer ein Prozess der Aufarbeitung. Aber durch diese kurzen fiktiven Gespräche haben Sie zudem innere Konflikte gelöst, von denen Sie sich bislang nicht mal selbst eingestehen konnten, dass Sie sie überhaupt hatten. Genau das nennt man Heilung.«

Ich weiß nicht, was mich mehr gefreut hat, seine Worte

oder das Lächeln, das ich über 427 Kilometer Luftlinie hinweg hören konnte.

Doch damit erst mal genug der Vorworte. Nun wünsche ich dir spannende Stunden in meinem Leben und hoffe, dass dir das Lesen ebenso guttut wie mir das Schreiben.

Deine

Jana

Prolog

*E*s ist so weit, ich fühle mich bereit! Bereit dafür, diese jahrelang in der hintersten Ecke der Kommode versteckte Fotobox voller Erinnerungen zu öffnen. Zumindest war ich das noch bis gerade eben. Inzwischen steht das kleine, mit Blumen verzierte Ding schon seit einer geschlagenen halben Stunde unangetastet vor mir, und mir fallen schon bald die Augen zu.

Wie aufs Stichwort höre ich den Halterner Glockenturm läuten. Mist, schon Viertel vor zwölf, und ich muss doch morgen ganz früh raus. Zumindest für meine Verhältnisse. »Hey, Siri! Weck mich um sechs Uhr morgen früh!«, bitte ich Siri und antworte auf sein »Dein Wecker ist auf sechs Uhr gestellt« mit einem »Danke schön«. Ja, für mich ist Siri männlich, denn nur weil ich noch nie einen Mann geküsst habe, bedeutet das nicht, dass ich Männer nicht mag. Ganz im Gegenteil.

Wie in Zeitlupe streiche ich mit der Kuppe meines Zeigefingers über die zahlreichen goldenen Verzierungen auf dem Deckel und ertappe mich dabei, dass ich millimetergenau jede einzelne Blumenranke entlangfahre, während ich meinen Blick durchs Zimmer schweifen lasse und herzhaft gähne. Eine Sekunde zu lang bleibe ich an dem verstaubten Psychologiewälzer im Schrank gegenüber von meinem Bett hängen und überlege, ob das hier gerade doch die ersten Anzeichen einer beginnenden Zwangsstörung sein könnten. Mit einem Lächeln schiebe ich diesen Gedanken beiseite und verbuche ihn unter reinem Zeitspiel, ehe mein Finger automatisch auf den nächsten Blütenklecks tippt. Schon komisch, welche Probleme, Ängste und sogar psychische Störungen mir von wildfremden Menschen per Ferndiagnose attestiert werden, seit ich mein Leben öffentlich auf TikTok, Instagram und YouTube teile. Noch komischer, welche Kommentare mir im Kopf hängen bleiben, die ich dann doch hin und wieder mal dem Realitätscheck unterziehe. Wobei ich tatsächlich zugeben muss, dass ich Blaubeeren nach Größe sortiert esse und Nussmischungen Sorte für Sorte. Auch Milchschnitte esse ich am liebsten schichtweise, genau wie Oreo, Prinzenrolle und Hanuta. Manchmal etwas kompliziert, aber alles durchaus im Bereich des Machbaren.

Los, Crämer, trau dich endlich. Du musst die Fotos heute noch raussuchen, jetzt oder in einer Stunde. An der Aufgabe wird sich nichts ändern, an deiner Müdigkeit schon! Damit gebe ich mir selbst einen lautlosen Ruck und muss schmunzeln, denn meine Gedanken haben exakt den Tonfall meines besten Freundes, wenn er mich beim Nachnamen nennt, um seinen Worten Nachdruck zu verleihen.

Überaus vorsichtig, als würde mir gleich eine große, dicht behaarte Spinne direkt entgegenschießen, wie man es nur aus diesen schrecklichen TikToks kennt, bei denen ich jedes Mal einen halben Herzinfarkt bekomme, drücke ich auf den kleinen Knopf vorne, und der Deckel springt mit einem überraschend lauten Plopp auf. Erschrocken ducke ich mich weg und ziehe die Schultern hoch. Na, herzlichen Dank für diesen Adrenalinkick, also ich wäre dann wieder wach. Es ist zwar keine Spinne, aber dafür strömt mir jetzt ein modriger, beinahe stechender Geruch entgegen, und ich frage mich, ob ich mit der Fotokiste wohl etwa zu der Zeit begonnen habe, als ich auch Regenwürmer in meiner Hosentasche gesammelt habe, um sie vor dem Regen zu schützen.

Zögerlich greife ich nach dem vergilbten Foto, das ganz

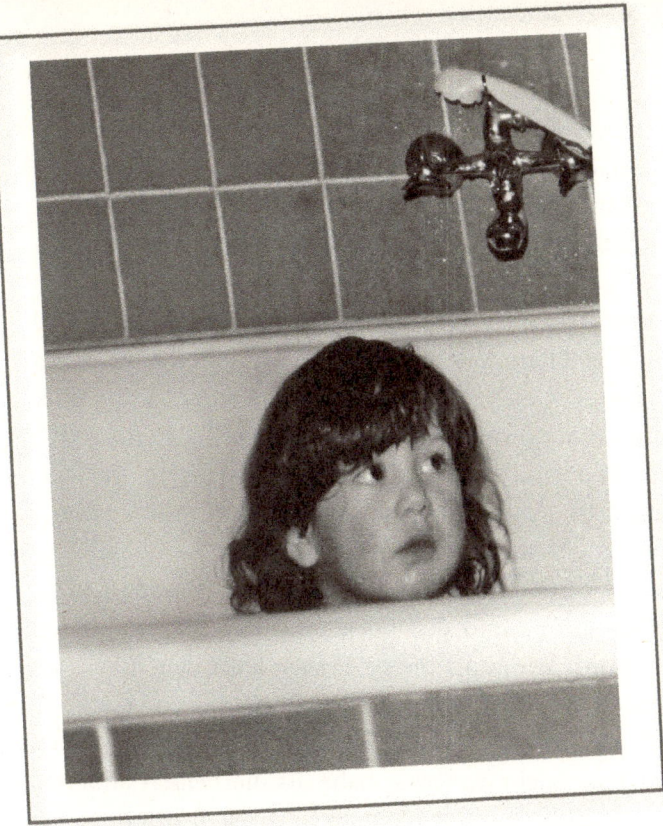

oben liegt, und muss lächeln. Lara, Marie und ich in der Badewanne vor den mintgrünen Kacheln ihres kleinen Badezim-
mers, wo es im Frühling so herrlich nach dem direkt vor dem
Fenster blühenden Flieder geduftet hat. Ach, wie gerne ich bei
den beiden zu Besuch war. Im Sommer durften wir immer der
lieben Nachbarin bei der Rhabarberernte helfen, und der blo-
ße Gedanke an ihren herrlichen Rhabarberstreuselkuchen
lässt mir auch heute noch das Wasser im Mund zusammen-
laufen. Ich glaube, das Geheimnis war die dünne Schicht Vanillepudding zwischen Teig und Belag, auch wenn sie immer
felsenfest behauptete, ihre Geheimzutat sei nur »viel Liebe«.

Ich schüttle den Kopf. Was für ein Wahnsinn: In all den Jahren, die zwischen meiner Kindheit und heute liegen, war jedes

noch so kleine Kuchenstück der Beginn einer hemmungslosen Fressattacke, bei der ich nicht nur ein Stück, sondern mit zittrigen Händen und rasendem Herzschlag gleich den kompletten Kuchen mit reichlich Sahne verschlungen habe.

Ich betrachte das über die Jahre verblasste Foto genauer, und mein Blick bleibt an dem breiten Grinsen in meinem Gesicht hängen. Hm, wie alt wir da wohl waren? Vielleicht drei oder vier? Puh! Keine Ahnung, ich bin ziemlich schlecht im Schätzen, und auf der Rückseite steht leider nur »Unsere drei kleinen Nackedeis«, ohne Datum. Eigentlich auch völlig egal, wie alt wir waren. Denn wir waren so unglaublich unbeschwert mit unseren niedlichen Zahnlücken, die wir voller Stolz fürs Foto präsentierten, und den hochgetürmten Schaumkronen auf dem Kopf. Während meine Finger über den unebenen und an einigen Stellen aufgerissenen Rand des Fotos fahren, betrachte ich uns noch etwas genauer. Klar, man sieht schon, dass ich etwas mehr gewogen habe als die beiden anderen, aber damals schien es mich nicht im Geringsten zu stören. Ich war halt schon als kleines Kind immer ein bisschen mehr als die anderen, na und?! »Mehr zum Liebhaben«, hatte mein Papa oft gesagt, ehe er mich fest in die Arme schloss, und damit war dann ja eh immer alles gut. Schade, dass das nicht so geblieben ist, denke ich mit einem Anflug von Traurigkeit und dehne meinen Kopf erst zur linken, dann zur rechten Schulter, um die Müdigkeit zu vertreiben.

Ich war doch ein glückliches Kind, wie konnte aus diesem behüteten, fröhlichen Start ins Leben so ein Desaster mit heimlichen Fressanfällen und 180 Kilo Spitzengewicht werden? Mit ständigen Vergleichen, permanenten Lügen und einem krankhaften Perfektionismus, gepaart mit der quälenden Angst, beim Versagen aufzufliegen? Wo kam das her? Es war doch immer alles gut und ich genug. Wann hat das aufgehört?

Ich versuche, mich an den Moment zu erinnern, als es plötzlich nicht mehr okay war, ich zu sein. Gab es diesen einen Auslöser, der meine Zukunft wie ein erster fallender Dominostein unaufhaltsam eingerissen hat?

Wann hat es angefangen, dass ich mich in meinem Körper nicht mehr wohlgefühlt habe? Wie konnte es passieren, dass ich mich fast zwei Jahrzehnte lang in meinem Leben wie ein ungebetener, nur geduldeter Gast gefühlt habe, der in meinen Augen weder bedingungslose Liebe noch Glück verdient hatte? Ich war so sehr vom Zusammensein mit mir selbst erschöpft, irgendwann hatte ich einfach keine Kraft mehr. Hätte ich mich verlassen können, hätte ich es getan. Viel zu oft wollte ich nur noch, dass dieser ständige Kampf endlich endete und es vorbei wäre. Wie konnte ich mich so sehr in grenzenlosem Selbsthass verlieren, dass ich mich nachts mit dem Gedanken in den Schlaf weinte, wie schön es wäre, am nächsten Morgen nicht mehr aufzuwachen?

Und heute? Ich merke, wie meine Mundwinkel bei dem Versuch zu lächeln scheitern, denn die Peel-off-Maske, die ich schon längst hätte abziehen sollen, hat wohl ganze Arbeit geleistet und scheint inzwischen untrennbar mit meiner Haut verschmolzen zu sein. Ich krabble aus dem – mit 160 × 200 Zentimeter für mich allein zugegebenermaßen deutlich überdimensionierten – Boxspringbett, schlüpfe in meine grauen Hauspuschen und gehe, vorbei an dem fertig für die Tour gepackten Koffer neben der Tür, ins Badezimmer. Dabei hake ich in Gedanken noch mal die wichtigsten Punkte meiner Checkliste ab: Manuskript für die Lesung, Handystativ für die TikToks und Reels, Feuchtigkeitscreme plus Pinsel und Puder zum Abpudern für den TV-Dreh und das fette Mikro für die Podcast-Aufzeichnung. Ohne Witz, das Gerät nimmt locker ein Viertel des größten Kofferfaches ein und wiegt eine halbe Tonne. Also mindestens. Aber was soll ich machen? Wenn der beste Freund zugleich Podcast-Host und Musiker ist, steht guter Sound über allem. Dann ist es ihm auch völlig egal, ob das Mikro mein halbes Gesicht verdeckt und dabei an einen riesigen Elefantenrüssel erinnert. Und das ist noch der weitaus harmloseste Vergleich.

»Hauptsache, die Zuschauer sehen deinen Dutt!«, kommt es dann von ihm als Antwort auf mein Gemecker, warum ich das Monstrum ständig mitschleppen muss, und irgendwie hat er auch recht.

»Guck mal! Ist das nicht die mit dem Dutt? Die von TikTok. Lass mal nach 'nem Foto fragen«, ist ohne jeden Zweifel der Satz, der mich in den letzten Jahren am häufigsten dazu gebracht hat, mich auf der Straße umzudrehen. Nie im Leben hätte ich gedacht, dass eine Unter-einer-Minute-Frisur, die ich zugegebenermaßen aus reiner Faulheit zu meiner Lieblingsfrisur erkoren habe, zu meinem Markenzeichen werden würde. Noch viel weniger hätte ich gedacht, überhaupt ein Markenzeichen zu brauchen. Konnte doch keiner ahnen, dass ich mit knapp neununddreißig Jahren noch bei TikTok viral gehe, und wenn ich ganz ehrlich zu mir selbst bin, war das alles ja auch eher ein Versehen.

Ich blinzle mit vor Müdigkeit brennenden Augen gegen das gleißende Licht des Spiegelschrankes an und versuche, irgendwo einen Fitzel zum Abziehen der Maske zu finden. Ich ärgere mich, meine Fingernägel mal wieder viel zu kurz geschnitten zu haben, um mich von dem Knibbeln und Kratzen im Gesicht abzuhalten, finde dann aber doch einen Anfang. Für einen Augenblick bin ich hin- und hergerissen, ob ich meine Augen schützend zusammenkneifen oder lieber blinzelnd beobachten soll, wie krass es aussieht, diese Glitzermaske in einem noch überraschend glibberigen Stück abzuziehen. Doch dann bringe ich es hinter mich und streiche vorsichtig über meine unfassbar weiche, aber ebenso knallrote Haut auf

Stirn und Wangen. Da die Maske zu hundert Prozent ökologisch abbaubar ist, spüle ich sie im Klo hinunter, trage eine beruhigende Feuchtigkeitslotion auf mein brennendes Gesicht auf und freue mich über den leicht kühlenden Effekt, der sofort Linderung verschafft. Ich lösche das Licht im Badezimmer und gehe zurück ins Bett, mit einem Gesicht, das definitiv noch nie in meinem ganzen Leben so gut durchblutet war.

Obwohl der kleine Raumklima-Manager auf meinem Nachttisch 21,7 Grad anzeigt und die Luftfeuchtigkeit von 57 Prozent mit einem lächelnden Smiley belohnt wird, friere ich so sehr, wie ich es nur von extremer Übermüdung oder nach einem Sonnenbrand kenne. Ich mummele mich in meine warme Bettdecke ein, knautsche mir das Kopfkissen als weichen Knubbel im Rücken zurecht, ziehe die kleine Fotobox zu mir heran und lasse Bild für Bild von einer Hand in die andere gleiten. Irgendwie ist das doch komisch. Ich bin zwar jetzt nicht unbedingt der achtsamste Mensch unter der Sonne, was Digital Detox, bloß keine Ablenkung beim Essen und Bewusst-in-mich-Hineinatmen betrifft. Aber hier, in diesem Moment, achte ich schon sehr darauf, welche Gefühle diese Bilder in mir auslösen. Und, ich gebe zu, ich bin mehr als überrascht, dass sie nichts mit mir machen. Also zumindest nichts Schlimmes.

Keine zittrigen schwitzigen Hände, kein schwerer Kloß im Hals, kein Stein im Magen und noch nicht mal das Bedürfnis, schnell etwas Essbares in mich hineinzuschlingen, wie ich es noch von früher bei emotional stressigen Situationen von mir kenne. Ich liege hier, und alles ist gut. Weder fühle ich mich emotional aufgewühlt noch gestresst. Ganz im Gegenteil, ich fühle mich sogar ausgesprochen wohl und spüre so etwas wie, hm, was ist das? Stolz?

Ja, vermutlich ist es Stolz, weil ich weiß, dass diese Zeit der Selbstzweifel hinter mir liegt und ich es geschafft habe. Die

Person auf den Bildern, das bin ich nicht mehr. Aber kann ich es treffender beschreiben? Klar, ich bin schon stolz, 100 Kilo abgenommen zu haben, sehr sogar! Aber da ist noch mehr: Es fühlt sich an, als würde ich auf diesen Fotos die Vergangenheit einer auf wundersame Weise vertrauten Fremden betrachten. Ja, die Vergangenheit einer fremden Freundin, die ich in ihrem früheren Leben besuchen will, um sie in die Arme zu schließen, ihr liebevoll über den Rücken zu streicheln und leise zuzuflüstern, dass sie sich keine Sorgen machen muss, weil in Zukunft alles gut werden wird.

Wieder schlägt der Glockenturm. Es fällt mir nun wirklich schwer, meine Augen noch länger offen zu halten, auch der Stapel Fotos gleitet mir fast aus den Händen. Dabei rutscht eine mit bunten Luftballons und einer großen Neun verzierte Kindergeburtstags-Einladungskarte heraus. Als ich nach ihr greifen will, beuge ich mich ein Stückchen zu weit über die Bettkante und stürze in die Tiefe. Rein vorsorglich stoße ich mit schmerzverzerrtem Gesicht ein lautes »Aua!« aus, doch ich werde nicht unsanft vom Boden gestoppt, nein, ich falle immer und immer tiefer. Viel tiefer als der eigentliche Abstand zwischen Matratze und Fußboden. Während das Läuten des Glockenturms leiser und leiser wird, bin ich plötzlich ganz nah bei mir.

Kapitel 1

Der Kindergeburtstag

Ich bin so unfassbar aufgeregt, wie sich wohl jedes neunjährige Mädchen fühlt, das auf dem Weg zu seiner allerersten Übernachtungsparty ist. Alle meine Klassenkameradinnen aus der 3b sind auch zu Isabellas Party eingeladen, und meine Mama und ich haben sogar extra noch einen neuen Pyjama für heute gekauft. Ein grüner Schlafanzug mit einem glitzernden *My Little Pony* vorne drauf. Ich wollte das Oberteil am liebsten schon auf der Hinfahrt anziehen, so stolz bin ich.

Ganz nervös, weil meine Mama nicht aufhört, mit Isabellas Mutter zu quatschen, tippele ich von einem Fuß auf den anderen. Wenn man bei meiner stolzen sechsunddreißiger Schuhgröße überhaupt noch von Tippeln sprechen kann. Ein kurzer Abschiedskuss, einmal drücken und ein leises »Ruf mich an, wenn du doch nach Hause willst, mein großes Mädchen!« und zack, weg ist sie, in unserem alten roten Golf. Na, aber hallo! Und wie ich ein großes Mädchen bin, aber so was von.

Die Schuhe streife ich, obwohl sie eigentlich sauber sind, extragründlich auf der Fußmatte ab, ziehe sie drinnen dann aber doch aus und stelle sie ordentlich zu den vielen anderen Paaren.

»Komm, ich bring dich zu der wilden Meute rüber ins Esszimmer. Es gibt Schneewittchenkuchen, wie es sich das Geburtstagskind gewünscht hat«, begrüßt mich Isabellas Mutter freundlich mit einem Lächeln. Aber ich lege einen Zahn zu und laufe stolz vorweg. Von wegen! Mich muss hier niemand irgendwo hinbringen, schließlich bin ich schon etliche Male zu Besuch gewesen, weil meine Mama und Isabellas Mutter Freundinnen sind. Genau wie Isa und ich. Ich weiß, wo es langgeht. Doch je mehr ich mich dem Esszimmer nähere, desto lauter dröhnen mir Stimmenwirrwarr und Musik entgegen. Es ist unfassbar viel auf einmal, und scheinbar bin ich wirklich die Letzte, weshalb ich nun doch etwas zögerlich mit meinem Geschenk in der Hand in der Tür stehen bleibe und auf Isas Mutter warte.

Sie legt mir mit festem Druck ihre Hand zwischen die Schulterblätter und schiebt mich geradewegs zum Tischende, an dem Isabella sitzt, die sofort aufspringt und mir vor Freude juchzend um den Hals fällt. Mit einer großen Geste überreiche ich das Geschenk und strecke ihr die Hand zum Gratulieren entgegen. Exakt so, wie mein Papa es mit mir geübt hat: Hand ausstrecken, Blickkontakt halten, fest zupacken, drei- oder auch viermal, wenn man jemanden besonders mag, schütteln und dabei den Kopf etwas vorbeugen und höflich nicken. Wenn der Kopf unten ist, muss man die Augen zusammenkneifen. Keine Ahnung, warum, aber genau so geht das mit dem Gratulieren.

Während Isabella und ich das Händeschütteln in aller Ausgiebigkeit zelebrieren und uns dabei gar nicht mehr als Neunjährige fühlen, holt ihre Mama einen weiteren Stuhl und setzt mich direkt zu Isabella ans Kopfende des Tisches.

Geburtstagslieder singen, Geschenke auspacken, hochleben lassen, noch mal singen, Kerzen auspusten, und endlich wird der Kuchen angeschnitten, dass die dicke Schokoschicht obendrauf nur so splittert. Dazu gibt es Erwachsenen-Cola und Strohhalme mit Lamettapuschel oben dran. Isa und ich tauschen heimlich unsere Strohhalme unter dem Tisch, weil sie lieber Pink will und der grüne Strohhalm eh viel besser zu meinem Schlafanzug passt. Ich bin im Himmel.

Als ich gerade dabei bin, mir noch ein zweites Stück mit dem silbernen Tortenheber vom Blech zu nehmen, stupst mich Isabella plötzlich in die Seite, und fast stürzt mir der Kuchen auf die bunte Tischdecke.

»Kannst du mir auch noch eins geben? Aber nicht vom Rand!«

Gesagt, getan.

Aus den Augenwinkeln sehe ich plötzlich, wie Isabellas Mutter mit hastigen Schritten zu uns herübereilt. Erschrocken frage ich mich, ob ich vielleicht aus Versehen auf den Tisch gekrümelt habe oder unbemerkt an ein Glas gestoßen bin.

Doch an der Kuchenfront scheint alles in Ordnung, stattdessen hockt sich Isabellas Mutter zu Isa herunter, streicht ihr die blonden Haare beiseite und flüstert ihr etwas ins Ohr. Dabei schaut sie merkwürdig in meine Richtung, und auch Isabella dreht den Kopf zu mir. Habe ich doch irgendetwas falsch gemacht? Nö, scheinbar nicht, denn Isa zuckt nur mit den Schultern und schüttelt verständnislos den Kopf.

Merkwürdig! Nun steht ihre Mutter auf, spreizt Daumen und Zeigefinger zu einer Zange, greift sich direkt über dem Hosenbund durch den Stoff ihrer hübschen Bluse in den Bauch, sodass sich eine kleine Falte bildet, kneift hinein und zieht daran. Was soll das denn?! Warum tut sie das?

Isa scheint genauso irritiert wie ich zu sein, schaut erst an sich herunter und dann an mir. Ich folge ihrem Blick. Alles in mir wird still, und ich verstehe die Welt nicht mehr. Vorsichtig, ganz langsam beuge ich mich vor und drehe den Kopf zu Isas Mutter.

»Mein hübscher Schatz, iss doch lieber noch von den roten Erdbeeren, die sind zuckersüß, aber gesund. Ein Stück Kuchen habe ich dir versprochen, weil du meine kleine Geburtstagsfee bist, aber jetzt solltest du es gut sein lassen. Du willst doch nicht so aussehen wie Jana, oder?!«

Ich höre Isas Mutter flüstern und klebe nun an ihren Lippen, um auch ja kein einziges Wort zu verpassen. Ich nehme nichts anderes mehr wahr. Nur noch ihre Worte und ihren abschätzigen Blick in meine Richtung. Dabei schaut sie mir noch nicht mal in die Augen oder ins Gesicht, sie guckt nur auf meinen Bauch. Von Sekunde zu Sekunde fühle ich mich unwohler.

Meine Mama hat mir nie verboten, zwei Kuchenstücke zu essen, und meine Oma war sogar beleidigt, wenn ich nur eines aß. Sie fragte dann immer, ob es mir denn nicht schmeckte, und klatschte eine weitere ordentliche Portion Sahne drauf. Einfach nur, damit es besser rutscht, wie sie immer mit einem Augenzwinkern betonte.

»Lass mich!«, fährt Isa nun ihre Mutter an, als die ihr den Teller wegnehmen will, und hält ihn mit beiden Händen fest umklammert. Dabei schaut sie ihre Mutter so böse an, wie es nur irgendwie geht. So habe ich Isa ja noch nie gesehen. Leider wird jetzt auch ihre Mutter sauer. Sie zupft grob am Stoff von Isas Bluse und zieht mahnend eine Augenbraue nach oben, ehe sich ihre Augen zu schmalen Schlitzen verengen. Mann, kann die gemein gucken.

»Sei nicht so frech, Fräulein. Sei DU mal lieber froh, dass DU eine Mutter hast, der es nicht egal ist, wie DU auseinandergehst. DU willst doch auch morgen noch schöne Kleider tragen können, nicht wahr?!«

Jedes einzelne »du« betont sie dabei so scharf, dass es sich jedes Mal wie ein Stich mitten ins Herz anfühlt. Ich muss an meine Mama denken. Ihr ist es doch auch nicht egal, wie ich aussehe. Oder? Ich schaue an mir herunter und bemerke zum ersten Mal, wie sehr mein dunkelrotes Trägertop mit den kleinen Schmetterlingen über meinem Bauch spannt. Langsam betrachte ich jedes andere Kind am Tisch. Ich will mir – so gut es mit der Tischkante im Weg geht – die Bäuche anschauen.

Sehen die echt so anders aus? Anders als meiner? Hm, unter den locker sitzenden Shirts, Kleidern und Blusen kann ich das gar nicht so wirklich gut erkennen und wenn doch, ja, dann sind sie flach. Komisch, die anderen haben gar keinen Bauch. Alle sehen gleich aus, nur ich nicht. Nur mein Bauch ist falsch. Ich spüre, wie sich bei diesem Gedanken meine Augen mit Tränen füllen. Ich will nicht anders sein, ich will genauso wie die anderen aussehen. Ich will nicht falsch sein, und auf gar keinen Fall will ich auch nur noch eine Minute länger hierbleiben.

Nachdem ich mich eine Weile auf dem Klo verbarrikadiert habe und die anderen schon genervt gegen die Tür gehämmert haben, gehe ich zu Isas Vater, um ihm zu sagen, dass ich Bauchschmerzen habe und nach Hause will.

Keine halbe Stunde später sitze ich bei meiner Mama im Auto und sage kein einziges Wort. Ich bin so unendlich traurig, ich habe das Gefühl, nie wieder glücklich sein zu können, und trotzdem will ich auf gar keinen Fall vor meiner Mama weinen. Was soll ich ihr denn auch sagen, wenn sie mich fragt, was los ist? Wenn sie wüsste, was ihre Freundin über mich und sie gesagt hat, wäre sie ganz bestimmt auch traurig, und es reicht doch, wenn eine von uns unglücklich ist und ab sofort keine Freunde mehr hat. Also schlucke ich den schweren Kloß herunter, schaue aus dem Fenster und drücke die kleine, mit weichem Vlies überzogene Wärmflasche, die meine Mama extra gegen mein Bauchweh mitgebracht hat, so fest gegen meinen Bauch, dass es schon wehtut. Richtig so, der elende Verräter, dem darf es ruhig schlecht gehen. Ich hasse ihn, er allein ist an allem schuld.

»Tut dir die Wärme gut, mein Schatz?«, fragt meine Mama mit besorgter Stimme, und ich nicke. Als sie die rechte Hand vom Lenkrad nimmt, drehe ich mich sofort zur Seite und zeige ihr nur die kalte Schulter. Ich will nicht, dass sie mich berührt. Hätte sie es doch getan, hätte ich mit Sicherheit auf der Stelle angefangen zu weinen. So halte ich das Schluchzen und meine Tränen gerade noch zurück, auch wenn ich im Außenspiegel sehe, wie sich mein Kinn bereits zum Blumenkohl kräuselt. Reiß dich jetzt zusammen, ermahne ich mich lautlos.

Sichtlich irritiert von meinem abwehrenden Verhalten zieht sie ihre Hand zurück und fragt nun doch mit ruhiger Stimme vorsichtig nach, ob auf der Party irgendetwas vorgefallen sei.

»Weißt du, mein Spatz, manchmal bekommt man ja Bauchweh, weil man sich ganz doll über jemanden geärgert hat. Hast du dich vielleicht doll geärgert?«

»Nein!«, lüge ich und verschränke die Arme.

Ich glaube zwar, Mama weiß genau, dass ich flunkere, aber sie bohrt nicht weiter nach. Was für ein Glück! Ich atme einmal tief durch.

Zu Hause angekommen, schmeiße ich meine Tasche in die nächste Ecke und kündige lauthals an, damit es auch ja jeder hört, jetzt allein baden zu gehen und dass es dauern kann und ich kein Abendbrot essen will.

»Auch keine Pommes von Speckmanns?«, ruft mein Papa aus dem Wohnzimmer. Obwohl ich die Pommes liebe und inzwischen richtig dollen Hunger habe, bleibe ich bei meiner Bauchweh-Story und schreie wohl doch etwas zu laut zurück: »Nein! Auch keine Pommes!«

Die verpassten Pommes von meiner absoluten Lieblings-Pommesbude machen mich so unbeschreiblich wütend, dass ich stapfend im Badezimmer verschwinde und die Tür hinter mir zuschließe. Verdammter Mist! Schon beim bloßen Gedanken an die Pommes, besonders an die kleinen, zu kross frittierten, die immer als Letztes in der Schale liegen bleiben, läuft mir das Wasser im Mund zusammen.

Eigentlich soll ich die Tür zum Badezimmer nicht abschließen, weil Mama meint, dass beim Baden immer etwas passieren kann, aber das ist mir total schnuppe! Ich will nur meine Ruhe! Ich will mit niemandem darüber sprechen. Nicht mit meiner Mama, nicht mit meinem Papa, mit absolut niemandem. Jetzt nicht und auch in Zukunft nicht. Und ganz sicher werde ich auch nie, nie wieder auf eine Geburtstagsparty gehen. Schon gar nicht, wenn es dort Kuchen gibt.

Während ich mich ausziehe und dampfendes Wasser mit ordentlich Schaum in die Wanne einlasse, denke ich kurz darüber nach, ob ich vielleicht bei Lara und Marie eine klitzekleine Ausnahme machen könnte. Nicht immer, aber zumindest dann, wenn die Nachbarin wieder ihr Rhabarberkuchenblech mit Liebe und Vanillepudding backt. Ich bin kurz davor, den Rhabarber-Deal einzugehen, als ich mich plötzlich nackt im Ganzkörperspiegel sehe, der unter der Dachschräge direkt neben dem Klo steht, auf dessen Deckel ich mein bunt gestreiftes Badetuch bereitgelegt habe.

Oje, mein Bauch ist wirklich ziemlich dick und meine Beine auch. Erst langsam, dann immer fester pikse ich mit dem Zeigefinger in meinen Speck, dass er nur so wackelt. Ich forme genau wie Isas Mutter die Fingerzange, und bei mir liegt nicht nur eine kleine Falte dazwischen. Nein, bei mir ist das wirklich eine kleine Rolle. Panisch drehe und wende ich mich vor dem Spiegel, um mich von allen Seiten zu betrachten. Doch je genauer ich schaue, desto weniger sehe ich. Meine Augen füllen sich immer schneller mit Tränen, und es dauert nicht lange, bis sie meine Wangen herunterkullern und ich das Salz auf den Lippen schmecke. Keine Sekunde länger will ich mich in dem großen Spiegel ertragen müssen.

Vorsichtig, um nicht auszurutschen, steige ich in die Wanne und zucke vor Schmerz zusammen. Das Wasser ist brühend heiß, viel heißer als sonst. Aber das ist mir egal. Schnell presse ich mir die Hand vor den Mund, um nicht laut aufzuschreien, und setze mich. Was hat meine Mama neulich noch gesagt, als ich ihr beim Wäschesortieren helfen durfte? Ich soll bei jedem meiner Pullover immer genau schauen, was auf dem kleinen, am Rand eingenähten Zettelchen für eine Gradzahl steht. Denn wenn man etwas zu heiß wäscht, läuft es ein, sodass aus meinen Pullis schnell Kleider für die Puppen werden würden. Vielleicht wird mein Bauch ja auch kleiner, wenn ich nur lang genug in der heißen Badewanne sitze? Ich schaue an mir herunter und streiche den Schaum so gut es eben geht zur Seite. Scheiße! Alles, was sich unter der Wasseroberfläche befindet, ist feuerrot und brennt höllisch. Jetzt, da ich es sehe, tut es sogar von Sekunde zu Sekunde mehr weh. Ich ziehe die Knie an und verschränke die Arme darum, lege meine im Vergleich dazu kühle Stirn darauf ab und atme gegen die Schmerzen an. Keine Chance, durch das einlaufende Wasser wird mein Badewasser immer heißer. Nein, das halte ich nicht aus. Ich drehe den Hahn zu, der sich direkt neben meinem linken Ohr befindet, und im selben Moment, da es ruhig wird, fluten die Sätze von Isas Mutter meine Gedanken. Immer und immer wieder wiederhole ich, was sie gesagt hat, und von Mal zu Mal treffen mich ihre Worte mehr. Dann bricht aus mir heraus, was ich so lange zurückhalten konnte. Ich beginne, hemmungslos zu weinen, und zittere, obwohl ich vom dampfenden Wasser umschlossen bin, als hätte ich Schüttelfrost. Ich will nicht anders als die anderen sein, ich will dazugehören. Das sind doch alles meine Freunde gewesen und nun bin ich allein. Nur ich ganz allein sehe so aus, nur ich allein bin falsch. Ich schäme mich so sehr, ich zu sein. Ich, die mit dem dicken Bauch. Ich versuche so leise wie möglich zu schluchzen, damit mich meine Eltern bloß nicht hören, aber es will mir nicht gelingen. Also halte ich die Luft an, schließe die Augen, lehne mich nach hinten und tauche unter.

Wer bist du?

Das war knapp, fast hätte ich mir den Kopf an der Dachschräge gestoßen. Irgendwie hatte ich das Badezimmer in meinem Elternhaus auf dem Hölkeskampring völlig anders in Erinnerung. Vor allem viel, viel größer. Als ich neun war, war da noch reichlich Platz nach oben, aber heute – mit neununddreißig Jahren und stolzen 1,68 Metern – ist das hier schon eine knappe Nummer. Unter der Schräge aufrecht zu stehen ist für mich fast dreißig Jahre später echt kaum noch möglich. Eigentlich war das schon ziemlich schlau von meinen Eltern, dass wir damals unten die Dusche und hier oben die Badewanne hatten, denke ich und nicke anerkennend mit dem Kopf, während ich die unruhige Wasseroberfläche betrachte.

Wie lange will sie die Luft denn bitte schön noch anhalten? Soso, in der Schule mit Dauerattest vom Schwimmunterricht befreit, aber in der eigenen Badewanne Profi-Apnoetaucherin oder was? Zweiundzwanzig, dreiundzwanzig, vierundzwanzig … Ich schaue hektisch hin und her zwischen meiner Apple Watch am Handgelenk, die per Warnzeichen einen erhöhten Puls signalisiert, und dem braunen Wuschelkopf unter Wasser, der keine Anstalten macht, zurück an die Oberfläche zu kehren. Krass, wie schön ihre Locken unter Wasser aussehen. Eigentlich schade, dass ich sie heute immer in einem Dutt verstecke. Soll ich sie am Arm packen und nach oben ziehen? Oder bekommt sie dann vor Schreck einen Herzinfarkt, so wie ich gerade vor Sorge? Was für ein blöder Gedanke. Dass sie bei der Aktion da nicht ertrinken wird, weiß ich. Sonst würde ich schließlich jetzt nicht mehr hier sitzen. Durchatmen, Jana, einfach tief durchatmen, du weißt, wie es ausgeht.

Schon beim Zusehen, wie sich die kleine Luftblase vorne in ihrer Nase verkeilt hat, kitzelt es mich. Nicht nur ich habe das Gefühl, niesen zu müssen. Mit einem lauten »Ha-ha-ha-hat-

schi!« taucht sie auf, bewegt ihren Kopf ruckartig nach vorne, ehe sie ihre triefnassen Locken nach hinten wirft, wobei mir und meiner bis eben noch frisch geputzten Brille Wassertropfen entgegenschleudern und sich der herrliche Duft von Vanille und Pfirsich im Bad ausbreitet.

Ich schlage meine Beine übereinander, nehme meine Brille ab, raffe mein schwarzes Top etwas zusammen und wische die Tropfen ab. Na ja, so gut es eben geht. Hundertprozentige Baumwolle ist auch nicht mehr das, was sie mal war.

»Ah!«, ertönt plötzlich ein gellender Schrei, der mich fast vom Klodeckel springen lässt, ehe sie mir das Badetuch unter dem Po wegreißt und ich tatsächlich mit einem lauten Rums auf den glitschigen Fliesenboden knalle. Als ich meine Brille wieder aufsetze, sehe ich mich der personifizierten Skepsis gegenübersitzen. Das bunt gestreifte Badetuch hat sie um sich geschlungen, die Arme vor der Brust verschränkt, eine Augenbraue hochgezogen, und ist dabei sichtlich bemüht, den aufgewirbelten Badeschaum von der Nase zu schütteln, ohne dafür die abwehrende Haltung aufzugeben.

»Wer bist du? Und was willst du hier?«, schallt es mir so heftig entgegen, dass ich mich, hier unten auf dem Boden sitzend, etwa mit ihr auf Augenhöhe, aus reiner Vorsicht etwas nach hinten lehne.

»Ähm, äh, also …«, fange ich an zu stottern und beuge mich doch wieder etwas weiter nach vorne, um aufgeschlossene Freundlichkeit zu signalisieren. Doch je mehr ich mich nach vorne beuge, desto weiter lehnt sie sich zurück. Fast wie ein Spiegel, nur eben falsch herum.

»Ähm, äh, also was!!!«, kommt es mit drei Ausrufezeichen von ihr zurück, und ich muss schlucken. Hm. Irgendwie hatte ich mir das hier einfacher vorgestellt. Heldenhafter. Ich bin doch diejenige, die ihr Mut machen möchte, die ihr sagen möchte, dass alles gut wird und sie vertrauen darf. Auf sich selbst, da-

rauf, dass sie so, wie sie ist, vollkommen richtig ist. Und darauf, dass alles gut wird, auch wenn es sich im Moment leider überhaupt nicht danach anfühlt. Ich hole tief Luft.

»Es hat auf mich grad so gewirkt, als ob du ziemlich unglücklich wärst, und ich möchte dir gerne Mut machen.«

Die kleine Jana zieht eine Schnute, wie ich es – trotz dreißig Jahren intensiven Trainings – kaum besser könnte, doch ich fahre mit ruhiger Stimme fort.

»Weißt du, ich kenne diesen Gedanken, anders zu sein, anders als alle anderen. Ich weiß, wie es ist, wenn man sich mit anderen vergleicht und plötzlich denkt, irgendetwas stimme nicht. Dieses Gefühl, so, wie man ist, falsch zu sein, ist unbeschreiblich traurig. So doll traurig, dass man denkt, dieses Gefühl verlässt einen nie mehr.«

Ich sehe, wie die kleine Jana ihre abwehrende Haltung aufgibt und stattdessen zaghaft zustimmend nickt und etwas näher zum Badewannenrand rückt.

»Und? Bleibt es für immer?«, fragt sie mich mit so leiser Stimme, dass ihre Worte fast im Plätschern des Wassers untergehen.

»Nein, dieses Gefühl bleibt nicht für immer. Es verschwindet. Es verschwindet komplett«, antworte ich, ohne auch nur eine Sekunde darüber nachzudenken, und spüre dieses unvergleichliche Lächeln, bei dem es im ganzen Körper kitzelt.

»Bist du dir da wirklich sicher?«, fragt sie mich mit brüchiger Stimme und hängt an meinen Lippen.

»Ja, ich habe es selbst erlebt!«, antworte ich, stehe vom Boden auf und ziehe mein Shirt etwas nach oben.

»Darf ich vorstellen? Das ist Knautschi!« Ich präsentiere ihr meinen Bauch.

»Knautschi?!«, wiederholt sie mit angewidert verzogenem Mund.

Ich klemme das T-Shirt unter meine Ellbogen, damit es oben bleibt, und drücke die überschüssige Haut an meinem unteren

Bauch so sehr zusammen, dass sie sich in tiefe Falten legt und runzelig wird.

»Ja, schau doch mal: Wenn ich ihn so halte, sieht mein Bauch genauso aus wie ein geplatzter Luftballon, der knautschig in sich zusammengeschrumpft ist. Oder etwa nicht?«

Sie nickt. »Ja, doch, da hast du recht, aber findet dein Mann deinen Bauch so, wie der aussieht, schön?«

Ich muss lächeln. »Ich habe keinen Mann. Aber ich bin überzeugt, wenn ich einen hätte, würde er mich von oben bis unten mögen, inklusive Bauch.«

Sie schaut skeptisch. »Also ich finde deinen Bauch eher nicht so schön, der sieht komisch aus. Ich kann verstehen, warum du keinen Mann gefunden hast. Mit so einem Bauch findet man niemanden, der einen liebt.« Sie schaut erst traurig sich, dann mich an und sagt leise: »Du musst dich doch für deinen Bauch schämen. Mit diesen vielen Rissen und komischen Streifen überall? So sieht doch kein Bauch aus.«

»Doch, meiner sieht so aus. Siehst du doch«, antworte ich voller Stolz. »Und mich für meinen Bauch schämen? Nein, ich würde ihn für nichts in der Welt hergeben. Ich mag ihn inzwischen so sehr, dass ich sogar mal einer Glücksfee den Tag versaut habe.«

»Wie? Warum das denn?«, fragt sie auf einmal voller Neugier.

»Du solltest mal langsam aus der Wanne steigen, deine Finger sehen schon aus wie Duplos!« Ich reiche ihr den Bademantel, der innen an der silbernen Hakenzeile der Tür hängt, und schmunzle, da sie in dem riesigen grauen Frotteeberg vollkommen zu versinken scheint. Wir setzen uns auf den breiten Badewannenrand. Während sie ihre vom Wasser gewellten Fingerkuppen betrachtet, erinnere ich mich an den Moment, den ich seit jenem Tag in der Badewanne herbeigesehnt hatte.

Berlin, tada, hier bin ich! Meine erste eigene Wohnung und dann noch direkt am Hackeschen Markt. Zu Fuß drei Minuten zum Rewe, zwei Minuten zur S-Bahn und nur knappe zehn Minuten vom Alexanderplatz entfernt. Also, mehr Mitte geht nun wirklich nicht.

»Andere können nicht schnell genug zu Hause ausziehen, du machst es halt mit Mitte dreißig, dafür aber so richtig«, hat mein bester Freund Batomae lachend gesagt, als er gestern durch mein Küchenfenster das bunte Markttreiben beobachtete. Dabei ist doch eigentlich er derjenige, der mich zu sich nach Berlin geholt hat, ja, dem ich das hier zu verdanken habe. Na ja, ihm und dem Papa seiner Ex-Freundin, der die Wohnung als Büroraum angemietet hat und mich kostenlos hier wohnen lässt.

Als ich das Angebot erhielt, dachte ich auch, ich hör nicht richtig, aber genauso ist es. Dass Bernd mich einfach hier wohnen lässt und sich vehement weigert, auch nur einen Euro Wohngeld von mir zu nehmen, sagt einiges über ihn aus. Aber ebenso viel über meinen besten Freund, den wohl jeder Papa gerne als Schwiegersohn gehabt hätte.

Seit meiner ersten Nacht in der Wohnung schlafe ich stets mit geöffnetem Fenster, weil ich den Lärm dieser Stadt so sehr liebe. Habe ich früher Bibi Blocksberg zum Einschlafen gehört, sind es nun die hupenden Autos, das Quietschen der S-Bahnen, die im Minutentakt genau auf meiner Fensterhöhe vorbeifahren, und die feiernden Touris, die nachts durch die Straßen ziehen. Wenn mich donnerstags und samstags an den Markttagen morgens um fünf Uhr früh das erste Klappern vom Aufbau der vielen Stände mit Schmuckkarten, Handwerkskunst und verführerisch duftenden Leckereien daran erinnert, dass das nun mein neues Leben ist, kann ich mein

Glück kaum fassen und möchte mich am liebsten kurz kneifen.

> **Vom Mobbingopfer zur Mutmacherin**
> Sie nahm 100 Kilo ab und ihr Leben in die Hand.
> Buchautorin und Influencerin Jana Crämer lässt ihr
> altes Leben hinter sich und startet in Berlin durch!

So steht es in einem Zeitungsartikel, den ich mir extra aus-
geschnitten und an die kleine Korkpinnwand in der Küche
direkt neben der Tür gehängt habe. Zum einen, weil ich
unglaublich stolz bin und es leider keinen Pokal für minus 100
Kilogramm gibt, zum anderen als Erinnerung, dass ich nie
wieder dorthin zurückwill. Ja, ich habe zwar 100 Kilo abgenommen, aber jeder Tag ist wie ein Tanz mit meiner Essstörung. Mal führt sie, mal führe ich. Die Disziplin ist inzwischen
meine Verbündete, und an den allermeisten Tagen sind wir
ein gutes Team.

Weil ich mir angewöhnt habe, nie mehr Lebensmittel als
unbedingt nötig im Haus zu haben, stehe ich mit meinem
Frühstücksjoghurt und einer Packung Himbeeren im Arm
beim Rewe an der Kasse, als plötzlich mein Handy vibriert
und mich eine unbekannte Nummer anruft.

Hm, 0211, ist das die Vorwahl von Köln oder doch Düssel-
dorf? Da ich nicht vorhabe, das Gespräch mit »Helau!« oder
»Alaaf!« zu beginnen, ist es mir egal, und ich begrüße die
Person am anderen Ende mit: »Hallo! Eine Sekunde bitte, ich
bin grad einkaufen, aber fast fertig. Sekunde, Sekunde, Sekunde ...« Dabei gelingt es mir, mit zwischen Schulter und Ohr
eingeklemmtem Handy zu bezahlen, die Waren vom Band zu
nehmen und der Kassiererin noch einen schönen Tag zu wünschen, ehe ich das Gespräch draußen mit einem »So, da bin
ich!« fortsetze.

»Frau Crämer? Frau Jana Crämer?«, fragt mich eine Frauenstimme übertrieben freundlich. Fast will ich schon antworten, dass ich keinen neuen Mobilfunkvertrag per Telefon abschließen möchte und auch sonst nichts brauche, was sie mir jetzt anbieten könnte.

»Frau Crämer, ich mache Sie heute zur glücklichsten Frau der Welt.«

Es quietscht so schrill aus dem Lautsprecher, dass ich bei dem Versuch, das Handy etwas weiter weg zu halten, fast meinen Joghurt fallen lasse. »Ach ja, wirklich? Da freu ich mich!«, entgegne ich und muss nun lächeln. Das ist doch mal eine superwitzige Herangehensweise, um jemandem etwas anzudrehen, und womöglich will sie mir ja zu dem unschlagbar günstigen Vertrag das neue iPhone draufpacken. Damit könnte sie mich wirklich sehr glücklich machen, und mein alter Vertrag läuft tatsächlich bald aus.

»Frau Crämer, ich melde mich bei Ihnen im Auftrag der renommiertesten Schönheitsklinik im gesamten Rhein-Ruhr-Raum, für die ich im Bereich Marketing und Social Media verantwortlich zeichne, und möchte Ihnen unsere allergrößte Anerkennung aussprechen. Wir haben die vielen Berichte über Sie im Fernsehen verfolgt und bewundern Ihre Stärke, wie Sie mit Ihrem entstellten Körper an die Öffentlichkeit gehen. Sich so zu zeigen erfordert größten Mut.«

Moment, hat diese Frau mir gerade ein Kompliment gemacht oder mich auf extreme Art beleidigt? Ganz sicher bin ich mir nicht, aber mein schlechtes Gefühl in der Magengegend scheint sich ziemlich sicher zu sein, dass das eben eine dicke Beleidigung war. Im wahrsten Sinne des Wortes.

»Frau Crämer? Hören Sie?!«

Ich nehme wahr, wie es im Hintergrund verdächtig raschelt. Das Geräusch kenne ich doch irgendwoher. Das Geräusch kenne ich sogar sehr genau. Und schon zwei Sekunden später antwortet sie auf mein »Ja! Bin noch da!« mit einem Geschmatze, wie es nur Storck-Schokoladen-Riesen hinbekommen.

»Frau Crämer, hören Sie. Ich bin ab heute Ihre persönliche Glücksfee und möchte Sie einladen. Ach, was sage ich? Ich möchte Ihr Leben verändern. Ich werde Ihnen ein Angebot unterbreiten, das Ihnen die Glückstränen in die Augen treiben wird!«, sagt sie laut schmatzend.

Okay, um einen neuen Handyvertrag scheint es wohl nicht zu gehen. Also setze ich mich auf die steinerne Schaufensterbank direkt neben dem Rewe, um das Gespräch nicht durch den lauten Lärm an der Kreuzung Bäckerei Steinecke und Spandauer Brücke zu gefährden. »Aha, da bin ich gespannt, hab aber auch ein bisschen Angst«, gebe ich ehrlich zu und stapele meine Himbeeren auf den Joghurt, um etwas mehr Platz für die Gruppe von Jugendlichen zu schaffen, die sich ebenfalls gerne hinsetzen wollen. Die Frage der Anruferin, ob ich weiß, was ein *Mommy-Makeover* ist, gibt mir kurz Wer-wird-Millionär-Vibes, aber ich antworte nur, dass ich das zwar nicht weiß, aber auch keine Mama bin.

»Kein Grund, trotzdem wie eine auszusehen! Wer's unbedingt braucht, kann ja Kinder kriegen, aber danach aussehen muss heutzutage zum Glück keine Frau mehr!«, ist ihre Reaktion, die mich innerlich so wütend werden lässt, dass meine Finger das Handy so fest umfassen, dass meine Knöchel weiß hervortreten. Was für eine arrogante, herablassende Kuh, denke ich, will aber nicht laut werden, da ich aus den Augenwinkeln gesehen habe, wie mich die Jugendlichen heimlich mit dem Handy filmen. Ich liebe es immer, auf der Straße angesprochen zu werden, und mache auch supergerne Fotos, aber heimlich, ne, das ist mir unangenehm, da ergreife ich schnellstmöglich die Flucht. Also nehme ich meinen kleinen Snackturm und laufe an den Schienen entlang Richtung Spree und Museumsinsel.

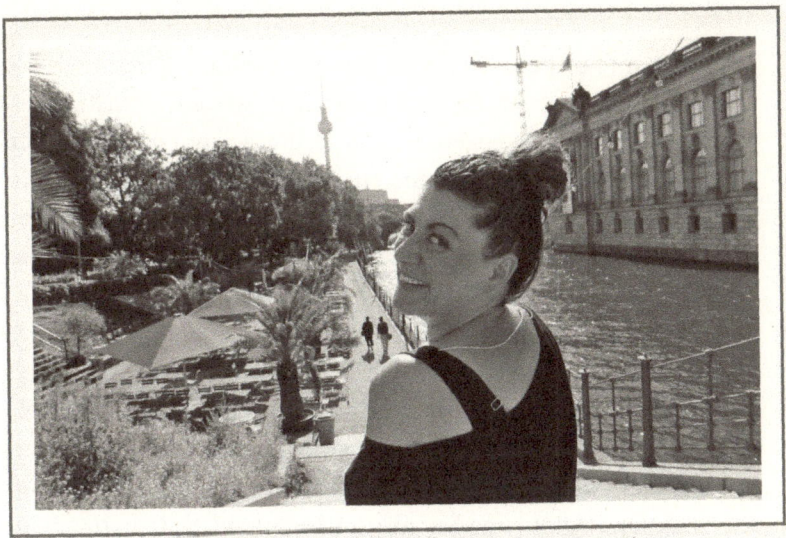

»Frau Crämer, wir laden Sie ein, sich bei uns in den Zustand zurückversetzen zu lassen, wie ein weiblicher Körper aussehen sollte: jung, straff und schön.« Sie schmatzt kurz, bevor sie fortfährt: »Ein Körper passend zu Ihrer Seele, liebe Frau Crämer.«

Ihre Worte erreichen mich nur noch wie unter einer Dunstglocke, und ich fasse nicht, was sie mir da angeboten hat. Mein Herz schlägt bis zum Hals. Auch wenn die Dame am Telefon es natürlich nicht sehen kann, nicke ich auf ihr »Da sind Sie jetzt bestimmt baff, nicht wahr? So ein Angebot bekommt man nicht alle Tage!«.

Dann überrollt sie mich.

»Frau Crämer, wir modellieren Ihnen die Brüste mit Eigenfett, das wir aus Beinen und Bauch gewinnen. Wenn Sie möchten, polstern wir auch das Gesäß, an Material mangelt es uns da ja nicht. Und ausladende Popöchen liegen momentan so was von im Trend. Den Rest straffen wir! Was sagen Sie?«

Hat die gerade allen Ernstes Popöchen gesagt? Was ein Glück, dass in diesem Moment ein Pärchen aufsteht und ein

Platz auf der Bank frei wird. Ich muss mich auf der Stelle setzen. Völlig benommen beobachte ich, wie ein Touriboot ablegt, und blinzele gegen die Sonne, die sich auf der Spree spiegelt. Rüttelt mich mal bitte jemand wach oder tritt mir zumindest mal kurz gegen das Schienbein? Das ist doch ein Traum oder zumindest ein ziemlich mieser Telefonstreich? Da ich überhaupt nicht weiß, wie ich darauf reagieren soll, stelle ich die einzig sinnvolle Frage, die mir in dieser Situation angemessen scheint: »Und wie viel kostet das?«

Sie bricht am anderen Ende der Leitung in schallendes Gelächter aus und antwortet schmatzend: »Aber, werte Frau Crämer, wäre ich Ihre Glücksfee, wenn Sie dafür bezahlen müssten? Alles, was Sie tun müssen, sind täglich zwölf Insta-Storys, in denen Sie Ihre Verwandlung präsentieren und uns verlinken, dazu einen kleinen Post pro Tag. Den Text schreiben wir. Alles Weitere erledigt unser Social-Media-Team und erstellt daraus Content und den Imagefilme für unser Haus, damit haben Sie nichts zu tun. Einfach reposten und alle sind happy.«

Ich atme tief durch. Wahrscheinlich hat sie mit jeder Antwort gerechnet, aber nicht damit, dass ich mir das erst mal in Ruhe überlegen will und sie dann gerne zurückrufe. So übertrieben freundlich sie bis eben war, so schnippisch ist sie jetzt.

»Sie möchten sich das überlegen? Sie wissen aber schon, dass sich jede Frau um dieses Angebot reißen würde, oder? Ich habe hier einen Operationsplan und Termine, die ich bereits für Sie geblockt habe. Was gibt es denn da zu überlegen?«

Ihre nicht zu überhörende Wut lasse ich an mir vorbeirauschen und lächle bei dem Gedanken, wie froh ich bin, dass sie sich scheinbar so erschrocken hat, dass sie mir nicht noch weiter die Ohren vollschmatzt. Wenn ich inzwischen etwas wirklich gut beherrsche, dann fehlgeleitete Aggressionen an mir vorbeiziehen zu lassen. Gedanklich drehe ich mich dabei wie bei einem Stierkampf zur Seite und schwenke das rote Tuch, um die Wut durchpreschen zu lassen, ohne dass sie mich auch nur ansatzweise tangiert. Laut sage ich jedoch etwas anderes, aber dennoch mit Nachdruck: »Es tut mir leid, dass Ihre Erwartungen an unser Gespräch nicht erfüllt wurden, aber für mich wäre das ein großer Schritt, darüber muss ich wirklich sehr gut nachdenken.«

Oha, das hat gesessen.

»Meine Nummer haben Sie ja!! Und überlegen Sie sich das mal nicht zu lange!!«, beendet sie unser Gespräch mit sich überschlagender Stimme und legt auf.

Ich habe ihr Angebot zwei Tage später tatsächlich abgelehnt und es nie weniger bereut als in diesem Moment.

* * *

Mit einem aufgeregten »Warum denn nicht? Warum hast du dich nicht schön machen lassen? Kannst du die Glücksfee nicht noch mal anrufen?« reißt mich die kleine Jana aus meinen Erinnerungen und steht nun mit ihren weit aufgerissenen braunen Kulleraugen vor mir und deutet wild gestikulierend mit beiden Händen auf meinen Bauch.

Ich lächele sie an und ziehe sie zurück auf den Wannenrand, sodass sie direkt neben mir sitzt. Auf meine Frage: »Weißt du, was mein erster Gedanke nach diesem Telefonat war?«, schüttelt sie den Kopf.

»Ich war nach dem Anruf so doll aufgeregt, mein erster Gedanke war, unbedingt etwas zu essen. Und damit meine ich nicht nur, dass ich gerne ein Eis essen wollte. Nein, ich hatte das Gefühl, alles essen zu müssen, was ich im Rewe finden konnte.«

»Alles?«

Sie schaut mich schockiert an, und ich nicke.

»Ja, alles!«

»Das ist aber ganz schön viel!«, sagt sie nachdenklich.

Ich gebe ihr recht. »Weißt du, meine Kleine, wenn man ein Problem mit den Gedanken im Kopf hat, hilft es nicht, den Bauch abzuschneiden, denn der kann ja gar nichts dafür.«

Kapitel 2

Das stärkste Mädchen der Welt

HAPPY BIRTHDAY steht in Großbuchstaben auf der bunt glitzernden Girlande. Die mit Helium gefüllte »14« tanzt im Wind.

»Komm, Geburtstagskind, wir fotografieren dich vor deinem neuen Teich! Das Foto legst du dann zu den anderen in deine Fotobox«, sagt Papa und hält dabei meine neue Polaroidkamera in die Luft. Ich brauche nicht mal das fertig entwickelte Bild abzuwarten, um genau zu wissen, dass ich darauf einen dicken dunklen Schatten mitten im Gesicht haben werde. Na ja, wenigstens blinzele ich jetzt nicht so doll gegen die Sonne an, davon muss ich eh immer niesen.

Wirklich, ich kann mit meinen vierzehn Jahren viel besser fotografieren als meine Eltern. Bei den beiden muss man schon froh sein, wenn mehr als nur Decke oder Fußboden zu sehen ist. Jede noch erwischte Haarsträhne oder auch eine Aufnahme des Kinns aus einem ungünstigen Winkel zählt schon als ein gelungener Schuss, wenn mein Vater lachend die übrigen Fotos in »Mist« und »totaler Mist« unterteilt.

Ich rutsche also für dieses Meisterwerk der Fotografie ein weiteres Stückchen näher an ihn heran, und da rieche ich es. Ich bin wie erstarrt. Diesen Gestank erkenne ich sofort. Mein Vater hat ein Pfefferminzbonbon im Mund, das er nur dann lutscht, wenn er seine widerliche Alkoholfahne überdecken will.

Ich schlucke, während ich von ihm wegrücke – soweit das auf dieser blöden, viel zu engen Holzbank geht. Das darf doch nicht wahr sein! Er hat mir noch heute Morgen fest versprochen, damit aufzuhören, und ich habe ihm geglaubt.

Ich spüre nur mehr meinen rasenden Herzschlag und wie sich grenzenlose Enttäuschung blitzschnell in meinem Körper ausbreitet. Es fühlt sich an, als hätte mir jemand mit ganzer Wucht eine Spritze voller Traurigkeit direkt ins Herz gestochen, die sich unaufhaltsam verteilt. Je schneller mein Herz schlägt, desto rasanter gelangt sie von meinen Venen über die Blutgefäße bis in die letzte Zelle meines Körpers.

Heute sollte doch der Tag sein, ab dem alles anders wird. So glücklich und euphorisch ich bis vor wenigen Sekunden war, könnte ich nun auf der Stelle in Tränen ausbrechen. Aber das will ich nicht. Ich will ihm nicht zeigen, wie sehr mich sein Verhalten verletzt.

Jedes schöne Gefühl ist einfach weg. Es ist mir egal, dass er sich die letzte Nacht komplett um die Ohren geschlagen hat, um mich heute an meinem vierzehnten Geburtstag mit einem großen Teich für meine Molche zu überraschen.

Ich habe vergessen, wie schön es bis eben war, mit ihm, meiner Mama und den ganzen Verwandten auf der Terrasse Kuchen zu essen, dabei Geschenke auszupacken und die vielen bunten Schmetterlinge zu beobachten, die wir in diesem Sommer mit einer bunten Blumenwiese für Bienen, Hummeln und Insekten angelockt haben. Das alles ist weg, ich bin weg, es ist nur noch Enttäuschung übrig.

Wir schauen uns für einige Sekunden in die Augen. Als sich meine nun doch mit Tränen füllen, weicht er meinem Blick aus und schaut verlegen auf die extra für diesen Tag frisch gemähte Wiese. Wie kann er mir das antun? Ich habe mir doch nur eine einzige Sache von ihm zu meinem Geburtstag gewünscht.

»Warum tust du das? Du hast mir versprochen, nicht mehr zu trinken. Du hast versprochen, dass du nie wieder auch nur einen einzigen Tropfen Alkohol anrühren würdest«, flüstere ich mit brüchiger Stimme und bemühe mich, nicht zu schluchzen.

Während er nervös an seinen vom Nikotin vergilbten und von der Gartenarbeit rauen und rissigen Fingern herumknibbelt, dabei versucht, den kleinen schwarzen Krümel Erde unterm Nagel herauszupulen, beobachte ich ihn genau. Ich habe ihn erwischt und spüre, wie er jetzt von Sekunde zu Sekunde unruhiger wird.

»Liebst du uns denn gar nicht? Mich und Mama?«, frage ich fast tonlos.

Ich habe so große Angst vor der Antwort, dass ich mir den Fingernagel meines Daumens in den Zeigefinger drücke, bis ich vor Schmerzen fast laut schreie.

Aber wovor genau habe ich eigentlich so große Angst? Soll er es doch aussprechen. Mir doch nur ein einziges Mal laut ins Gesicht sagen, dass wir ihm nicht wichtig genug sind, um das Trinken endlich sein zu lassen. Dann könnte ich wenigstens aufhören, mir immer wieder Hoffnungen zu machen, dass noch mal alles gut wird. Dass wir wieder eine Familie werden und uns auch Leute besuchen kommen. Ja, dass wir mal jemanden nicht nur an Geburtstagen zu uns nach Hause einladen, ohne dass es peinlich wird, und ich wieder drei Wochen die Schule schwänzen muss, weil alle über mich tuscheln.

Ich will doch einfach nur eine ganz normale Familie, so, wie sie alle anderen auch haben.

Er rührt sich keinen Millimeter. Wie versteinert sitzt er nur da und sagt nichts, kein einziges Wort. Ach, scheiß drauf! Dann soll er eben still sein, wenn es ihm so egal ist. Alles ist besser als seine ständigen Lügen, als seine falschen Versprechungen, dass er sich für uns ändern wird, er das in den Griff bekommt, es das allerletzte Mal passiert ist und wir so etwas nie wieder erleben müssen.

Und ich? Ich bin so dumm, es ihm immer wieder zu glauben. Genau so lange, bis er am nächsten Abend wieder sturzbetrunken, halb nackt, mit glasigen Augen und einem von aufgeknibbelten Pickeln blutüberströmten Gesicht durchs Wohnzimmer torkelt und sich kaum mehr auf den erschreckend dürren Beinen halten kann.

Seit es bei ihm in der Firma zu immer mehr Entlassungen kommt und er nichts dagegen unternehmen kann, obwohl er Betriebsratsvorsitzender ist und alle auf ihn zählen, wird es von Woche zu Woche schlimmer. Vor etwa einem halben Jahr gab es wenigstens zwischendurch immer mal noch einzelne gute Tage. Tage, an denen wir ganz normal zu Abend gegessen und dann gemeinsam etwas im Fernsehen geguckt haben, wie Tatort. Aber inzwischen fliegen jeden Abend die Fetzen.

Schon wenn ich unser Wohnzimmer betrete und meine Mutter von ihm abgewandt auf der einen Couch liegen sehe, ihn auf der anderen, spüre ich die angespannte Stimmung. Der Streit ist vorprogrammiert.

Wir können es in diesen Momenten nicht richtig machen, er empfindet alles als Angriff. Jeder Blick, jedes schwere Atmen, alles ist ein Auslöser, meine Mama und mich mit Vorwürfen zu bombardieren: Wir würden ihn nur als Fußmatte benutzen, wüssten gar nicht, was er für einen Stress auf der Arbeit hätte, und würden das Geld doch sowieso immer nur mit vollen Händen rausschmeißen.

»Keine Antwort ist auch eine Antwort. Ich geh zu den anderen«, sage ich traurig. Ich will gerade aufstehen, als er mich am Arm festhält und zurück auf die Bank zieht.

Er beugt sich nach vorne, versucht, seine Ellbogen auf den Knien abzustützen, rutscht aber ab, weil sein massiger Bauch im Weg ist. Er wirkt plötzlich so unglaublich überfordert. So kenne ich ihn gar nicht, wie er dasitzt, unfähig, mir in die Augen zu schauen. Sonst können wir doch auch über alles sprechen. Zumindest, wenn er noch nicht allzu betrunken ist. Dann bin ich ihm eh so haushoch überlegen, dass er das Feld räumt, laut die Türen knallt und mir und meiner Mama das Wohnzimmer überlässt, bevor es richtig eskaliert. Ja, gerade rechtzeitig, bevor aus Worten Taten werden.

Ich glaube, in diesen Situationen bereut er es, mir das Diskutieren beigebracht zu haben. Falls er dann überhaupt noch so klar denken kann, um irgendetwas zu bereuen. Keine Ahnung, ab wie viel Promille solche Gedankengänge nicht mehr möglich sind. Nein, vermutlich denkt er in diesen Momenten einfach gar nichts mehr.

Zumindest wirkt es auf mich so, wenn er nur in Unterhose, die komplett unter seinem riesigen, von tiefen roten Rissen überzogenen Bierbauch verschwindet, auf der Couch liegt, nach Alkohol stinkt, keinen geraden Satz mehr herausbringt und sein Kopf immer wieder wegknickt, weil er es nicht mal mehr schafft, ihn mit dem Arm zu stützen. Dann scheint sein Kopf völlig leer zu sein.

Ich erinnere mich genau, wie Tino, mein Klassenkamerad, auf die Frage unseres Lehrers, was voll und leer zugleich sein könnte, mal laut prustend »Janas Vater, volltrunken und leer in der Rübe!« geantwortet hat. Alle lachten laut los und zeigten mit dem Finger auf mich.

Wenn er nüchtern ist, ist er der beste Papa der Welt. Ich liebe unsere Ausflüge nach Holland, bei denen wir uns mit einer Tüte Pommes in der Hand die Schiffe am Hafen anschauen. Oder wenn wir gemeinsam den Garten umgestalten. Zum Beispiel haben wir die Mauer neben der Terrasse umgebaut, damit ich darauf Voltigieren üben kann. Zusammen mit ihm kochen oder einfach nur den Riesen-Dickmann's in der Mikrowelle aufgehen lassen, sodass meine Mama immer einen halben Herzinfarkt bekommt, weil sie denkt, er würde platzen und alles einsauen. Ja, mein Papa und ich sind eigentlich immer ein super Team.

Und am allerbesten sind wir, wenn wir miteinander diskutieren, das ist total unser Ding. Würde es in unserer Schule einen Debattierklub geben, ich wäre auf jeden Fall dabei.

Seit ich denken kann, ist ein Nein immer nur eine Diskussionsgrundlage gewesen und niemals etwas, was ich einfach akzeptieren muss. Das hat er mir immer wieder eingebläut: »Jana, du darfst immer eine Meinung haben und diese auch vertreten. Dir verbietet nie irgendjemand den Mund, hörst du, mein Schatz?«

Manchmal nimmt er einfach nur eine andere Position ein, um mich dazu zu bringen, dagegenzuhalten. Er macht sich einen Spaß daraus und ist nicht selten ziemlich überrascht, wie gut ich schon argumentiere. Ich glaube, er ist dann stolz.

So schaffte ich zum Beispiel meine Zubettgehzeit kurzerhand ab, da ich sehr überzeugend darlegte, wie wichtig es für meine Entwicklung wäre, mich hier frei entscheiden zu lassen. Damit ich lerne, besser auf meinen Körper zu achten und ihm den Schlaf dann zu geben, wenn er ihn braucht. Wie alt war ich da? Vielleicht sechs oder sieben?

Zugegeben, es ist schon ziemlich blöd, dass mir dieser Sieg so rein gar nichts gebracht hat, weil ich unheimlich gerne früh mit einer Folge Bibi Blocksberg schlafen ging. Aber egal, ein weiterer Strich auf meiner »Diskussion gewonnen«-Liste.

Diskutieren ist inzwischen für mich so etwas wie ein Liebesbeweis, und dass er jetzt, da es für mich um alles geht, so schrecklich still ist, bringt mich fast um den Verstand.

Was ist verflucht noch mal so schwer daran, zu beantworten, ob wir ihm wichtiger sind oder doch der verdammte Alkohol? Eine einfache Frage. Was muss er denn da so lange überlegen? Warum muss er überhaupt überlegen? Wie er da-

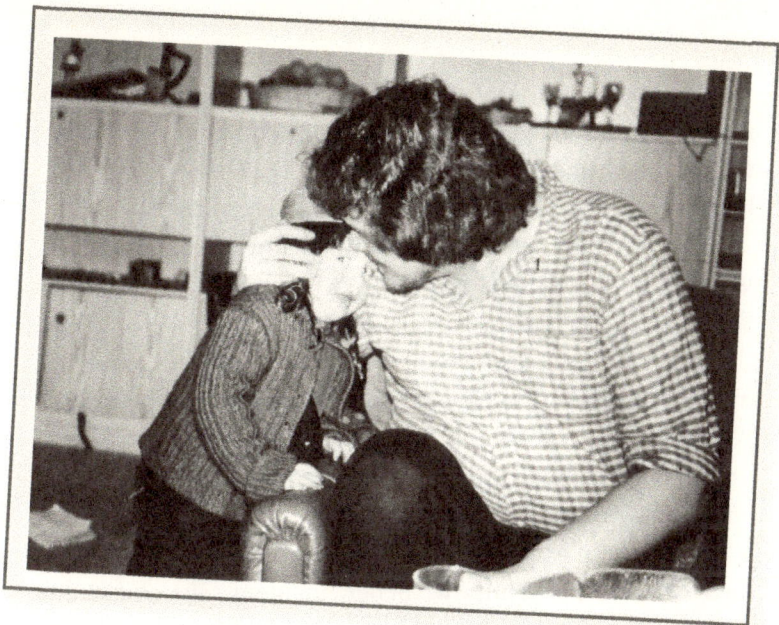

sitzt, nach unten starrt und ... Moment! Sind das Tränen, die da nach unten tropfen? Weint er etwa?

Ja, jetzt erkenne ich es genau. Über sein Gesicht laufen in der Sonne glitzernde Perlen, und er unternimmt nichts, um sie zurückzuhalten oder abzuwischen. Ich bin komplett überfordert. Ich habe meinen Papa noch nie weinen sehen. Gut, vor Glück, als die Mauer fiel und Westernhagen »Freiheit« sang oder wenn sein Lieblingsverein *Westfalia Herne* einen wichtigen Abstiegskampf gewann, klar, dann schon. Aber sonst?

Ich fühle plötzlich Mitleid. Es bereitet mir unbeschreibliche Angst, ihn so zu sehen. So verletzlich und schwach. Er ist doch mein Vater, zu dem ich aufschauen möchte. Mein Retter, wenn ich mal wieder mit meinem kleinen Meerschweinchen Schnucki im Garten spiele und er den großen schwarzen Raben mit der riesigen silbernen Mistgabel verscheucht. Keine Ahnung, warum wir überhaupt eine haben. Wir haben ja nicht mal einen Misthaufen.

Er ist mein Held, der beim Dänemarkurlaub trotz kaputtem Knie die endlos lange Treppe in den Dünen zurück zum Wasser gestiegen ist, um mein kleines *My Little Pony* vor der drohenden Flut und seinem sicheren Ertrinken zu retten.

Er tut doch immer alles für mich, warum will er mir diesen Wunsch nicht erfüllen? Er muss doch einfach nur aufhören. Er muss doch einfach nur etwas weglassen.

Ich schaue ihn an und hoffe, dass er aufsteht, mir noch einmal, genau wie heute Morgen, die Hand gibt und es ehrlich verspricht, aber dieses Mal so richtig. Mit Blick in die Augen und festem Händedruck. Soll ich aufstehen und ihm die Hand reichen? Würde es ihm das erleichtern?

Was ist denn jetzt los? Ich war kurz von dem lauten Brummen einer dicken Hummel neben meinem Ohr abgelenkt, während er sich zu mir gedreht hat. Irritiert schaue ich ihn an.

»Es tut mir leid. Ich schaff das einfach nicht. Ich liebe dich, du bist mir das Allerwichtigste auf der ganzen Welt, aber wenn ich nicht trinke, drehe ich durch«, sagt er leise. Wegen der lauten Musik, die von der Terrasse zu uns herüberschallt, verstehe ich ihn kaum.

»Doch, du schaffst das. Du schaffst doch immer alles«, entgegne ich verzweifelt. »Und da gibt es doch auch Hilfe, du musst das nicht allein hinkriegen, wir haben da mal in der Schule …«, sprudelt es weiter aus mir heraus.

Dass er, noch während ich spreche, den Kopf schüttelt und seine schwere Hand auf meine Schulter legt, um mich zum Schweigen zu bringen, irritiert mich total. Ich ziehe schniefend die Nase hoch, während meine Gedanken verstummen.

»Weißt du, was mir helfen würde, mein Schatz? Wenn du ein bisschen mehr auf dich aufpasst. Mach bitte nicht denselben Fehler wie ich. Es tut mir weh, zu sehen, wie du immer weiter zunimmst«, sagt er jetzt mit überraschend fester Stimme.

Dass er ausgerechnet heute dieses Thema hervorholt, zieht

mir fast den Boden unter den Füßen weg. Aber er spricht einfach weiter.

»Das geht viel zu schnell. Wir waren erst vor zwei Monaten neue Hosen für dich kaufen. Mama hat gesagt, du brauchst wieder neue. Stimmt das?«

In mir zieht sich alles zusammen. Auch wenn es stimmt, habe ich nicht vor, seine Frage zu beantworten. »Wenn du es nicht schaffst, mit dem Trinken aufzuhören, schaffe ich es nicht, weniger zu essen!«, entgegne ich und bin selbst erstaunt, wie ich ganz automatisch den Rücken durchstrecke, die Schultern zurücknehme und bereit bin. Ich bin bereit für den Schlagabtausch.

Klar, mit einer Erpressung anzufangen ist vermutlich nicht das Fairste. Aber die Themen Gewicht, Essen und Abnehmen an meinem Geburtstag gegen mich zu verwenden ist auch nicht fair. Noch dazu in einer Situation, in der es doch um ihn geht, darum, dass er verdammt noch mal sein Versprechen nicht gehalten hat.

Er schüttelt den Kopf und sagt mit einem Lächeln: »Schatz, du bist das stärkste Mädchen der Welt, du bist viel stärker als ich, du schaffst alles. Und wenn du es nicht für dich tust, tu es bitte für mich.«

Ich atme den Geruch der Pfefferminzpastille ein und höre seine Worte nur noch wie unter einer Glasglocke. Ich nehme sie zwar wahr, aber sie erreichen mich nicht. Ich will nicht hören, was er sagt. Denn von Sekunde zu Sekunde spüre ich mehr, dass der Alkohol, den er vermutlich wieder heimlich in unserer Garage – die von widerlich großen Spinnen bewohnt wird, weshalb nur er sich hineintraut – getrunken hat, seine Augen glasiger und seine Zunge schwerer werden lässt. Mit einem Mal ist es vorbei. Das hier ist jetzt für mich in genau diesem Moment beendet.

Hat er nicht mal zu mir gesagt: »Wenn dich jemand beim

Sprechen unterbricht, interessiert es ihn nicht, was du zu sagen hast. Verbring deine Zeit nur mit Menschen, die dich und deine Gedanken zu schätzen wissen!«

Okay. Er will nicht von mir hören, dass es Menschen gibt, die ihm helfen können, vom Alkohol loszukommen? Gut, dann eben nicht. Haben die aus meiner Klasse doch recht. Seit Monaten tuscheln sie immer wieder in den Pausen, mein Vater sei ein mieser Säufer, der sein Leben nicht auf die Reihe bekommt, und trotzdem verteidigte ich ihn immer wieder.

Das ist doch falsch, einen Säufer darf man nicht lieben. Warum liebe ich ihn trotzdem, so sehr, dass es wehtut? Ich kann nicht richtig essen und nicht richtig fühlen. Was kann ich denn überhaupt? Ich bin nichts weiter als eine miese Versagerin.

Wütend schüttle ich seine Hand von meiner Schulter ab und stehe auf. Ohne mich noch mal zu ihm umzudrehen, durchquere ich den Garten, gehe vorbei am großen Baum, über die Terrasse. Dabei reagiere ich weder auf meine Mama, die fragt, ob alles gut ist, noch auf meine beiden kleinen Cousinen, die mir die Zügel für ihr Pferdegeschirr in die Hand drücken wollen, um Pony zu spielen. Ich will einfach nur ganz schnell hier weg. Ich bin ein Bündel von Emotionen und jede einzelne davon ist mir zu viel.

Das stärkste Mädchen der Welt – seine Worte hallen wieder und wieder durch meinen Kopf. In diesem Moment finde ich den Gedanken so dumm, dass ich mich schäme, früher mal meinen Geburtstag als Pippi Langstrumpf gefeiert zu haben. Während ich darüber nachdenke, wie wir da alle von oben bis unten mit Tomatensoße bekleckert unsere Spaghetti mit Scheren statt Besteck gegessen haben, der große Baum rechts neben der Terrasse über und über mit kleinen Limonadenflaschen an langen Bändern behangen war und Papa als »Kleiner Onkel« jeden von uns einmal durch den großen Garten getragen hat, will ich es einfach nur vergessen und nie wieder von irgendwem daran erinnert werden. Das stärkste Mädchen der Welt! Ich? Pah! Dass ich nicht lache! Absolut lächerlich!

Ich bin doch nicht mal stark genug, um diesen blöden Diätplan, den ich in der Illustrierten gelesen habe, durchzuhalten. Ich schaff das nicht. Zaubert 5 Kilo in drei Tagen einfach weg, stand da. Aber ich nehme stattdessen immer weiter zu. Je mehr ich mich bemühe, tagsüber weniger zu essen, desto mehr stopfe ich abends oder nachts, wenn alle schlafen und es niemand mitbekommt, in mich rein.

Beim Gedanken an Essen spüre ich plötzlich wieder, wie diese unstillbare Gier in mir aufsteigt, und begebe mich auf den Weg zum Kühlschrank. Mama hat doch auf der mittleren Ablage vorhin den Rest der Benjamin-Blümchen-Torte verstaut. Wie viel Stücke waren das noch gleich? Vielleicht drei? Na ja, auf jeden Fall ein guter Anfang. Ich will jetzt einfach allein sein. Allein sein und noch einmal richtig schlemmen, sozusagen als Abschluss. Ab morgen dann nie wieder.

»Mit sechsundsechzig Jahren, da fängt das Leben an«, höre ich plötzlich meine Oma drinnen in der Küche beim Abspülen trällern und halte direkt vor der Tür inne. Gerade noch rechtzeitig, bevor sie mich bemerkt. Puh, was für ein Glück.

Wütend stapfe ich die Treppe hoch, verriegele die Tür zu meinem Zimmer mit dem Ikea-Sessel, weil ich keinen Schlüssel für die Tür habe, und schmeiße mich aufs Bett.

Am liebsten will ich einfach nur hemmungslos losheulen, aber dazu bin ich viel zu wütend. Und dass ich zu wütend zum Heulen bin, macht mich noch viel, viel wütender.

Jede einzelne Faser meines Körpers bebt, mein Herz rast, und ich spüre deutlich den Schmerz in meiner Zunge, weil ich sie so sehr gegen die vorderen Zähne presse, dass sie in dem schmalen Spalt zwischen oben und unten fast zerquetscht wird.

Wie konnte er nur so etwas Blödes sagen? Essen muss man schließlich, aber diesen Scheißalkohol braucht doch keiner.

Ich spüre so viel Wut in mir, dass ich nicht eine Sekunde länger hier liegen bleiben kann. Wenn ich schon nicht ins Kissen schluchze, brauche ich mich auch nicht bescheuert mit dem Kopf darin zu vergraben. Ich bekomm eh kaum noch Luft.

Also setze ich mich wieder auf, atme tief durch, knautsche das Kissen in meinen Schoß und stütze die Ellbogen darauf ab. Dabei fällt mein Blick auf meine Kommode, die ich eigentlich für heute entstauben sollte. Ich sehe das gerettete *My Little Pony* so böse wie möglich an. Ich hasse es und daran ändern auch seine großen Kulleraugen nichts. Ich hasse dieses bescheuerte hellblaue Plastikding mit den pinken Haaren und meinen Vater, ja, den ab heute auch.

Ganz im Ernst: Wenn nicht mal er es schafft, habe ich doch erst recht keine Chance. Und plötzlich fällt es mir wieder ein: Ich bin noch nicht mal dran schuld! Wir hatten in der Schule durchgenommen, dass man Augenfarbe, Haarfarbe und Talente von seinen Eltern erbt.

Wenn man Talente von den Eltern erbt, dann doch bestimmt auch Nicht-Talente. Und mein Vater und ich haben eben beide nicht die Veranlagung dazu, mit etwas im richtigen Moment aufzuhören. Er nicht mit dem Trinken, ich nicht mit dem Essen. Das sind die bescheuerten Gene. Punkt.

Als müsste ich mein extrem gutes Argument für mich selbst untermauern, verschränke ich die Arme vor der Brust und füge meinen eigenen Gedanken ein »So« hinzu. Sogar ein »So!« mit Ausrufezeichen.

Jetzt kommen mir doch die Tränen und ich weiß nicht mal, warum.

Ist es Erleichterung, doch keine Versagerin zu sein, weil ich keine dieser blöden Diäten länger als drei Tage durchhalte? Oder bin ich traurig, weil ich so bin wie mein Vater, mit dem niemand gerne zusammenlebt, zumindest nicht abends?

Hatte ich mich bis eben nach diesem Gefühl der Traurigkeit

gesehnt, ist es jetzt das Letzte, was ich empfinden will. Diese ganzen Gefühle machen mich noch wahnsinnig. Kann sich mein Herz nicht wenigstens mal für irgendetwas entscheiden? Obwohl, am liebsten will ich ab sofort gar nichts mehr fühlen. Das wäre vermutlich wirklich das Beste. Denn dann wäre mir das alles egal. Keine Enttäuschung mehr, wenn mein Vater seine Versprechungen nicht hält, keine Angst mehr vor der nächsten Mathearbeit, keine Eifersucht mehr, wenn meine beste Freundin lieber mit der Neuen aus unserer Klasse auf dem Schulhof rumhängt. All das wäre dann weg, und ich hätte endlich die Kontrolle über mein Leben zurück.

Und während sich meine Gedanken über all diese Vorteile überschlagen, fällt mir plötzlich auf, dass mir niemand hinterhergegangen ist. Ich breche noch schlimmer in Tränen aus. Obwohl doch wirklich jeder auf meiner Geburtstagsparty gemerkt haben muss, wie schlecht es mir geht, sitze ich allein hier oben und keinen interessiert es. Ich bin allen da unten einfach egal.

Das Kissen lege ich zur Seite und gehe zum Fenster, ohne dass mich von unten aus dem Garten jemand sehen kann. Ganz dicht an die Wand gedrängt, dass mein Doppelkinn mir fast die Luft zum Atmen abdrückt, schaue ich nach unten auf die Terrasse.

Mein Vater steht mit der riesigen Zange, die ich ihm zu Weihnachten geschenkt habe, am Grill, meine Oma spielt mit meinen Cousinen Pony und meine Mama unterhält sich angeregt mit den anderen.

Scheiße! Jetzt hat sie doch nach oben zu meinem Fenster geguckt! Sofort ziehe ich den Kopf zurück und verstecke mich wieder. Ob sie mich wohl gesehen hat?

Langsam schiebe ich den Kopf wieder etwas weiter nach vorne und blinzele nach unten. Mist, natürlich hat Mama mich gesehen. Jetzt schauen wir uns direkt in die Augen. Als wäre das nicht alles schon peinlich genug, lächelt sie mir jetzt auffordernd zu und winkt mich nach unten. Pah, von wegen!

Als interessierte es mich nicht im Geringsten, was sie dort veranstalten, öffne ich das Fenster, wie wenn ich einfach nur frische Luft brauchte, und starre sie weiterhin mit versteinerter Miene an.

War das etwa ihr Ernst? Sie lächelt immer weiter und tut gerade so, als wäre alles in Ordnung. Ich bin stinksauer, und verdammt noch mal niemand da unten merkt es.

Bestimmt hat meine Oma wieder irgendeinen blöden Spruch wie »Lasst sie mal ruhig schmollen, das ist die Pubertät, die beruhigt sich schon wieder« gesagt und dabei komisch mit dem Kopf hin und her gewackelt. Wie ein Wackeldackel, nur seitwärts. Ich hasse es, wenn sie mich nicht ernst nimmt, das tut sie nie.

Mein Blick fällt wieder auf das *My Little Pony*. Wenn die da unten es schon nicht merken, dann bekommt dieses verdammte Mistding es jetzt auf jeden Fall zu spüren.

Ich greife mir das Pony, wische mir mit dem Handrücken die Tränen von den Wangen, ziehe kräftig die Nase hoch und greife nach meiner grünen Glitzer-Bastelschere. Ich bin heilfroh, diesem blöden Ding, das all die Jahre mein kleiner Glücksbringer war, nie einen Namen gegeben zu haben. Das ist kein Glücksbringer, das ist ein Pechbringer, und als Strafe mache ich es jetzt einen Kopf kürzer.

Während ich das Pony in meiner Hand fast zerquetsche und mich bemühe, ihm nicht in die Augen zu schauen, stelle ich mir vor, wie ich gleich durch das geöffnete Fenster denen da unten voller Karacho die zwei Teile vor die Füße donnere. Oder noch besser, direkt in Omas widerlichen Ingwertee, damit es richtig spritzt. Dann ist es vorbei mit der Party, dann werden die schon sehen, was sie davon haben, mich einfach allein zu lassen. Selbst schuld.

Gefühle sind zum Fühlen da

Was für ein unglaublich schöner Junitag. Als Sommermädchen kann ich mich an keinen einzigen meiner inzwischen neununddreißig Geburtstage erinnern, an dem es mal geregnet hätte. So auch dieses Mal nicht, an meinem ... ähm ... Moment, wie alt wird die kleine My-Little-Pony-Geiselnehmerin da vorne auf der Bettkante noch gleich? Ach ja, vierzehn.

Auch heute finde ich am dunkelblauen Himmel nur vereinzelte Schönwetterwolken. Ja, die heißen wirklich so. Über das geöffnete Fenster zieht der herrliche Grillduft ins Zimmer, und ich höre sogar das Brummen der dicken Bienen und Hummeln durch das Stimmengewirr auf der Terrasse. Alles ist perfekt.

Sogar die dicke Staubschicht auf der Kommode, die bei der einfallenden Sonne erst richtig zur Geltung kommt und der ich gleich mal einen Smiley verpasse, kann das wunderschöne Bild nicht zerstören. Wäre da nicht mein kleines My Little Pony, das in diesem Moment um sein Leben bangen muss. Über eine schicke Kurzhaarfrisur hätten wir ja reden können, aber das hier geht doch eindeutig zu weit.

Ich erinnere mich genau, wie unfassbar stumpf diese Bastelschere war. Zweige im Garten anspitzen, um meinem Meerschweinchen auf der Wiese ein Gehege zu bauen, oder die Kante von meiner Voltigier-Mauer etwas einkerben, damit mein Sattel, den ich aus Handtüchern und einem alten Gürtel von meinem Papa geformt habe, besser saß. All das ging ganz, ganz prima mit der Schere, yep, ich hatte sie für ziemlich alles benutzt, eben nur nicht zum Basteln.

»Das wird so nix, die Schere ist zu stumpf«, sage ich im Flüsterton, bevor ich meine Lippen zusammenpresse, bis sie nicht mehr zu sehen sind. Durchdringend schaue ich das Geburtstagskind an und überlege kurz, ob ich als i-Tüpfelchen zu dieser Performance noch so tun soll, als würde ich mir den Mund mit einem Reißverschluss verschließen. Aber ich fand die Geste schon immer doof, also lasse ich es bleiben.

Ganz langsam, als wäre sie ein wildes Tier, das ich nicht verschrecken will, gehe ich zum Bett, schiebe die Decke beiseite und setze mich mit genügend Abstand neben sie.

Nein, ich kann nicht anders. Ich ziehe die Decke doch wieder nah an mich heran und streiche langsam mit den Fingern darüber. Oh, Mann, wie sehr ich das Teil aus grobem Frottee geliebt habe. Sogar so sehr, dass ich meine Mama immer überredete, es nach dem Waschen direkt in den Trockner zu stecken, damit ich es abends wieder aufziehen konnte. Keine einzige Nacht wollte ich dieses Gefühl vermissen.

Noch heute gibt es nichts Besseres als ein frisch bezogenes Bett. Nur so einen tollen Bezug habe ich leider nie wieder gefunden. Am liebsten würde ich mich direkt komplett darin einkuscheln. Und Take That, vor der Trennung von Robbie Williams, die formatfüllend draufgedruckt sind, feiere ich auch immer noch. Manche Dinge ändern sich wohl nie.

»Hast du's bald?«, kommentiert sie genervt meine Streicheleinheiten für die Bettwäsche und rollt demonstrativ mit den Augen. Auch wenn es mir schwerfällt, lasse ich Robbie Williams Robbie Williams sein und hebe beschwichtigend die Hände, ehe ich sie in meinem Schoß falte.

Mein Blick fällt wieder auf das dem Tode geweihte My Little Pony in ihren Händen, und ich starte das Deeskalationsprogramm. Ich wackle erst mit der Nase hin und her und tue, als würde ich überlegen, bevor ich wie eine Komplizin flüstere: »Soll ich dir vielleicht ein scharfes Messer aus der Küche holen? Damit müsste es dann gehen.«

Blitzschnell drückt sie das kleine Pferd fest an sich, als ob sie es nun vor mir beschützen müsste. Sie funkelt mich mit bösem Blick an, dass ich es bloß nicht wagen sollte, ihren kleinen Glücksbringer auch nur anzuschauen.

Ich lächle. Umgekehrte Psychologie hat bei mir schon immer gewirkt. Wann immer mich jemand dazu bringen wollte, etwas zu tun, das ich eigentlich nicht wollte, musste er mich nur zum Gegenteil auffordern. Ich war so einfach zu spielen wie eine Kinderflöte, um es mal mit Marc-Uwe Kling zu sagen.

Mist! Jetzt scheint sie völlig überfordert von den schon wieder neuen Gefühlen und bricht hemmungslos in Tränen aus.

Na super, das war richtig dumm von mir, ärgere ich mich über mich selbst.

Ich rutsche näher und bin sehr erleichtert, als sie meinen Arm um ihre Schultern nicht nur zulässt, sondern sich an mich schmiegt, ihre Arme um meinen Körper schlingt und sich an meiner Brust richtig ausweint. Dabei streiche ich ihr beruhigend über den Rücken und fahre mit den Fingern verschiedene Formen und Muster ab, wie es mir schon immer gutgetan hat.

Als ich spüre, dass sie sich beruhigt und wieder langsamer, dafür tiefer atmet, sage ich mitfühlend: »Ich verstehe, dass du sauer bist, und du hast jedes Recht dazu. Es ist gut, wenn du die Gefühle nicht runterschluckst. Du machst alles richtig, lass deine Gefühle zu, lass sie raus, nimm sie an. Kein Gefühl ist falsch, begegne jedem mit bedingungsloser Neugier und frag dich, was es dir sagen will. Deine Gefühle sind auf deiner Seite, sie sind nicht dein Feind.«

Von purer Abscheu geschüttelt, löst sie sich hektisch aus meiner Umarmung. Ihr angewidert verzerrter Gesichtsausdruck wirkt, als hätte ich ihr etwas Ekliges erzählt. Sie lehnt sich noch ein Stück weiter nach hinten und mustert mich von oben bis unten so abwertend, als ob ich nicht mehr ganz zurechnungsfähig wäre. Wirklich, um dieses Bild zu komplettieren, fehlte jetzt eigentlich nur noch, dass sie sich gleich den Finger in den Hals steckt und dabei Würgegeräusche von sich gibt, um mir dadurch ihre Meinung zu meinen Gedanken mitzuteilen. Wundern würde es mich nicht.

»Alles okay?«, frage ich und muss grinsen, als sie mit verzogener Nase, als würde es nach verfaulten Eiern stinken, antwortet: »Bei mir ist alles okay, aber du scheinst den Schuss nicht gehört zu haben!«

Krass, ich hatte total vergessen, wie sehr mich diese permanent gut gelaunten, in allem etwas Positives sehenden Blogger, Vlogger und Influencer immer genervt haben. Bei jeder morgendlichen Ich-begrüße-den-neuen-Tag-voller-Möglichkeiten-Instagram-Story hätte ich mein Handy am liebsten gegen die nächste Wand gepfeffert und damit meinen Social Media Detox eingeläutet. Was gingen mir diese Frauen mit ihrer abstoßenden Fröhlichkeit und dem dämlichen Dauergrinsen auf die Nerven. Im Ernst, niemand kann doch immer gut drauf sein, zumindest kein echter Mensch.

Irgendwann hatte ich die Schnauze voll und entfolgte allen, die mir mit jedem einzelnen ihrer Posts nur noch mehr signalisierten, wie unfassbar unglücklich, langweilig und arm mein Leben und ich eigentlich wären. Klick und weg, ganz einfach. Ich wollte nur noch Menschen folgen. Also echten Menschen mit echten Gefühlen.

Für mich gab es für diesen Glücklichkeitswahnsinn nur zwei Erklärungen: Entweder nahmen sie irgendwelche illegalen Drogen, die langsam ihre Gehirne zersetzten, oder sie waren purer Fake und heulten den ganzen Tag, wenn sie nicht gerade eine Story drehten, um uns zu nerven.

Vor allem wurden das plötzlich immer mehr. Wie aus dem Nichts hatten sie dann auch noch alle Millionen von Followern. Als würden die happy Influencer, wenn der Regenbogen strahlend bunt am Himmel leuchtet, aus ihren Yoga-Retreats krabbeln und wehrlose Menschen mit Räucherstäbchen ebenfalls in Glückszombies verwandeln. Und das ging dann immer so weiter und immer so weiter ... Und jetzt? Tja, jetzt war ich selbst so eine.

»Es tut mir leid, ich weiß genau, wie unfassbar dämlich sich diese Postkartensprüche für dich anhören!«, sage ich, als sie mir, wie aus der Pistole geschossen, ins Wort fällt.

»Ja, du hörst dich total dämlich an. Du glaubst diesen Quatsch doch nicht wirklich, oder?« Nun wartet sie auf eine Antwort. Verunsichert streiche ich mir eine Haarsträhne, die sich aus meinem Dutt gelöst hat, hinters Ohr. Wie zum Teufel soll ich denn bitte schön einer Vierzehnjährigen, die mitten in der Pubertät steckt, erklären, dass Gefühle etwas Wundervolles sind?

Sofort habe ich wieder die Worte meiner Oma im Ohr: Man sollte uns Jugendliche nicht zu ernst nehmen, weil wir in diesem Alter doch eh nur ein hilfloses Bündel von Emotionen wären und nicht wüssten, was wir wollten. Egal, um was es ging, meine Oma holte den Pubertätsstempel raus, und damit war alles, völlig egal, was es war, nur eine Phase oder würde sich mit der Zeit verwachsen.

Die Erinnerung an diese mit affektiertem Kopfwackeln vorgetragenen Erziehungsweisheiten bringt mich innerlich vor Wut zum Kochen. Als ich erkenne, dass ich mich aber in diesem Moment genauso verhalte, muss ich schlucken. Das ist ja schrecklich!

Seien wir mal ehrlich: Die Tatsache, dass mein Papa keine andere Möglichkeit gesehen hat, als sich wegen seiner Sorgen und Ängste bis zur Besinnungslosigkeit abzuschießen, zeugt jetzt auch nicht unbedingt davon, dass meine Oma bei der Erziehung ihres Sohnes alles richtig gemacht hatte. Ich weiß, das klingt hart, aber ganz falsch ist der Gedanke nicht, oder?

Emotionen können unfassbar überfordern, und sicherlich muss man nach und nach lernen, mit ihnen umzugehen. Aber wie soll man das lernen, wenn alle immer vorgeben, dieser Zustand, der einen jahrelang fast um den Verstand bringt, wäre etwas, das man einfach nur stillschweigend aushalten müsste, anstatt etwas dagegen zu tun?

Das wäre ja fast so, als würde man einer drohenden Klimakatastrophe ins Auge schauen, im tiefsten Winter bei einer Poolparty im Garten einen süßen Früchtecocktail trinken und schulterzuckend sagen: »Okay, wir beobachten das weiter, aber unternehmen werden wir erst mal nichts. Wird schon alles gut gehen.« Im Ernst, wie bescheuert wäre das?

Ich wünschte mir damals so sehr, dass man mich ernst nimmt. Also tue ich jetzt ganz genau das, ich nehme sie ernst: »Doch, ich bin von diesem Quatsch absolut überzeugt«, sage ich und spüre, wie sich meine Mundwinkel bei dem Wort »Quatsch«, das ich extradeutlich betone, unweigerlich zu einem strahlenden Lächeln verziehen. Langsam fahre ich fort: »Unsere Gefühle und unser Herz sind das Allerbeste an uns, auch wenn ich das früher selbst nicht glauben konnte.«

Ich senke die Stimme so, als würde ich ihr ein Geheimnis anvertrauen: »Weißt du, lange Zeit hatte ich unglaubliche Angst vor meinen Gefühlen, weil ich sie nicht kontrollieren konnte. Sie tauchten aus dem Nichts auf und verschwanden genauso schnell, wie sie gekommen waren, wieder im Nichts. Auf meine Gefühle war kein Verlass. Nur die Traurigkeit, die hat mich nie enttäuscht. Sogar in den schönsten Momenten war sie da, weil ich wusste, dass das Glück nicht für immer bleibt. Das war eine schreckliche Zeit, und ich bin froh, dass das endlich vorbei ist.«

Ich beobachte, wie sie mir aufmerksam zuhört und durch die Haare des kleinen Ponys in ihren Händen streicht.

»Ja, genauso geht's mir auch! Ich kann meinen Gefühlen einfach nicht trauen«, meint sie nickend. »Wann hat das aufgehört, dass dir deine Gefühle Angst gemacht haben? War das, als du dich zum ersten Mal verliebt hast?«, erkundigt sie sich neugierig und rückt ein kleines Stückchen näher an mich heran.

Ich beginne zu grübeln. »Puh, gute Frage. Wann war das eigentlich?«

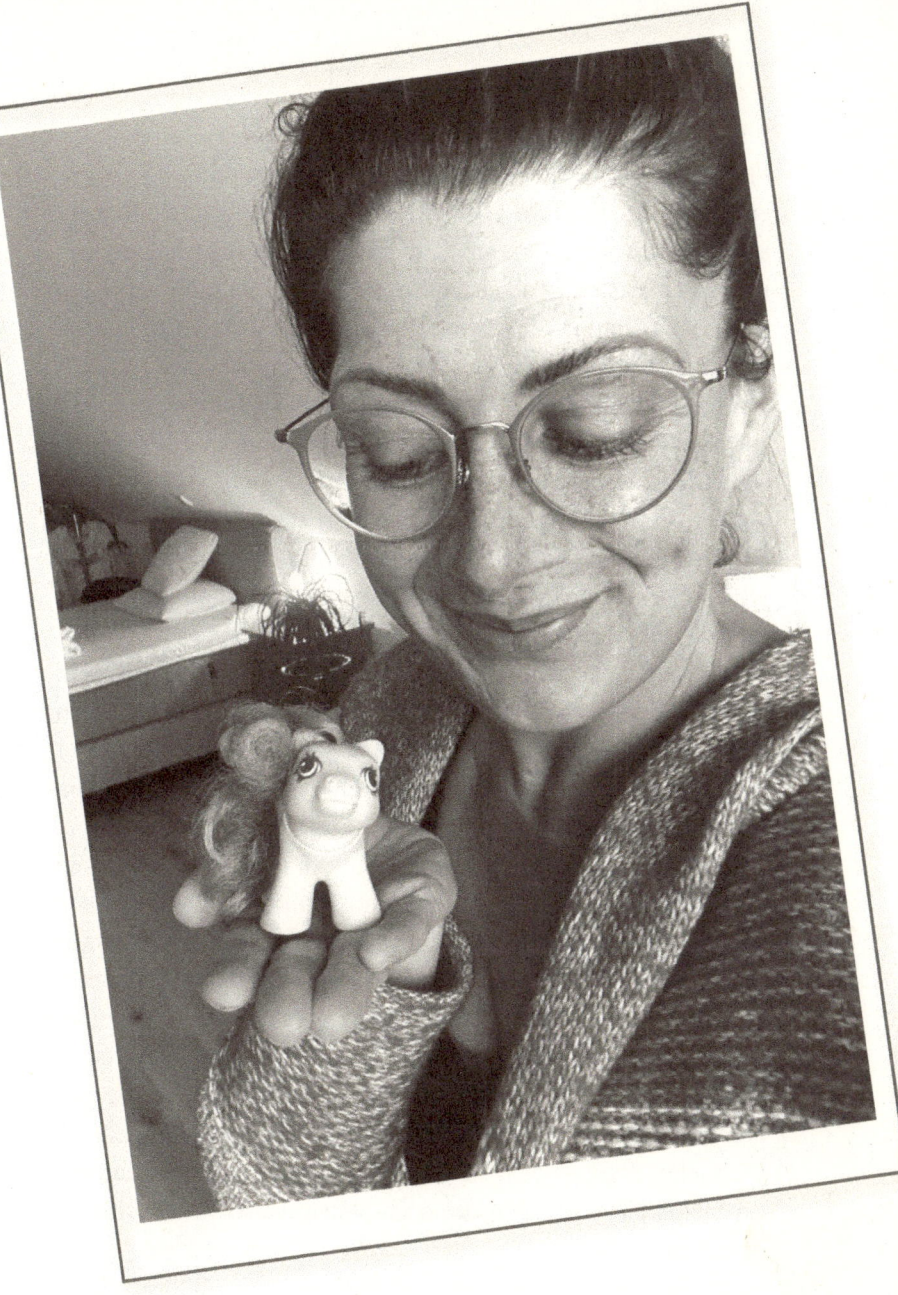

Das Interview

»Jana, du bist heute siebenunddreißig Jahre alt und leidest etwa seit der fünften Klasse an einer Essstörung. Kannst du uns bitte erzählen, wann du deinen letzten Rückfall hattest, und ein bisschen genauer beschreiben, wie du dich dabei gefühlt hast?«, lautet die Frage der blonden Redakteurin Sandra, die mich regelrecht in Panik versetzt.

Okay, ich habe mir zwar gewünscht, bei Interviews nicht immer dieselben Fragen gestellt zu bekommen, weil es inzwischen langweilig wird, darauf immer dieselben Antworten zu geben. Aber erschreckenderweise habe ich heute ein anderes Problem: Die Frage ist zwar wieder dieselbe, nur meine Antwort, meine wunderbar zurechtgelegte Antwort, die ich all die Jahre gegeben habe, passt nicht mehr.

Ich weiß es einfach nicht mehr. Wie ein Blackout. Ich weiß nicht mehr, wie man sich bei einem *Fressflash* fühlt. Hatte ich diesen Moment früher so sehr herbeigesehnt, verunsichert er mich nun enorm. Ich beginne, unruhig auf meinem Stuhl hin und her zu rutschen.

Atmen, Jana, tief in den Bauch atmen, versuche ich meinen rasenden Puls etwas zu entschleunigen und meine Gedanken zu sortieren. Warum fühle ich mich derart mies? Ich hatte mir doch all die Jahre nichts mehr gewünscht, als dass der Psychologe recht behält, der mir in die Hand geschworen hat, ehemalige Patienten zu haben, für die Essen kein Thema mehr ist.

Gut, ich hatte es ihm nicht geglaubt und innerlich die Augen verdreht, aber ein Funken Hoffnung war dennoch da. Und jetzt? Jetzt ist es genauso, wie er es angekündigt hat: Essen ist kein Thema mehr für mich. Warum also dieses schlechte Gefühl?

Ich schaue auf Sandra, die direkt auf Augenhöhe mit der Kamera sitzt, damit sich das Gespräch für den Zuschauer später möglichst echt und nah anfühlt. Ich habe Angst, für alle sichtbar tiefrot anzulaufen, wie früher in der Schule, wenn ich die blöden Formeln in der Mathearbeit nicht wusste und schon beim hektischen Durchschauen der Aufgaben am liebsten direkt abgegeben hätte.

Ich überlege immer hektischer … Puh … Wann hatte ich denn das letzte Mal einen *Fressflash*? Okay, ich habe zwar vor ein paar Wochen einen kompletten Becher *Ben & Jerry's* zum Nachtisch gegessen, aber mich danach nicht im Geringsten als miese Versagerin gefühlt. Auch die Pizza vorweg, die ich extra mit reichlich Käse belegt hatte, löste nicht mal ansatzweise ein schlechtes Gewissen oder den Drang nach mehr aus.

Es gibt inzwischen Tage, an denen ich mehr Appetit habe, und dafür esse ich an den anderen Tagen weniger, je nachdem, was mein Körper gerade braucht. Aber das ist doch keine Antwort auf ihre Frage, zumindest keine gute.

Sandra bemerkt wohl meine Unruhe, sieht die Fragezeichen in meinen Augen und versucht, mir zu helfen. Mit mitfühlendem Blick setzt sie neu an und formuliert die Frage um: »Du kannst einfach erzählen, wie du deine Traurigkeit, deine Hoffnungslosigkeit und dein Gefühl, nichts wert zu sein, empfindest, wenn die Zahl auf der Waage nicht stimmt. Vielleicht auch darauf eingehen, dass du noch nie einen Partner hattest, weil du dir selbst nicht vorstellen kannst, dass dich jemand liebenswert findet.«

Ich schüttle den Kopf und sage in beinah entschuldigendem Ton: »Ich bin nicht traurig. Im Gegenteil, ich würde sagen, dass ich der glücklichste Mensch bin, den ich kenne. Ich habe auch überhaupt nicht das Gefühl, nichts wert zu sein. Die Zahl auf der Waage ist mir total egal.« Kurz überlege ich und ergänze: »Die Waage hat nicht mal mehr Batterien. Und ich denke schon, dass ich ein sehr liebenswerter Mensch bin. Wenn's passiert, dann gerne, aber aktuell glaube ich nicht, dass ich noch glücklicher sein könnte, als ich es zurzeit bin. Ich bin ja auch ohne Partner vollkommen, ich vermisse nichts.«

Von meiner Antwort regelrecht enttäuscht, schaut sie auf ihre Zettel und geht kommentarlos zur nächsten Frage über. »Okay, Jana, du hast deine Essstörung also momentan gut im Griff, hast dein Essverhalten unter Kontrolle, verstehe ich das richtig?«

Nein, sie versteht mich leider total falsch. Auch wenn ich genau spüre, dass ihr meine nächste Antwort ebenso wenig gefallen wird, spreche ich meine Gedanken laut aus: »Ich habe nicht das Gefühl, etwas unter Kontrolle oder im Griff haben zu müssen. Ich brauche keine Disziplin, es geht mir in den letzten Monaten einfach supergut, und ich genieße mein Leben.« Inständig bemühe ich mich, bei der Antwort so wenig wie möglich zu lächeln. Was mir ehrlich gesagt schwerfällt, denn dass ich das heute von mir sagen kann, ist ein wunderbares Gefühl. Ich möchte am liebsten die ganze Welt umarmen.

»Was ist mit deinem Vater? Du hast mal gesagt, dass du die Maßlosigkeit, die er beim Trinken hat, beim Essen übernommen hast und ihm die Schuld für deine Essstörung gibst. Würdest du das heute noch so sagen?«, fragt sie als Nächstes und ist scheinbar nicht mehr wirklich geschockt, als ich den Kopf schüttle.

»Ich weiß, dass mich mein Papa über alles geliebt hat und immer sein Bestes für mich gegeben hat. Eltern geben immer ihr Bestes, aber warum sollte es ihnen anders als uns Kindern gehen? Jeder ist doch mal vom Leben überfordert. Und es wäre doch viel zu einfach, für all das, was im eigenen Leben schiefläuft, einfach den Eltern die Schuld zu geben. Klar könnte man dadurch jede Verantwortung für all das, was scheiße läuft, abgeben, aber besser geht's einem dann auch nicht. Wir sind keine Kopie unserer Eltern. Wir haben eine Wahl, Gene hin oder her. Was wir aus unserem Leben machen, liegt bei uns.«

Scheiße. Wanderte ihr Blick bis eben hektisch über die Aufzeichnungen in ihrer Hand, schaut sie mir jetzt direkt in die Augen, ehe sie sich zum Kameramann dreht und sagt: »Stopp die Aufnahme.«

Jetzt scheint sie komplett aufgelöst und den Tränen nahe zu sein.

»Aber du bist schon noch essgestört und leidest an Binge-Eating? Stopfst dir regelmäßig zehntausend Kalorien in kürzester Zeit rein und verabscheust deinen Körper?!«, fragt sie in erschreckend herablassendem Ton, während der Kameramann eine Cola vom Schreibtisch nimmt und sich auf den Boden setzt. Ich schüttle den Kopf.

»Bin ich hier bei *Verstehen Sie Spaß?* oder was? Wann wurde das Vorgespräch geführt? Vor Jahren? In einem früheren Leben?«, wendet sie sich jetzt zackig an ihn und zuckt nur wütend mit den Schultern, als der Kameramann sie erschrocken anschaut und leise zwischen zwei Schlucken Cola murmelt: »Der Dreh hat sich ja ein paarmal verschoben, das Vorgespräch ist Monate her.«

Ich bin versucht, ihr zu erklären, dass ich selbst überrascht bin und dass das hier eigentlich mein glücklichster Moment überhaupt wäre, wenn sie mir nicht das Gefühl vermitteln würde, dass mein neues Glück ihr Unglück bedeutet.

Doch bevor ich ausholen kann, um meinem inneren Wow-Gefühl den Rahmen zu geben, den es verdient hat, ändert sich ihre Stimmung von einer Sekunde auf die andere. Sie bittet den Kameramann mit brüchiger Stimme, uns kurz allein zu lassen. Also verschiebe ich meinen kleinen Freudentanz auf später und schaue sie an.

»Weißt du, Jana, ich habe mir das Thema nicht ohne Grund ausgesucht. Deine Geschichte ähnelt meiner so sehr. Es machte mir fast Angst, als mein Redaktionsleiter dich als Thema vorstellte. Das mit dem Alkohol bei deinem Vater, das mit dem Essen. Nur dass ich einfach viel zu wenig esse und dafür viel zu viel Sport treibe. Alle sehen immer nur meine schlanke Figur, aber dafür quäle ich mich und verbiete mir alles. Zähle ich mein Essen mal nicht grammgenau ab, drehe ich durch und gehe lieber dreißig Minuten zu viel joggen als zu wenig.«

Sie holt tief Luft, bemüht, die Tränen zurückzuhalten. »Ich musste deine Story machen, ich musste dich kennenlernen, weil es mehr mutige Frauen wie dich im Fernsehen geben muss, im Netz, einfach überall. Niemand weiß, dass ich Sport-Bulimikerin bin. Mein Mann nicht, meine Kinder nicht und meine besten Freundinnen auch nicht. Einfach absolut niemand. Ich schäme mich, weil ich zu feige bin, darüber zu sprechen. Aber ich gebe den Frauen eine Stimme, die mutig genug sind. Frauen wie dir.«

»Du bist nicht feige!«, sage ich und schüttle den Kopf. Dann stelle ich mich vor sie hin und bedeute ihr mit auffordernden Handbewegungen, aufzustehen. Irritiert schaut sie mich an, richtet sich aber auf.

»Darf ich dich in den Arm nehmen, du mutige Frau, die mir gerade ihr größtes Geheimnis anvertraut hat?«

Als sie erst lächelt, dann vorsichtig nickt und einen Schritt auf mich zugeht, umarme ich sie einfach nur fest und sage laut, damit sie es auch auf jeden Fall über ihr Schluchzen hinweg hören kann: »Ich bin ganz, ganz stolz auf dich!«

Ihr leises »Ich würde es so gerne meinem Mann erzählen, das hat er verdient« bringt mich dazu, unsere Umarmung zu lösen, zum Schreibtisch zu gehen und ihr Handy zu holen. Auch wenn sie erst abwehrt, nimmt sie es doch, entsperrt es, drückt den ersten Favoriten und stellt auf Lautsprecher.

»Alles okay? Bist du nicht beim Dreh?«, ertönt seine erschrockene Stimme nach nicht mal zwei Freizeichen. Aufmunternd nicke ich ihr zu, und sie beginnt erst langsam, dann immer aufgeregter und von heftigem Schluchzen unterbrochen, ihm ihr gut gehütetes Geheimnis zu erzählen.

»Schatz?«, unterbricht er sie irgendwann, aber sie redet einfach immer weiter und verliert sich in Entschuldigungen. »Schatz?«, kommt es nun lauter von ihm, und sie verstummt.

Sein beruhigendes »Schatz, ich weiß«, voller Liebe und Zuneigung, sind dann die Worte, die uns beide zum Weinen bringen. Sie vor Erleichterung, ich vor Rührung. Als er schließlich das Gespräch mit einem »Wir bekommen das hin, wir bekommen das gemeinsam hin« beendet, atmen wir beide tief durch, und ich finde als Erste die Sprache wieder.

»Wow, ich meine in den letzten Stunden so ziemlich alle Gefühle, die es gibt, durchlebt zu haben. Angst, Dankbarkeit, Stolz, Traurigkeit, Euphorie, Glück, Mitleid und durch euch sogar ein bisschen Liebe. Auch wenn ich noch nie verliebt war, glaube ich, es muss großartig sein. Und soll ich dir was sagen? Früher hätte mir jedes einzelne dieser vielen verschiedenen Gefühle unglaubliche Angst bereitet, jetzt gerade weiß ich nicht, für welches ich am dankbarsten bin.«

* * *

Die vierzehnjährige Jana schaut mich mit großen Augen an. Fast macht sie dem Pferdchen in ihrer Hand Konkurrenz.

»Was?! Du warst noch nie verliebt? Das ist ja voll traurig, du bist doch schon total alt. Vierzig oder sogar viel älter?«

Ich muss lachen. »Na, knapp daneben, ich bin neununddreißig. Aber ja, es stimmt, ich war bisher noch nie richtig verliebt. Ich habe ein paarmal für jemanden geschwärmt, aber wenn er mich dann toll fand, waren meine Gefühle weg.«

Sie klopft mir aufmunternd auf die Schulter. »Hab keine

Angst. Das kommt schon noch. Jeder verliebt sich irgendwann, du bist einfach eine Spätzünderin.«

Ich grinse und sage: »Stimmt, das muss niemandem Angst machen. Aber wenn ich mich doch mal verliebe, dann erzähle ich es dir als Allerallererster, okay?«

»Okay!«, schießt es aus ihr heraus. Sie zieht die Nase hoch und wirkt plötzlich wieder sehr nachdenklich. Mit glasigem Blick fragt sie mich: »Und auf deinen Papa bist du wirklich gar nicht mehr böse?«

»Nein, gar nicht mehr«, antworte ich. »Ich weiß, dass er immer sein Allerbestes für mich gegeben hat. Aber leider war er selbst viel zu sehr vom Leben überfordert. Das hat auch nichts mit Schwäche zu tun, überhaupt nicht. Und was passiert ist, bedeutet auch nicht, er hätte meine Mama und mich nicht geliebt. Aber manchmal ist sogar die stärkste Liebe leider einfach nicht genug.«

Ich spüre dieses besondere Kitzeln im Bauch, das ich seit Jahren immer genau dann spüre, wenn ich zwischendurch an ihn denke. Eine ganz besondere Mischung aus Glück, Dankbarkeit und Vermissen.

Ich atme tief durch, blicke aus dem Fenster, hoch zu der üppigsten Wolke am Himmel, und sage: »Ich bin meinem Papa dankbar, er hat mich so stark werden lassen. Dass ich zu dem Menschen geworden bin, der ich heute bin, verdanke ich ihm. Ich glaube, er ist ganz doll stolz auf mich.«

Die junge Jana tippt mir kaum spürbar auf die Schulter. Als ich mich langsam wieder zu ihr drehe, nickt sie und flüstert leise: »Ja, das glaub ich auch.«

Kapitel 3

Ich passe nicht ins Bild

Tschuldigung!«, brüllt mir jemand dröhnend von hinten ins Ohr. Erschrocken zucke ich zusammen. War das Timo oder doch Jonas, das »Sweet Sixteen«-Geburtstagskind, aus meiner Jahrgangsstufe?

Zutrauen würde ich es beiden. Dass die Entschuldigung definitiv nicht ernst gemeint ist, erkenne ich auch ohne das unmittelbare Gelächter der anderen, durch das deutlich Wortfetzen wie »gestrandeter Wal« oder »angezogen schon eine Zumutung, bah« hörbar sind.

Ich merke, wie sich meine Kehle zuschnürt, und bereue, überhaupt mit hierhergekommen zu sein. Aber mich der anderen Gruppe beim Ausflug zur Stadtmauer anzuschließen, zu der man über ein Hoftor und hundertneunzig Stufen gelangt, war keine Option.

Für ihre Verhältnisse haben sie mich ziemlich lange in Ruhe gelassen. Die Ladung Sand, die eben mit voller Absicht in meine Richtung getreten wurde, war zumindest die erste Kontaktaufnahme seit fünf Stunden, während ich auf diesem Flecken Strand in der brütend heißen Sonne sitze, ohne mich auch nur einen Zentimeter zu bewegen. Obwohl, ich bin Stunde für Stunde immer ein bisschen tiefer gerutscht, denn mein Hintern hat sich eine für mich maßgeschneiderte Sitzkuhle in den Sand gebohrt.

Ich warte kurz, bis sie weiter Richtung Lagerfeuer in den Dünen gegangen sind, schüttle dann meine schwarze Weste

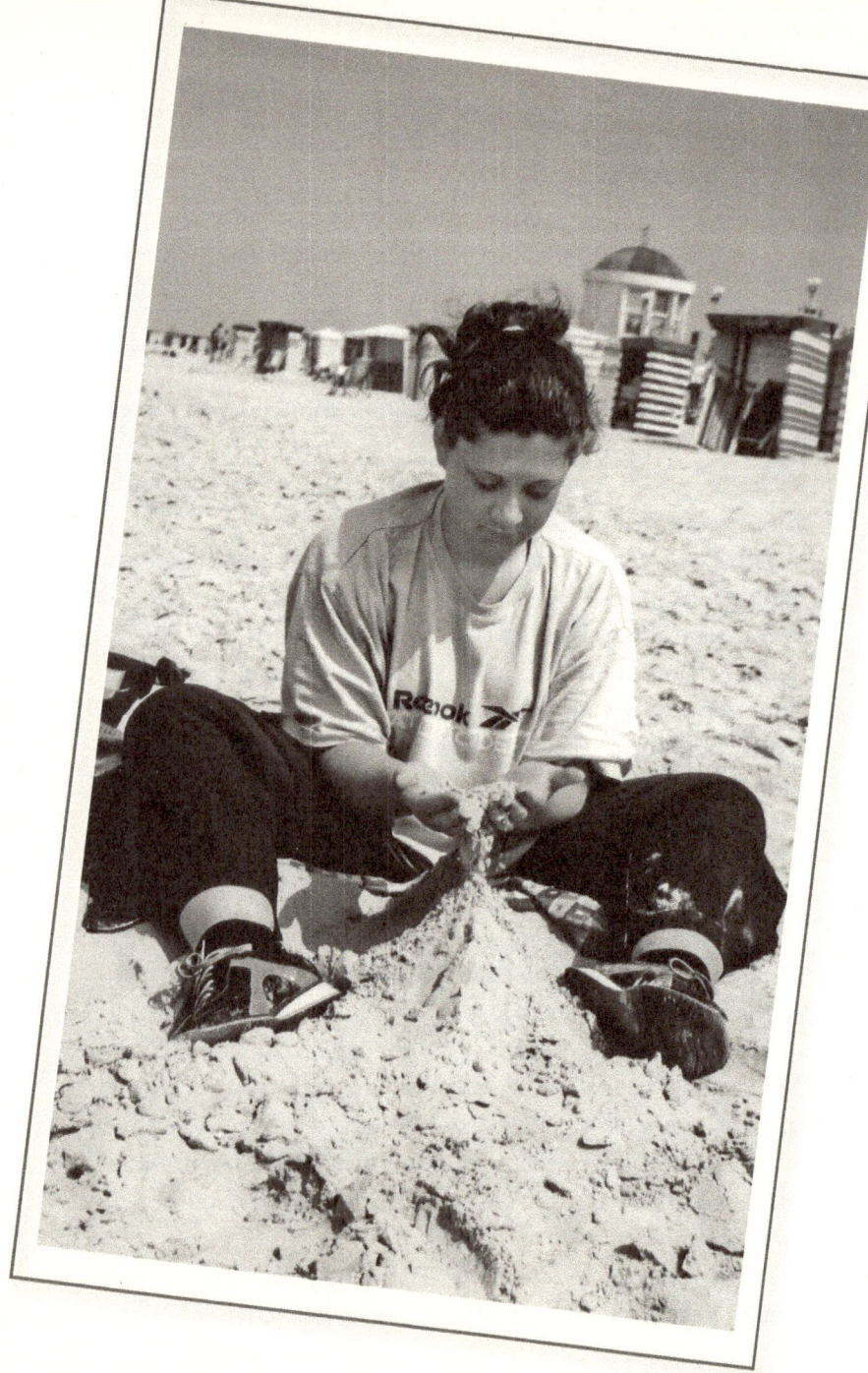

aus und klopfe mir den Sand mit den kleinen spitzen Steinchen so gut es geht vom Rücken meines dunkelgrauen T-Shirts, das vor unzähligen Waschgängen irgendwann mal schwarz war.

Als ich mit dem Arm noch ein bisschen weiter nach hinten greife, spüre ich, wie mir ein kleines Rinnsal Schweiß den Bauch runterläuft. Wie eklig ist das denn bitte? Ich schwitze so sehr, dass alles an mir klebt und sich der klatschnasse Stoff tief zwischen jede einzelne Speckfalte auf meinem Rücken gelegt hat. Das Shirt und ich sind inzwischen eins. Stehend mache ich ja schon keine gute Figur, aber sitzend fühle ich mich nur noch wie eine widerliche Masse.

Eigentlich versuche ich, meinen Körper so gut es geht mit Nichtachtung zu strafen. Ich will ihn weder sehen noch spüren. Am liebsten wäre mir, er würde nicht mal zu mir gehören.

Etwas stimmt da sowieso nicht, denn an meiner Figur passt wirklich nichts zusammen. Für meinen breiten Hintern und die noch monströseren Beine ist meine Taille, die trotz des massigen Bauchumfangs zumindest an guten Tagen zu erkennen ist, viel zu schmal. Und der Oberkörper passt überhaupt nicht ins Bild. Als wäre ich falsch zusammengesetzt worden. Ich sehe von Jahr zu Jahr mehr wie ein tragisch missglücktes Experiment aus.

Inzwischen klappt dieses gnadenlose Ignorieren ganz gut. Sobald ich anfange, mich zu spüren, lenke ich mich mit den unsinnigsten Gedanken ab. Sosehr ich mit meinem Körper in Feindschaft lebe, so gut funktioniert die Verdrängung. Sogar Schmerzen nehme ich deutlich weniger intensiv wahr als andere. Aber das hier? Nein, dieses Gefühl ist derart widerlich, dass ich es nicht beiseiteschieben kann.

Ich glaube, meine Brüste sind mittlerweile durch das wiederholte, viel zu schnelle Abnehmen der letzten Jahre, dem jedes Mal gnadenlos ein Jo-Jo-Effekt folgte, dermaßen ausgeleiert, dass sie bis zum Bauchnabel hängen würden, wenn der dicke Bauch sie nicht bremsen würde.

Genau dort, zwischen meinem Dekolleté, das gewissermaßen nur vorhanden ist, weil ich die übrige Haut, die links und rechts wie eine Wurst über den BH quillt, mit ins Körbchen stopfe, hat sich in den letzten Stunden ein Mini-Biotop gebildet. Ein eigener kleiner Schwitz-See, als Gegenveranstaltung zu diesem sattblauen Mittelmeer, das direkt vor meiner Nase glitzert. Einfach nur ekelhaft! Also mein See, nicht das Meer.

Verdammt, jetzt passiert es doch. Ich spüre mich. Jede einzelne Stelle meines massigen Körpers. Mein Herz pumpt immer und immer schneller. Hitzschlag oder Panikattacke? Ich öffne meinen Mund und forme mit meinen Lippen ein kleines »o«, wie ich es in einer Reportage über Angstzustände gesehen habe. Es gelingt mir nicht, langsamer zu atmen und mein Herz zu beruhigen. Meine Brust fühlt sich plötzlich an, als hätte sich ein eiserner Panzer darum gelegt, der mit jedem Ausatmen spürbar enger wird. Scheiße, ich bekomm kaum noch Luft.

Was hatte sich denn da eben so merkwürdig weich an meinem Rücken angefühlt? Ich greife erneut nach hinten. Meine Weste glüht von der gnadenlosen Sonne und fühlt sich an, als würde sie jeden Moment zu schmelzen beginnen.

Warum müssen Klamotten ab Größe 56/58 eigentlich entweder unfassbar teuer, mit komischen Tiermotiven, vorzugsweise pummeligen, missgelaunt dreinschauenden Katzen, bedruckt sein oder aus hundert Prozent Polyester bestehen? Gibt es nichts, das ein bisschen moderner aussieht? Muss ja nicht auffällig sein, das auf keinen Fall, aber zumindest auch für Jugendliche tragbar, und bitte nicht aus purem Plastik.

Ich schmunzle. Normaler Herzschlag, und auch meine Atmung ist deutlich entspannter. Na also, geht doch. Verdrängung gehört definitiv zu meinen Supertalenten.

Um meine Gedanken noch weiter von mir wegzulenken, lasse ich meinen Blick schweifen. Die laute Musik aus den Dünen, die das Planschen und Lachen der Mädchen aus meiner Stufe im seichten Wasser wie ein Soundtrack untermalt, und dazu das funkelnde Glitzern der bald untergehenden Sonne, die sich im Wasser spiegelt. Wow, das könnte die Szenerie eines Hochglanz-Werbeclips für Bademoden sein. Fehlt nur noch jemand, der mit Palmwedeln Luft fächert und gekühlte Raffaellos reicht. Jetzt, da der Bikini passt, würden sie bestimmt zugreifen.

Anders als die letzten Monate, denn da war ihr Leben eine einzige Challenge. Jeden Sommer, seit ich das Gymnasium besuche, dasselbe Drama. Nur dieses Mal war es noch extremer. Schon Monate vor dieser Stufenfahrt gab es bei den Mädels nur noch ein Thema: Crashdiäten, Kalorienzählen, Fitnesspläne und Fastenkuren. Sie haben sogar eine Gruppe gegründet, um sich gegenseitig mit ihren Erfolgen zu motivieren.

Und ich? Ich halte allgemein nichts von Wettkämpfen. Wie unsere Erzieherin Angelika im Kinderladen immer treffend sagte: »Jeder schön in seinem eigenen Tempo, das Leben ist kein Wettlauf.« Vielleicht habe ich ihre Worte zu sehr verinnerlicht und bin heute auch deshalb diejenige, die immer nur zuschaut und jeden sportlichen Vergleich mit anderen scheut.

Ich bin eher die Beobachterin, die dicke Bademeisterin am Rand. Ich grinse bei dieser Vorstellung, ich fände es unglaublich witzig, jetzt laut zu ihnen herüberzubrüllen: »Hey! Nicht vom Beckenrand springen!« Aber meinen Humor würde bestimmt wieder niemand verstehen. Vermutlich würden sie nur irritiert mit den Schultern zucken und voller Unverständnis fragen: »Hä? Wie, Beckenrand? Wir sind doch im Meer?!« Es gibt nichts Schlimmeres, als einen Witz erklären zu müssen, dann bleibe ich doch lieber einfach still.

So unauffällig wie möglich mustere ich die Mädchen etwas

genauer. Doch in meine Richtung schaut sowieso niemand. Natürlich nicht. Es ist doch immer wieder erstaunlich: Wenn man sich nur lange genug einredet, für die anderen Luft zu sein, klappt das auch. Ich sitze hier wie eine sich selbst erfüllende Prophezeiung.

Pong, pong. Ich drehe den Kopf nach rechts, wo ich das Geräusch vermute, und sehe, wie einige Mädels aus meiner Stufe im Wasser Ping Pong spielen, den Bällen hinterherhechten und sich dabei in die Wellen schmeißen. Unbeschreiblich schön sind sie, mit ihren schlanken Körpern in den fröhlich bunten Badesachen. Von denen schwitzt mit Sicherheit keine.

Wie gerne würde ich jetzt auch ins Wasser gehen, um mich etwas zu erfrischen. Das kühle Nass auf der Haut spüren und wie sich der kalte Sand zwischen meinen Zehen durchdrückt. Ich hasse meine Füße, gehe sogar im Hochsommer mit Socken ins Bett, aber unter Wasser, doch, das würde gehen. Aber der Gedanke ist total absurd, ich kann nicht mal die Hosenbeine weit genug hochkrempeln, so eng sitzt die Jeans. »Beste Zeit unseres Lebens«, hallen von gellenden Quietschern unterbrochen ihre Worte zu mir herüber. Genau das haben sie gestern auch mit dickem schwarzem Edding unter das Polaroid geschrieben, das ich von ihnen in den nagelneuen Bikinis aufnehmen sollte. »Als Erinnerung«, sagten sie und strahlten dabei übers ganze Gesicht, dass mir fast die Tränen kamen.

Wie kann sich ein und derselbe Moment so unterschiedlich anfühlen? Warum hasse ich das alles hier so sehr, während alle anderen diese Zeit am liebsten für immer festhielten? Was stimmt nicht mit mir?

Mein Blick wandert wie bei einem Bodyscan über jede Einzelne von ihnen und findet die Antwort schneller, als mir lieb ist. Memo an mich: Stelle nur Fragen, deren Antworten du erträgst. Wenn ich unsere Körper direkt vergleiche, ist allein mein linker Oberschenkel deutlich breiter als jede ihrer schmalen Taillen. Sie sehen einfach perfekt aus. Keine Dehnungsstreifen, keine tiefen Risse, nicht mal ein Hauch Cellulite. Wie können Menschen so unverschämt schön sein? Sosehr ich auch Fehler suche, ich finde keine.

Ich merke, wie unerträglicher Neid in mir aufsteigt, und hasse mich im selben Moment für dieses Gefühl. Ich bin ja selbst dafür verantwortlich. Hätte ich die Diät doch einfach durchgezogen, ohne Challenge, ganz allein für mich. Pläne hatte ich mir schließlich erstellt. Sogar einige. Blöd war nur, dass ich den Startpunkt Woche für Woche weiter vor mir herschob und die Diäten immer radikaler wurden, um doch noch das Ziel zu erreichen.

Enttäuschung steigt in mir auf, denn das hier wäre es wert gewesen, dieses eine Mal hätte ich stark sein und den Versuchungen widerstehen müssen. Aber ich habe versagt, mal wieder, wie immer. Daran ist niemand außer mir schuld, schließlich stand in den letzten Monaten keine dunkle Gestalt neben mir, die mich mit vorgehaltener Waffe gezwungen hätte, ständig diesen ganzen Mist in mich hineinzustopfen.

Dass ich keinen Sport treibe, verstehe ich ja noch. Etwas zusätzlich ins Leben zu integrieren kostet Überwindung, aber etwas weglassen? Wieso ist es so schwer, einfach nur die *Fressflashs* auszulassen? Stattdessen eine Runde spazieren zu gehen oder, ach, was weiß ich denn. Irgendetwas anderes, als heimlich bergeweise Frittiertes und Süßkram zu vernichten, bis mir schlecht wird.

Meine Finger schmerzen, und ich schaue auf meine Hände. Das passiert immer, wenn die Enttäuschung in Selbsthass umschlägt: Ich drücke meine Daumennägel fest in das mittlere Glied der Zeigefinger, bis sie beinahe die Haut einschneiden. Je stärker der Schmerz, desto stärker wird wieder dieser Gedanke, der schon viel zu oft der Startschuss für eine Fressattacke war: Komm schon, Jana, nur noch dieses eine Mal. Iss noch ein einziges Mal alles, worauf du Lust hast – und ab morgen nie wieder. Dann fängt dein neues, glückliches Leben an.

Während ich mir bildhaft vorstelle, was ich mir bei diesem finalen *Fressflash* noch mal gönne, sodass mir schon das Wasser im Mund zusammenläuft, beginne ich, die Mädchen als Motivation zu sehen. Ich will dazugehören. Will so aussehen, lachen und sein wie sie.

Da ruft doch irgendjemand meinen Namen. Suchend schaue ich mich um. Mist, jetzt ist es passiert. Blickkontakt mit dem einzigen Lehrer weit und breit. Bloß nicht zu lange hinschauen. Aber auch nicht zu kurz. Nicht dass er denkt, ich sei unhöflich. Dafür brauche ich die Gnadenpunkte in Mathe leider viel zu dringend, sonst war es das mit der Note. Okay, das war definitiv zu lang, er steht auf. Das hat mir gerade noch gefehlt. Ich schaue einfach schnell in die andere Richtung. Zu spät.

»Jana, wie wäre es denn, wenn du dich mal nicht immer aus allem rausziehst? Du schießt dich durch solche Aktionen doch nur selbst ins Aus. Niemand hier hat dir irgendetwas getan, und ein bisschen Bewegung würde besonders dir nicht schaden, oder? Warum sitzt du selbst im schönsten Urlaub wie ein Häufchen Elend herum?«, höre ich ihn direkt über mir. Sein gleichermaßen herablassender wie vorwurfsvoller Tonfall macht alles noch schlimmer. Ich blinzle ihm entgegen, wie er mit vor der Brust verschränkten Armen direkt in der untergehenden Sonne steht, weshalb ich anfangs nur seine schwarze Silhouette erkenne.

Hm, mal überlegen. Doch, die Antwort könnte ich ihm, anders als auf jede seiner Matheaufgaben, geben: Ich hasse es, hier zu sein. Ja, das bringt meine Unzufriedenheit mit dieser Gesamtsituation ziemlich gut auf den Punkt.

Warum zum Teufel ich dann überhaupt an diesem Frankreichtrip teilnehme? Auch auf diese Masterfrage hätte ich eine

Antwort: Weil es eben kein Urlaub ist, sondern eine fucking schulische Pflichtveranstaltung, und diese bildungspädagogischen, kulturell anspruchsvollen Ausflüge für uns heranwachsende Jugendliche um die sechzehn ja ach so lehrreich sind.

Nur deswegen bin ich hier, weil mir verdammt noch mal keine Wahl gelassen wurde. Ich setze gerade ein dickes, fettes Ausrufezeichen hinter meine gedanklichen Ausführungen, als ich erneut und diesmal sehr deutlich meinen Namen höre.

»Jana?! Kommst du mal?« rufend, sehe ich nun Sarah aus meiner Klasse mit der Polaroidkamera in der Hand die Düne hinunter und geradewegs auf uns zukommen.

»Gib her, ich mache ein Bild von euch! Ist doch kein Ding«, entgegnet Herr Jakobs. Er will nach dem dunklen Apparat greifen, aber Sarah verzieht ihr Gesicht zu einer entsetzten Grimasse.

»Sie? Auf gar keinen Fall! Jana ist unsere Fotografin, sie macht die besten Fotos. Sie müssen nicht auf uns aufpassen, wir gehen eh nicht mehr ins Wasser. Niemand wird ertrinken. Wir feiern noch ein bisschen oben in den Dünen Jonas' Geburtstag und melden uns, wenn wir zurück im Camp sind«, entgegnet sie und lässt ihn gnadenlos abblitzen. Sie kann sich diese Deutlichkeit schon aufgrund ihrer guten Noten leisten. Gnadenpunkte braucht sie nun wirklich nicht.

Sarah sieht zwar wie ein blonder Engel aus, hat aber, seit ich sie kenne, nie ein Blatt vor den Mund genommen. Dafür habe ich sie schon immer bewundert. Sie sagt, was sie denkt.

Sie nickt mir zu und fragt: »Kommst du?«, und streckt mir die Hand entgegen, um mir aufzuhelfen.

Ha, ha! Bei dem bloßen Gedanken, wie ich danach greifen und Sarah, die mit Abstand Zierlichste, von den Füßen reißen würde, lache ich auf und lehne dankend ab.

Was ist das denn? Meine Beine fühlen sich an wie zwei Ameisenhaufen. Ich hätte mich zwischendurch doch bewegen sollen. Zumindest ein kleines bisschen mit den Zehen wackeln. Jetzt nur nicht schlappmachen! Los, reiß dich zusammen, Jana, ermahne ich mich lautlos, drehe mich ziemlich unbeholfen erst auf alle viere, um mich dann abzustützen und aufzustehen. Na bitte! Wer sagt's denn, geht doch!

»Was wollte der denn von dir? Der soll dich bloß in Ruhe lassen und sich vor allem nicht einbilden, dass er zu uns gehört. Voll widerlich, wie der mich schon die ganze Zeit angafft. Der denkt auch, ich checke das nicht«, lästert Sarah laut drauflos, obwohl wir erst wenige Meter von ihm entfernt sind.

»Pst, der kann dich noch hören!«, versuche ich sie noch zu warnen. Aber ich verstumme, als sie noch lauter von sich gibt: »Pah, soll er doch. Nur die Wahrheit! Und genau das weiß er auch. Alter Spanner.«

Der soll sich mal bloß nicht einbilden, dass er zu uns gehört, wiederhole ich in Gedanken ihre Worte. Sie hat wirklich »zu uns« gesagt. Ich kann es nicht verhindern, mein Mund verzieht sich zu einem strahlenden Lächeln, und ich greife nach der Kamera.

»Foto? Geht klar!«, sage ich freudig. Wir stapfen gemeinsam und zum Glück nicht allzu schnell die Düne hoch zum Lagerfeuer, das schon von Weitem sichtbar und mit jedem Schritt, den wir näher kommen, auch deutlich riechbar dunkle Rauchschwaden in den Himmel stößt.

Als er uns sieht, brüllt Jonas laut, damit es auch jeder hört: »Was will das fette Monster auf meiner Party? Hier gibt's eh nichts zu essen, nur Alk!« Er hält sich vor Lachen den Bauch und klatscht sich mit seinen Kumpels ab, bevor Timo gönnerhaft den Arm um ihn legt und beide in unsere Richtung kommen.

Die Musik ist aus, und alle sind verstummt. Ich stehe wie angewurzelt da, unfähig, irgendetwas zu sagen. In meinem Kopf herrscht völlige Leere, ich höre nur ein helles Pfeifen im rechten Ohr über dem Knistern und Knacken der Äste im lodernden Feuer.

»Jonas, mein Lieber!«, setzt Timo zu einer Rede an und deutet mit der freien Hand auf ihn. »Wenn wir in den letzten Tagen eins über dich gelernt haben, dann dass du zwar ein verdammt feiner Kerl bist, aber leider auch einen verdammt miesen Fetisch für widerliche Dinge hast. Ananas auf Pizza, Nutella ohne Butter. Du weißt, was ich meine. Einen absolut e-k-e-l-h-a-f-t-e-n Geschmack, könnte man sagen.«

Die Umstehenden pfeifen und johlen, dann fährt Timo fort: »Also, mein Lieber, passend zu deinem Fetisch haben wir alle zusammengelegt und dir für diese eine Geburtstagsnacht ...« Er deutet mit einer großen Geste auf mich. »Na, wie soll ich sagen ... Wir haben dir für diese eine Nacht die leibhaftige Krönung des schlechten Geschmacks als ...«

»Halt sofort die Fresse, Timo! Du hast sie doch nicht alle, was bist du nur für ein elender Wichser!«, fällt ihm Sarah ins Wort. Sie stößt ihm mit beiden Händen wütend gegen die Schultern, sodass er unsanft Richtung Lagerfeuer stolpert. Als Timo auf Sarah losgeht, mischen sich auch die anderen ein und versuchen, die zwei auseinanderzubringen. Alles in mir zieht sich zusammen. Einfach weg, ich will einfach nur schnell hier weg.

Die Kamera lasse ich fallen, drehe mich um, eile durch die Menge, die sich dicht hinter uns geschart hat, die Düne hinunter, zurück zum Strand.

Dort angekommen, sinke ich kurz vor dem Meer auf die Knie und breche in Tränen aus. Ich versuche, so leise wie möglich zu weinen, damit mich bloß niemand hört. Aber es gelingt mir nicht, mich zurückzuhalten. Alles, was ich die letzten Tage heruntergeschluckt habe, bahnt sich seinen Weg: die Mehrbettzimmer, die Gemeinschaftsduschen auf dem Flur, das tägliche, stundenlange Laufen und meine Oberschenkel, die vom vielen Schwitzen und Aneinanderscheuern schon ganz wund sind. Dass ich in den letzten Tagen nicht eine einzige Minute für mich allein hatte und die anderen ständig essen, als wäre es das Normalste der Welt, macht mich wahnsinnig.

Ich halte es einfach nicht mehr aus, mit ihnen zusammen zu sein, diese Blicke, das Getuschel. Ich vermisse meine Eltern und möchte einfach nur nach Hause. Ich schluchze immer hemmungsloser, und meine Nase läuft, wie sie es immer zur ungünstigsten Gelegenheit tut. Da meine Finger staubig vom Sand sind, wische ich mit dem Handrücken den laufenden Schnodder ab und heule direkt noch mehr, weil ich nun Sand im Mund habe und alles knirscht.

Ich fühle mich so ekelig.

Ich glaube dir nicht

Ob das Wasser spätabends deutlich kühler ist als am Tag?, geht es mir durch den Kopf, während ich am Strand entlanglaufe. Wenn ich meine Füße nicht so hässlich fände, würde ich mir die Schuhe und Socken ausziehen, die Hose hochkrempeln und ein bisschen durch das seichte Wasser laufen, um den nassen Sand unter den Zehen zu spüren und mich von den Wellen kitzeln zu lassen.

Aber noch während ich hin und her überlege, ob ich es wagen sollte, bin ich bereits bei ihr angekommen. Es tut mir weh, sie wie ein Häufchen Elend im Sand kauern zu sehen.

Mit einem leisen »Lass mich bitte einfach in Ruhe!« schaut sie zu mir auf, und ich sehe ihre Augen im dämmrigen Mondlicht glänzen. Es dauert nur den Bruchteil einer Sekunde, bis sie mich erkennt.

»Ach, du bist es nur!«, sagt sie fast tonlos und ein bisschen enttäuscht.

»Darf ich mich dazusetzen?«, frage ich.

Sie nickt.

»Taschentuch?« Ich reiche ihr ein Tempo und sehe ihr die Erleichterung an.

Als ich, nachdem sie einmal kräftig geschnäuzt hat, gerade anfangen will, mit ihr über den Tag und das Geschehen am Lagerfeuer zu sprechen, donnert sie von null auf hundert richtig los. Mit einer ruckartigen Bewegung dreht sie sich so weit zu mir, bis sich fast unsere Nasenspitzen berühren. Mir schwappt eine Welle voller Abscheu und Hass entgegen, dass ich mich vor lauter Schreck an meiner eigenen Spucke verschlucke.

»Ist das eigentlich so 'n Ding von dir? Immer in den schlimmsten Situationen aufzutauchen? Willst du dich an meinem Leid ergötzen oder hast du so 'n beschissenes Helfersyndrom?«, herrscht sie mich an, während ihr wieder die Tränen kommen.

Ich schlucke. Wow, das kam unerwartet.

»Ja, ernsthaft. Gibt dir das einen Kick, zu sehen, wie ich leide? Macht es deinen Tag besser, wenn du siehst, wie schlecht es mir geht?«

Ich räuspere mich. Erstens, um Zeit zu schinden, weil ich so gar nicht weiß, wie ich darauf reagieren soll, und zweitens, um nicht lauthals loszuhusten.

Ohne nachzudenken, antworte ich: »Um ehrlich zu sein, ja, mein Tag wird dadurch besser, dich so zu sehen.«

Mit diesem auch für mich selbst ziemlich überraschenden Eingeständnis gewinne ich nun Ruhe und ihre ungeteilte Aufmerksamkeit. Ich sage mit hoffentlich beruhigender Stimme: »Es tut mir immer wieder gut, wenn ich mir zwischendurch vor Augen führe, wie weit ich schon gekommen bin, was ich hinter mir gelassen habe und wie glücklich ich jetzt bin. Das erfüllt mich mit einer unbeschreiblichen Dankbarkeit.«

Sie legt den Kopf schief, wie ich es noch heute tue, wenn ich versuche, die wahren Gefühle meines Gegenübers in der kleinsten Änderung der Mimik zu lesen, und antwortet: »Ich nehme dir dein Lächeln nicht ab. Es ist doch total masochistisch, sich immer wieder in diese Erinnerungen zu flüchten. Du leidest jedes Mal aufs Neue. Du gibst dich zwar abgeklärt, als wärst du die große Retterin, die es geschafft hat und nun ach so voller Glück und Selbstliebe durchs Leben geht. Aber im Grunde badest du einfach nur viel zu gern in deinem eigenen Elend und Selbstmitleid. Ich finde das krank. Ich glaube, du bist längst nicht so weit, wie du tust. Sonst würdest du einfach dein Leben leben und nach vorne schauen.«

Ich möchte ihre Atempause nutzen, um zu antworten, aber sie holt nur kurz Luft, um direkt noch weiter zum Rundumschlag auszuholen.

»Hast du inzwischen eigentlich einen Mann und Kinder? Oder wenigstens einen festen Freund?«

Ich schüttle verneinend den Kopf.

Sie ergänzt nun in einem fast schon demütigenden Tonfall: »Wundert mich nicht. Vermutlich glaubst du immer noch, jeder, der sich bloß im Ansatz für dich interessiert, leide an Geschmacksverirrung. Diese Beleidigung konnte sich nur so tief einbrennen, weil genau das deine Überzeugung ist.«

Okay, das trifft es ziemlich auf den Punkt. Ich hatte fast vergessen, wie gnadenlos selbstreflektiert ich schon immer war. Es bringt nichts, es zu leugnen. Daher stimme ich ihr zu: »Ja, du hast vollkommen recht, dieser Satz oben am Lagerfeuer hat mich sehr, sehr lange verfolgt. Jeder Typ, er konnte noch so attraktiv und charmant sein, wurde ab dem Moment, da er mit mir geflirtet hat, mit einem Schlag uninteressant. Ich und begehrenswert? Ne, der litt vermutlich an Geschmacksverirrung oder hatte einen Fetisch, mit dem stimmte irgendwas nicht. Jahrzehntelang war ich davon fest überzeugt.«

Sie greift nach einem kleinen Stock und stochert neben sich im Sand herum, wo die Wellen auftreffen. Dann murmelt sie leise: »Stimmt ja auch.«

Ich fühle mich gekränkt, freue mich aber gleichzeitig tierisch, dass meine Empörung über ihre Aussage von ganz tief innen kommt. Deutlich bestimmter entgegne ich: »Ne, sehe ich anders. Ich finde mich sogar ziemlich attraktiv.«

»Attraktiv?«, entgegnet sie entsetzt, wie aus der Pistole geschossen. Sie mustert mich von oben bis unten. »Dein Gesicht ist okay. Die Haare? Hm, ne, ständig dieser Dutt, das geht gar nicht, offen wären die Locken vielleicht schön. Aber der Rest? Sei ehrlich, würdest du dich jemals freiwillig ohne Klamotten zeigen?«

»Du meinst nackt?«, frage ich unnötigerweise nach, nur um ihre schockierte Reaktion zu beobachten. Ich schiebe direkt hinterher: »Yep, würde ich. Habe ich sogar. Mich hat halb Deutschland nackt in der BILD gesehen.«

Jetzt ist sie die Empörte, geradezu panisch schießt es aus ihr heraus: »Warum? O Gott, wie schrecklich. Wie ist das passiert? Wer hat dir das angetan?«

Gut, dass du Sitzfleisch hast

Ich spüre den hellgrauen, megaflauschigen Bademantel, den ich mir extra für dieses Shooting gekauft habe, angenehm auf meiner Haut und lächle.

Klar, wenn man zu einem Nacktshooting geht, ist ein kuscheliger Bademantel, noch dazu locker zwei Nummern zu groß, nicht unbedingt das, was man auf jeden Fall benötigt. Aber wenn ich gleich durch diese Badezimmertür hindurch zu den anderen gehe, will ich was anhaben.

Zumindest für den langen Weg einmal quer durchs Atelier bis zum – durch etliche Lichtstative in gleißendes Licht getauchten – Fotostudio, in dessen Mitte lediglich ein massiver Holzklotz steht. Ein Holzklotz, umgeben von strahlendem Weiß, der auf mich wartet. Zusammen mit Ben, dem Fotografen, und Batomae, meinem besten Freund.

Ich ziehe den Gürtel des Bademantels enger und fixiere die Schleife so fest es geht, damit sie auch sicher hält. Atmen wird doch eh überbewertet.

Dann betätige ich die Toilettenspülung. Nicht dass ich auf dem Klo gewesen wäre. Nein, das deutlich hörbare Abziehen ist rein alibimäßig, damit die anderen nicht denken, ich würde hier auf Zeit spielen.

»Warum noch mal tue ich mir das hier an?«, frage ich durch die bereits seit fünfzehn Minuten geschlossene Tür.

»Weil du ein Vorbild für sehr viele junge Mädchen und Frauen bist und so auf die Gefahren von Diäten hinweisen möchtest, da sie nicht selten der Einstieg in eine schlimme Essstörung sind. Du möchtest andere für das Thema sensibilisieren, denn kein Körper schafft es, alles zu verzeihen. Deiner wird für immer von diesem Schicksal gezeichnet bleiben, auch wenn du es geschafft hast, 100 Kilo abzunehmen.« Er holt kurz Luft. »Ach ja, außerdem ist es absolut unmöglich, 3478 Nachrichten zu beantworten, und ein Bild sagt immer mehr als tausend Worte«, erklärt mein bester Freund. Er betet damit exakt die Worte herunter, mit denen ich versuchte, ihn von diesem Shooting zu überzeugen, nachdem ich online ein Foto von mir im figurbetonten Kleid gepostet hatte und mich daraufhin unzählige Nachrichten mit Fragen nach der besten und vor allem schnellsten Crashdiät erreichten.

Ich seufze. Mist, sonst hört er mir doch auch nicht so genau zu. Ich lege den Kopf in den Nacken und schließe die Augen. War ich mir vor wenigen Tagen noch absolut sicher, dass das

Nacktshooting eine großartige Idee wäre, würde ich mich jetzt am liebsten auf der Stelle in Luft auflösen. Vorbild hin oder her, ich pack das hier nicht.

Knock, knock, knock. Es klopft zaghaft an der Tür.

»Ich bin nicht da«, antworte ich leise und muss schmunzeln.

»Soll ich Ben Bescheid geben? Ich gehe sofort zu ihm und sage das Ganze hier ab. Kein Problem, find ich eh viel besser. Bin schon unterwegs«, erwidert Bato.

Innerhalb von zwei Sekunden drehe ich den Schlüssel um und öffne die Tür, um ihn davon abzuhalten.

»Na also, geht doch!«, meint er. Breit grinsend steht er vor mir, ohne sich auch nur einen Millimeter vom Fleck bewegt zu haben, und zieht eine Augenbraue nach oben.

Ich lache laut auf. Der Typ kennt mich viel zu gut.

»Und, bereit?«, fragt er mich, während er mir den Weg zum Shooting-Raum weist, als würde mir ein Page zum ersten Mal meine Fünf-Sterne-Plus-Suite im teuersten Hotel der Stadt präsentieren. Nicht dass ich schon mal von einem Pagen aufs Zimmer gebracht worden wäre, aber exakt so stelle ich es mir vor.

»Ich muss dir was zeigen. Ganz so nackt bin ich nämlich gar nicht«, freue ich mich und öffne den Bademantel. Noch bevor er sich entscheiden kann, ob er sich höflich abwendet oder beschämt wegschaut, bleibt sein Blick irritiert an meinen Brüsten hängen.

Sichtlich verdattert deutet er mit dem Zeigefinger auf meine Brustwarzen, zeichnet immer kleiner werdende Kreise in die Luft und fasst seine Verwunderung ziemlich gut in einem lauten »Hä? Was soll das denn?« zusammen, ehe er sich herunterbeugt, um es genauer unter die Lupe zu nehmen.

»Nippelpads!«, verkünde ich voller Stolz und nehme die Schultern zurück.

Er kann sich sein Lachen nicht verkneifen. »Das ist jetzt aber schon ein bisschen albern, oder?«

»Findest du?«, frage ich ziemlich enttäuscht. Ich fand die Idee, hautfarbene Kleber über den Brustwarzen zu platzieren, eigentlich ziemlich schlau. »Es gab auch welche mit Glitzerpuscheln, aber das schien mir dann doch etwas unpassend für diesen Anlass«, füge ich hinzu, um meine Wahl zu erläutern, aber er schüttelt lachend den Kopf.

Mit einem für mich selbst überraschend selbstsicheren »Na gut, dann weg damit!« ziehe ich mir die klebrigen Pads ab, werfe sie in den Mülleimer neben der Tür und marschiere Richtung Holzklotz. Zwar nun wieder mit geschlossenem Bademantel, aber mit einer inneren Haltung, die mir das nötige Selbstvertrauen gibt. Gut, vielleicht bin ich auch nur so schnell, weil ich versuche, meiner Angst davonzulaufen. Mag durchaus sein.

Los, Jana, es kostet dich nur zwanzig Sekunden Mut, um unzähligen Mädchen die Qualen einer Essstörung zu ersparen. Du trittst diesem Tabuthema in den Arsch, aber bitte mit richtig Schmackes, feuere ich mich selbst in Gedanken an. Das Nächste, was mit ordentlich Schmackes in der Ecke landet, ist mein Bademantel.

Ich spüre, wie meine ausladenden Oberschenkel bei jedem meiner großen Schritte gegeneinander-, zeitgleich aber auch in alle Himmelrichtungen schwabbeln. Ebenso wippen bei jeder Bewegung meine Brüste, die, seitdem ich viel zu schnell so viel abgenommen habe, nur noch wie ausgeleierte Schläuche nach unten hängen, fröhlich mit.

»Männer, ich wäre dann so weit«, rufe ich Ben und Bato entgegen, die beide sichtlich überrascht am anderen Ende des langen Raumes stehen und irritiert zwischen den großen Monitoren vor ihnen auf dem Schreibtisch und mir, direkt vor dem Holzklotz, hin und her schauen.

Ben klatscht in die Hände. »Okay, los geht's!«

Dann schnappt er sich seine Kamera, die mit einem langen schwarzen Kabel an die Monitore angeschlossen ist, kommt auf mich zu und legt die Stirn in tiefe Falten. Er schaut mich an, als wäre ich ein Kunstwerk, das es ins rechte Licht zu rücken gilt.

Ben Wolf ist nicht nur der Mann meiner lieben Freundin Steffi, er ist auch absoluter Vollprofi. Er hat schon etliche Stars wie Jan Josef Liefers, Anna Loos, Til Schweiger, Klaas Heufer-Umlauf, Sido, Alvaro Soler und was weiß ich wen fotografiert. Genau diese Ruhe, diese absolute Nicht-Überforderung mit dem, was er da sieht, tut mir unbeschreiblich gut.

»Setz dich doch für den Anfang einfach mal auf diesen Klotz. Vielleicht im Schneidersitz?«, schlägt Ben vor. Während er noch mal das Lichtstativ umstellt, versuche ich nicht nur, mein sehr massiges und dementsprechend schweres Bein über das andere zu wuchten, sondern auch, dabei nicht hintenüberzukippen.

Okay, das wäre geschafft. Ich sitze. Aber wie bedecke ich meine Brüste? Mein Intimbereich ist schon sehr gut durch die hängende Fettschürze am Bauch verdeckt und nun zusätzlich durch die verschränkten Beine. Doch ich will auch meine Brüste nicht auf den Fotos zeigen und auf gar keinen Fall die Brustwarzen. Ich muss bei dem Gedanken, dass mir das dann doch zu intim ist, grinsen.

Hätte ich mal vorher über mögliche Posen nachgedacht, dann würde ich jetzt nicht unbeholfen nach Taschen für meine Hände suchen. Andererseits war es wohl gut, es nicht zu Hause vor dem Spiegel geübt zu haben. Sonst wäre ich vermutlich nicht hier.

»Wutsch! Klick!« Binnen weniger Sekunden lösen erst Blitz, dann Kamera aus, und ich fasse mir vor Schreck an die Brüste. Zwei Hände, zwei Brüste – passt, Problem gelöst.

»Perfekt, bleib genauso sitzen. Super Pose!«, kommt es begeistert von Ben, und ich freue mich über diesen Zufallstreffer.

»Sehr gut, Jana, einfach ganz entspannt sitzen bleiben und die Augen schließen«, gibt er mir weitere Anweisungen, und ich befolge, was er sagt.

Einundzwanzig, zweiundzwanzig, zähle ich in Gedanken und warte auf den nächsten Blitz, aber nichts passiert. Ob ich vielleicht mal kurz blinzle, um zu schauen, was er da tut?

Ich höre ein dumpfes Schleifen, als würde er über den Boden rutschen. Nein, ich bewege mich lieber nicht, bevor ich am Ende den perfekten Moment versaue, weil ich zu ungeduldig bin. Ob ich den Bauch doch noch etwas einziehe? Nur ein ganz kleines bisschen?

»Kurz noch, Jana, ich muss was an den Einstellungen anpassen. Bleib einfach entspannt«, höre ich Ben sagen und überlege, ob man durch meine geschlossenen Lider sieht, wie aufgeregt meine Augen zucken. Von wegen entspannt, aber wenn ich einem vertraue in dieser Situation, dann Ben.

»Perfekt, gleich hab ich es«, hält Ben mich weiter auf dem Laufenden, eher er, hörbar abgelenkt von dem, was er da tut, hinzufügt: »Aber ist gut, dass du Sitzfleisch hast!«

Habe ich mich etwa verhört? Hat Ben das gerade wirklich gesagt? Ich spüre förmlich, wie wir alle den Atem anhalten. Ich, Ben, Bato. Es ist, als würde die Zeit stillstehen. Von jetzt auf gleich brechen wir in ein so herzliches Lachen aus, und ich vergesse jeden Gedanken ans Baucheinziehen.

Wow, was für ein herrlicher Salto ins Fettnäpfchen und wie unglaublich schön, dass ich darüber lachen kann.

Bis eben wären diese Worte ein Stich ins Herz gewesen. Völlig egal, wem dieser Gedanke rausgerutscht wäre, es wäre ein Grund für mich gewesen, aufzustehen und nie wieder ein Wort mit dieser Person zu sprechen. Aber hier und jetzt fühle

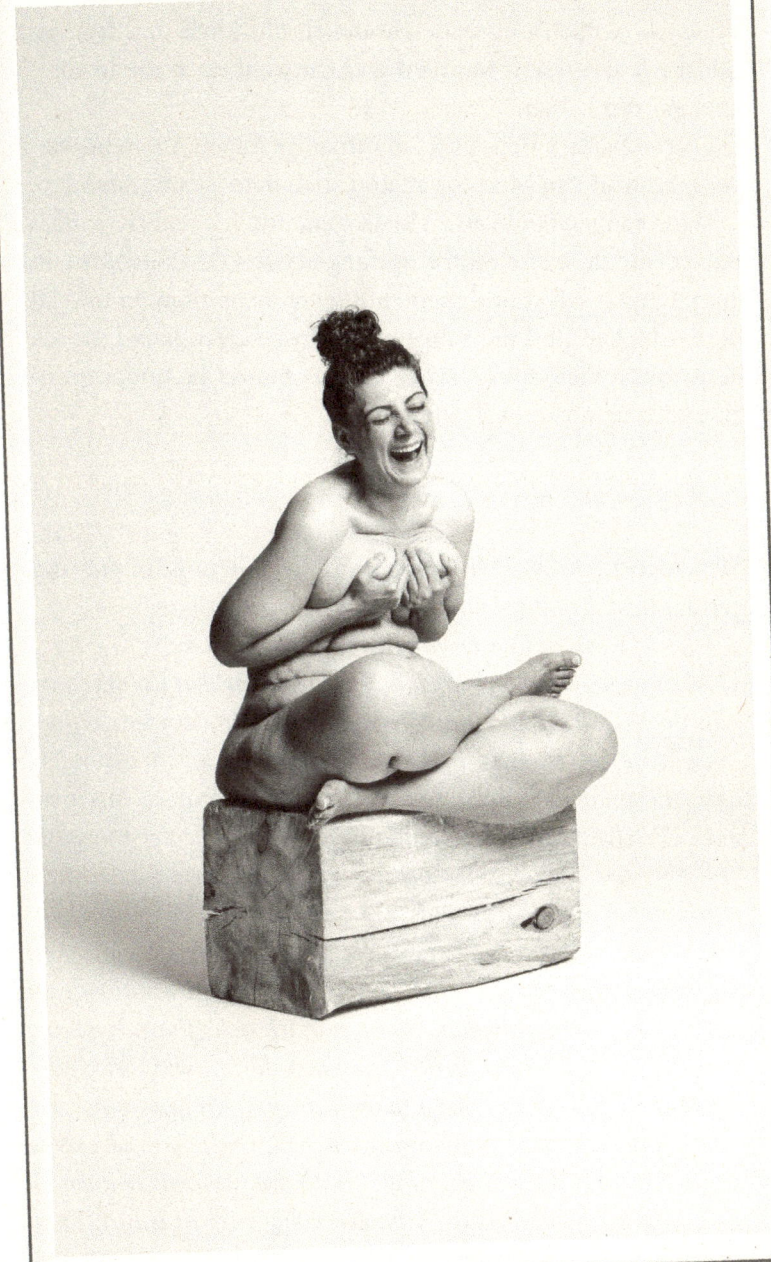

ich mich einfach nur unbeschreiblich glücklich und frei. So gelöst wie in diesem Moment war ich wohl noch nie in meinem ganzen Leben.

»Perfekt«, sagt Ben, und ich öffne die Augen. Er steht wieder hinten an den Monitoren, und auch Bato ist aufgestanden. Dann fangen beide an zu klatschen, und ich realisiere, dass Ben genau diese Situation eingefangen hat. Diese Situation, in der ich mich selbst und meinen Körper angenommen und all die Gedanken und die Selbstzweifel losgelassen habe. Als ich den stolzen Gesichtsausdruck meines besten Freundes erblicke, kommen mir die Tränen.

* * *

Sie schluckt. »Krass, echt mutig. Ich find's gut, dass du dich das getraut hast. Tut mir leid, was ich vorhin gesagt habe.«

Ich nicke ihr zu und erwidere: »Muss es nicht.«

Auch wenn es mir schwerfällt, spare ich mir den Kommentar, dass ihr Verhalten und ihre Vorwürfe viel mehr über sie als über mich aussagen. Ebenso die Erklärung, dass eine Sucht, besonders eine, die man nicht ausleben kann, das Schlimmste in einem zum Vorschein bringt. All das wissen wir beide leider nur allzu gut. Aber so stehen lassen möchte ich ihre Vorwürfe auch nicht.

»Hey, hör mal. Noch mal zum Leben in der Vergangenheit. Auch wenn es sich oft nach der einzig ertragbaren Möglichkeit anfühlt, es bringt nichts, die Erinnerungen in eine Schublade zu stecken und abzuschließen. Glaub mir, ich hab's jahrzehntelang probiert …« Ich seufze beim Gedanken daran, wie viele Jahre ich mich verschlossen habe, und erkläre, was ich genau meine.

»Weißt du, wenn es einem schlecht geht, ist das scheiße, keine Frage. Wenn es aber unbegründet erscheint, weil wir einfach all das, wodurch wir im tiefsten Innern völlig zurecht traurig sind, verdrängen und uns einreden, dass es dafür keinen Grund gibt,

ist das noch viel, viel mieser. Denn dann kommt die Wut auf uns selbst hinzu, das Unverständnis, warum wir selbst die glücklichsten Momente nicht genießen können. Und das tut dann richtig weh.«

Sie nickt verständnisvoll.

»Es geht dabei gar nicht um Selbstmitleid oder das Baden im eigenen Elend. Sondern darum, uns klarzumachen, dass es Erinnerungen gibt, die uns jedes Recht der Welt geben, manchmal traurig zu sein. Denn wir tragen nicht nur unseren Körper, sondern auch unsere Erinnerungen überallhin mit. Es geht nicht darum, in der Vergangenheit zu leben, sondern vielmehr darum, sie nicht von uns abzuspalten, als wäre sie kein Teil von uns, aus ihr zu lernen. Wir müssen sie annehmen, um sie irgendwann loszulassen.«

Ich hole Luft und lege meine flache Hand auf meinen Bauch, spüre die Atmung, durch die er sich langsam hebt und senkt, ehe ich fortfahre: »Und das gilt auch für unseren Körper. Ich habe da einiges wiedergutzumachen und gebe mir große Mühe, eine gesunde Beziehung aufzubauen. Bauchgefühl, Streicheleinheiten. Alles, was zu einer liebevollen Beziehung dazugehört.«

»Du streichelst deinen Bauch? Nicht wirklich, oder?« Noch beim Sprechen verzieht sie das Gesicht, als wäre ihr eine glibberige Qualle über die Hände geflutscht.

»Stell nur Fragen, deren Antworten du hören willst«, erwidere ich zwinkernd und lehne mich entspannt zurück.

»Bah, du bist so eklig. Ich will das echt nicht wissen!«, gibt sie zurück und steckt sich voller Scham die Finger in die Ohren.

»Wirklich sehr erwachsen von dir«, sage ich lachend.

Als sie die Finger wieder herauszieht, fasse ich das Ganze ziemlich gut zusammen, wie ich finde: »Weißt du, ohne all das, was du gerade erträgst und, sorry, dass ich das sage, in Zukunft noch ertragen wirst, wäre ich einfach nie zu der Frau geworden, die ich heute bin. Und das fände ich sehr, sehr schade.«

Sie schaut mich skeptisch an und zieht schmollend eine Schnute. »Was ich noch ertragen werde? Dein Ernst? Na, herzlichen Dank.«

»Ja, ich weiß, du empfindest das in dieser Phase noch ganz und gar nicht so. Und auch das mit der Dankbarkeit und Selbstliebe scheint alles noch nicht wirklich Sinn zu ergeben. Verstehe ich nur allzu gut. Aber ich verrate dir was: Du wirst dich nicht dagegen wehren können, mich zu lieben. So sieht's aus.«

Sie verschränkt übertrieben abwehrend die Arme vor der Brust, blickt demonstrativ in die andere Richtung und flüstert kaum hörbar: »DICH zu lieben?! Du meinst wohl eher, dass ich mich nicht dagegen wehren kann, MICH zu lieben.«

Als ich sie mit der Schulter anstupse, sehe ich genau, wie sich ihre Wangen heben. Sie lächelt und ich mit ihr.

Kapitel 4

Eine ganz andere Liga

Ich will ihm gerade die Haustür öffnen, weil ich sein Auto, schon bevor es in unsere Einfahrt eingebogen ist, am Geräusch erkannt habe, da brüllt mir Tim bereits beim Aussteigen entgegen: »Jana? Was soll die Scheiße? Warum behauptest du, dass wir zusammen sind?« Mit zwei Sätzen hechtet er die Treppe hoch und schiebt mich unsanft in die Küche. So habe ich ihn noch nie erlebt. Dass ich aufgeflogen bin und er verständlicherweise stinksauer ist, habe ich schon bei der ungewöhnlich knappen »Wir müssen reden!!!«-SMS ohne Smileys, aber dafür mit drei Ausrufezeichen gemerkt.

Mit einer absoluten Selbstverständlichkeit, als würde er hier wohnen, setzt er sich an den Küchentisch, während ich total verunsichert im Türrahmen stehen bleibe. So außer sich kenne ich ihn wirklich nicht.

Ich weiß nicht, an wie vielen Nachmittagen wir hier in den letzten Wochen und Monaten gemeinsam gegessen haben, bevor wir dann immer die halbe Stunde zu ihm nach Hause gefahren sind, um einfach nur Musik zu hören und dabei stundenlang über seine beruflichen Ziele und Träume zu reden oder um am Computer zu zocken.

Na ja, vielmehr spielte er am Computer, und ich saß dabei und schaute ihm zu. Das war irgendwie unser Ding. Ich hatte jemanden, der fast rund um die Uhr in meiner Nähe war, wodurch ich mich quasi selbst unter Beobachtung stellte, um nicht permanent zu essen. Er hatte jemanden, der ihm zuhörte, ihn bewunderte und beim Gaming Getränke oder Snacks reichte.

Außerdem war es auch ganz angenehm, dass es bei den Gesprächen so gut wie nie um mich ging. Worüber hätten wir bei mir auch reden sollen? Während andere mit siebzehn längst von Karriere, Familie und Kindern träumten, war ich schon froh, wenn ich den Tag ohne *Fressflash* hinter mich brachte. Ich hatte gar keine Zeit, über meine Zukunft nachzudenken, mit der Gegenwart hatte ich mehr als genug zu tun. Meine Gedanken drehten sich eh 24/7 ums Essen. Genauer gesagt darum, möglichst wenig zu essen. Jeder Tag mit weniger Kalorien als am Vortag war ein guter Tag.

Allein die vielen kleinen Köstlichkeiten wie Muffins oder Pizzaschnecken stundenlang für ihn in der Küche vorzubereiten und dabei all die Kalorien zusammenzurechnen, die ich nicht essen würde, machten mich nicht nur satt und glücklich, sondern auch besser im Kopfrechnen. Gut, brachte mir jetzt auch nicht mehr sonderlich viel, da ich Mathe als erste Amtshandlung in der Oberstufe ab- und dafür Bio-Leistungskurs gewählt hatte. Aber egal, ich hatte schon locker 30 Kilo abgenommen, und er hatte jemanden, der ihn für jedes neu erreichte Level in den Himmel lobte. Eine Win-win-Situation, würde ich sagen.

Es fiel mir nicht mal sonderlich schwer, denn ich war echt eine Niete beim Zocken. Sogar bei *Mario Kart* war ich immer die Letzte. Wobei … eine Sache konnte ich richtig gut: jede Bananenschale mitnehmen, auch wenn sie noch so weit am Rand der Strecke lag, und nein, da nützte es auch nichts, wenn ich Yoshi sein durfte. Wettkämpfe waren nicht mal am PC mein Ding, also sah ich einfach zu.

Nun muss ich dabei zusehen, wie unsere Freundschaft zerbricht und ich kurz davor bin, alles zu verlieren. Ihn als besten Freund, mein neu gewonnenes Ansehen in der Schule und jegliches Selbstwertgefühl. Mein Selbstbewusstsein, das ich auf der dreisten Lüge aufgebaut hatte, wir zwei wären heimlich ein Paar.

Ein Luftzug dringt durchs gekippte Fenster herein, und ich spüre, wie der kalte Schweiß auf meiner heißen Stirn perlt. Mein Schädel fühlt sich an, als würde er gleich in zwei Teile zerbrechen, so sehr dröhnt und hämmert es zwischen meinen Schläfen. Vermutlich wäre das für uns alle am besten. Für mich, da ich all dem, was jetzt auf mich zukommen wird, entfliehen könnte, und für ihn … vermissen würde er mich wohl nicht unbedingt. Nicht nach dem, was ich mir geleistet habe.

Auch wenn ich meine Kiefer fest zusammenpresse, zittre ich, als hätte ich Schüttelfrost. Fuck. Ich habe das Gefühl, jede Sekunde zu kollabieren.

Wie spät ist es eigentlich? Wann kommen meine Eltern nach Hause? Werden sie das hier mitkriegen? Wollte mein Vater heute nicht früher Schluss machen? Die Fragen jagen ungebremst durch meinen Kopf. Obwohl ich hinüber zur kleinen Bahnhofsuhr neben dem Küchenfenster schaue, zucke ich beim leisen »Klack« des Minutenzeigers zusammen. Gleich halb vier, zum Glück sind wir noch eine ganze Weile allein.

»Verdammt noch mal, setz dich endlich hin und rede! Was hast du dazu zu sagen?«, reißt er mich in scharfem Ton aus meinen Gedanken. Ich gehe zügig zu meinem Platz, damit er nicht noch wütender wird. Bevor ich mich hinsetze, schließe ich das Fenster. Nicht auszudenken, wenn unsere Nachbarn etwas mithören würden, wobei ich vermutlich morgen sowieso auswandern muss. In der Schule kann ich mich auf gar keinen Fall mehr blicken lassen, so viel steht fest.

Jeder kleinste Fehltritt wird zu einem Riesending aufgeblasen, auf das sich alle stürzen, bis es ein neues Opfer gibt. Das hier ist doch ein gefundenes Fressen. Einige sind nie an der

Reihe, andere ständig, aber völlig egal, um was es geht, alle machen fleißig mit. Je länger eine andere Person schikaniert wird, desto länger sind sie selbst aus der Schusslinie.

Panisch zucke ich zusammen, als Tim mit voller Wucht seine flachen Hände links und rechts von mir auf den Tisch knallen lässt. Dass er aufgestanden ist, habe ich nicht mal gemerkt. Nun beugt er sich ganz dicht vor mein Gesicht und zischt mit bedrohlich leiser Stimme: »SEX? Du und ich hatten also Sex?« Mit jedem einzelnen Wort wird seine Stimme lauter. »Was bildest du dir ein, so etwas zu verbreiten?«

Plötzlich bricht er ohne jegliche Vorwarnung in hysterisches Lachen aus. »Nur gut, dass allein die Vorstellung, wir zwei hätten was miteinander, so was von lächerlich ist. Niemand kann das glauben, absolut N-I-E-M-A-N-D.«

Er stellt sich wieder aufrecht hin. Deutet erst auf sich, dann auf mich herunter. »Du? Ich? Sex? Schau dich an, schau mich an. Jana, ich spiele in einer ganz anderen Liga!«, tobt er vollkommen außer sich vor Empörung.

Mein Herz schlägt mir bis zum Hals. Ich bin mit der Situation komplett überfordert und weiß mir nicht anders zu helfen. Die Angst weicht einer erdrückenden Verzweiflung, und ich breche in Tränen aus.

»Hör bloß auf zu heulen, Jana, ich will wissen, was du dir dabei gedacht hast!«, setzt er mich weiter unter Druck, endlich den Mund aufzumachen.

Zwischen unkontrollierten Schluchzern stammle ich: »Ich wollte das nicht! Ich wollte das wirklich nicht!« Dabei versuche ich, mich gegen die drückenden Schmerzen im Bauch und die aufsteigende Magensäure zu wehren.

Ich erinnere mich, wie sehr ich mich gefreut hatte, als sie mich zu der Party von einem Typen zwei Stufen über mir eingeladen hatten. Wie aufgeregt ich stundenlang im Badezimmer vorm Spiegel stand, meine Locken in Form knetete und

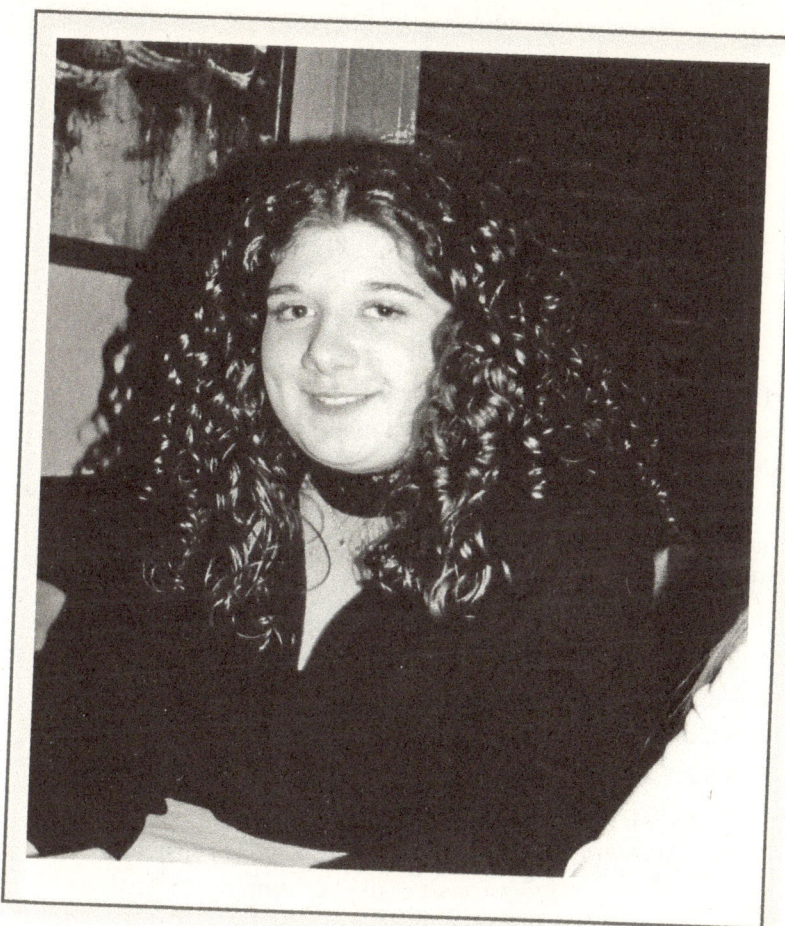

dabei Small Talk übte. Da bricht es aus mir heraus: »Ich war auf dieser Party, und dann sollte ich plötzlich beim Flaschendrehen mitmachen. Ich wollte nicht und bot ihnen an, einfach wieder nach Hause zu gehen, aber sie haben nur ›Spielverderberin‹ gerufen. Immer öfter, immer lauter!«

Tim schaut mich an, ohne ein Wort zu sagen.

»Dann sagten sie, dass ich nicht so prüde sein sollte und ich noch als alte Jungfer sterben würde, wenn ich jetzt nicht endlich mal einen ranließe. Dann haben sie mich festgehalten.«

Ich merke, wie mein Puls noch schneller schlägt und die Panik wieder in mir hochsteigt, aber ich erzähle weiter: »Als die Flasche dann gegen eine leere Wand zeigte, hielten sie diese auf mich und sagten, ich müsste Sebastian küssen. Ich wusste nicht, was ich tun sollte, und sagte einfach, dass ich einen Freund hätte und das nicht tun werde.«

»Du? Einen Freund?«, kommt es skeptisch von Tim.

»Ja, und weil mir so schnell kein Name einfiel, sagten sie plötzlich deinen, da wir ja sowieso immer nachmittags abhängen. Außerdem hat Sebastian schon ein paarmal gesehen, wie du mich morgens mit zur Schule genommen hast. Und er weiß, dass wir in entgegengesetzten Richtungen wohnen. Dann hat er eins und eins zusammengezählt und mich vor allen gefragt, wie oft ich schon bei dir geschlafen habe, ob du gut fickst und ob du es mir auch richtig besorgst. Oder ob sie da mal nachhelfen sollten.«

Tim reißt die Augen auf. »Das haben sie nicht gesagt! Willst du mich verarschen?« Mit voller Wucht reißt er den Stuhl neben sich um, der Richtung Küchenzeile fliegt. »Ich? Dein Freund? Wer hat denen denn ins Hirn geschissen?«

Mit einem abfälligen »Und mach endlich das Fenster auf, es stinkt hier ja abartig!« verlässt er die Wohnung und knallt dabei unsere Haustür so fest zu, wie ich es nur von meinem Vater kenne, bevor er sturzbetrunken noch mal mit dem Rad zum Kiosk fährt.

Ich zittre am ganzen Körper, sitze einfach da, wiege mich langsam vor und zurück und hoffe, dass alles nur ein schlimmer Albtraum ist.

Wie soll es denn jetzt weitergehen? Er war doch mein Ausweg aus diesem ganzen Scheiß. Er war derjenige, zu dem ich floh, wenn zu Hause wieder die Hölle los war. Er war der, bei dem ich einfach nur ich sein konnte. Bei dem ich war, um nicht auf dem Schulhof von den anderen fertiggemacht zu werden. Nun wird er derjenige sein, der mich fertigmacht, um seinen Ruf zu retten. Was soll ich denn jetzt nur tun?

Normal sein

Es riecht nach geschmolzenem Harzer Käse, Knoblauch und Miesmuscheln. Eine Mischung, wie sie nur mein Vater vertrug, und mir wird von jetzt auf gleich wieder ganz flau im Magen. Ich hasste es nicht nur, wenn er die Muscheln direkt aus der Schale aß und dazu gleich mehrere Flaschen Wein leerte, sondern auch, dass der Gestank noch Tage später über den schmalen Flur bis nach oben in mein Zimmer zu riechen war. Die Erinnerung lässt sofort wieder Ekel und Abscheu in mir aufsteigen. Aber ich fühle mich nicht wie früher hilflos und gelähmt, heute widert es mich einfach nur an.

Mit einem geübten Handgriff öffne ich das klemmende Küchenfenster, um frische Luft hereinzulassen. Ich atme dreimal tief ein und wieder aus, damit sich mein Puls etwas beruhigt, ehe ich den Stuhl, den Tim beim Hinausstürmen umgeworfen hat, wieder an seinen Platz stelle.

Ich spüre, wie unbeschreiblich wütend ich darüber bin, sie eingeschüchtert und völlig aufgelöst auf ihrem Küchenstuhl in der rechten Ecke kauern zu sehen. Wie schön das auch immer mit den Achtsamkeitsübungen klingen mag, mir hilft jetzt kein noch so entspannendes Ein- und Ausatmen. Ich bin und bleibe richtig sauer. Der Gestank tut sicher sein Übriges, das will ich gar nicht abstreiten.

Um sie nicht noch mehr zu verstören, reiße ich mich zusammen, atme doch noch mal tief durch und wiederhole die Frage exakt im Tonfall ihrer eigenen Gedanken: »Was du jetzt tun sollst?«

Nicht mal im Ansatz verwundert, dafür mit hochroten Wangen und leeren, traurigen Augen, blickt sie mich an.

»Zuallererst wünsche ich mir, dass du dir vor Augen führst: Ihn hat nicht das Gerücht an sich ausrasten lassen, sondern einzig und allein die Tatsache, dass deine Behauptung, ihr wärt ein Paar, eben gar nicht so unglaubwürdig war, wie er und sein großes Ego es gerne gehabt hätten! Ja, die Lüge war scheiße, sogar richtig scheiße, da gibt es keine zwei Meinungen, doch seine Nummer eben war es auch.«

»Aber er hat recht, ich habe ihn einfach total vor den anderen blamiert ,…«, setzt sie gerade tatsächlich an, ihn in Schutz zu nehmen, als sie sich ruckartig zusammenkrümmt und mit schmerzverzerrtem Gesicht den Arm um ihren Bauch legt.

»Yep, bei so einem Mist, den sich deine Gedanken zusammenreimen, würde mir auch die Galle hochkommen!«, murmele ich leise, sodass sie es zum Glück nicht hört, und gehe zur Küchenzeile, um ihr zur Beruhigung einen warmen Tee zu kochen. Mein Blick fällt auf meine Lieblingstasse mit dem kleinen Sprung am oberen Rand, und ich merke, dass ich auch gut einen brauchen könnte.

Ich hatte total verdrängt, wie sehr ich jeden Menschen, der mich ausnahmsweise mal nicht beleidigte, sondern einfach nur gerne Zeit mit mir verbrachte, direkt auf einen glorifizierenden Alles-an-ihm-ist-wunderbar-Sockel gestellt habe. Einmal oben, sah ich jedes Verhalten nur noch wie durch einen weichzeichnenden Sternenstaubfilter.

Nächtelange Telefonate, selbst vor den wichtigsten Klassenarbeiten, in denen ich mir anhörte, wie sehr Tim leide, weil sich seine Angebetete so gar nicht für ihn interessierte? Wow, was für ein Vertrauensbeweis, dass er sich mir gegenüber derart öffnete. Scheiß doch auf die Klausur!

Kein einziges Dankeschön für alles, was ich immer stundenlang in der Küche vorbereitete? Wie schön, dass er es als Selbst-

verständlichkeit empfand. Das zeigte doch nur, wie nah wir uns waren.

Wenn er mich mal wieder versetzte, ohne Bescheid zu sagen, und am nächsten Tag tat, als wäre gar nichts gewesen? Kein Problem, es ging bestimmt um etwas Wichtiges. Natürlich wichtiger als ich. Und am nächsten Tag hatte er zum Glück wieder Zeit für mich, da mussten wir uns nicht mit solch nichtigen Kleinigkeiten beschäftigen, warum also die Stimmung ruinieren? Er wird sicher gute Gründe gehabt haben.

Bei einem Telefonat beleidigt auflegen, weil ich es frecherweise gewagt habe, anderer Meinung zu sein? Natürlich lag der Fehler eindeutig bei mir, selbstverständlich entschuldigte ich mich so lange, bis er mich endlich nicht mehr ignorierte oder meine Anrufe wegdrückte. Was fiel mir denn auch ein, eine eigene Meinung zu haben? Noch dazu eine, um die er mich nicht gebeten hatte. Außerdem wollte er nur etwas loswerden, und ich hatte ihn fälschlicherweise unterbrochen, anstatt ihm und seinen bedeutsamen Ausführungen freien Lauf zu lassen. Ich sollte mich in Zukunft einfach besser zusammenreißen.

Würde nicht just in diesem Moment das fünfte »Klack« des Minutenzeigers ankündigen, dass der Tee fertig ist, würden sich meine Erinnerungen sicher endlos weiter zu einem Turm der Selbstwertzerstörung aufeinanderstapeln. Was für ein Wahnsinn!

Heute wäre das für mich absolut undenkbar. Es gibt kaum etwas, das mir so wichtig ist, wie klare Grenzen zu setzen. Nicht gegen jemand anderen, sondern für mich. Und die Menschen, die jetzt in meinem Leben sind, begegnen mir voller Liebe und Wertschätzung und respektieren meine Grenzen sehr gerne, genauso wie ich ihre.

Kopfschüttelnd über das, was ich jahrzehntelang nicht nur als völlig normal angesehen, sondern auch immer wieder voller Dankbarkeit als ehrliche Freundschaft empfunden habe, ziehe ich mir den Stuhl heran, setze mich neben sie und stelle ihr die Teetasse vor die Nase.

Ich durchbreche mit deutlichen Worten die Stille: »Du hast gelogen und fühlst dich jetzt scheiße. Aber nicht wegen der Lüge, sondern weil du aufgeflogen bist!« Wow, wo kam das denn auf einmal her? Beeindruckt, wie gut ich die Situation auf den Punkt gebracht habe, setze ich mich automatisch aufrechter hin und nehme damit äußerlich eine Haltung ein, die zu meiner inneren passt. Das gehört sonst eher nicht zu meinen Stärken. Weder eine gerade Haltung noch Dinge gut auf den Punkt zu bringen. Von der Deutlichkeit meiner Worte erschrocken, stößt sie beim Absetzen der Teetasse gegen die Tischkante. Ein paar heiße Tropfen landen auf ihrer Hose, aber sie scheint es nicht mal zu bemerken. Stattdessen nickt sie zaghaft und zieht die Nase hoch.

»Aber ich konnte doch gar nichts dafür, dass es so eskaliert ist«, sagt sie leise und voller Wehmut. Ich bin fast ein bisschen beeindruckt, denn wie aufs Stichwort senkt sie den Kopf, und ihre Augen füllen sich sofort wieder mit Tränen. Lügen, ein komplett zerstörtes Selbstwertgefühl und on top eine gehörige Portion Selbstmitleid. Oh, Mann, so viele Baustellen.

Das ist ein wirklich befremdliches Gefühl, mal als äußere Beobachterin live mitzuerleben, wie verdammt wohl ich mich immer in dieser Opferrolle gefühlt habe. So erschreckend wohl, dass ich es mir sogar selbst geglaubt habe.

Ich schaue genau hin, damit ich ihr kein Unrecht tue. Nein, in ihren Augen sehe ich nicht den kleinsten Anflug von Unsicherheit über diese Aussage, stattdessen die volle Überzeugung von der eigenen Unschuld. Einfach die Verantwortung abgeben, um bloß nicht für den selbst verzapften Scheiß geradestehen zu müssen. Lieber wegducken, als sich der Situation zu stellen. Ja, das klingt nach mir. Leider viel zu sehr.

Warum, verdammt noch mal, zeigen sich, wenn man erst mal ein Problem erkannt hat, gleich fünf neue, noch bevor man dieses lösen konnte? Wie soll man das alles aufdröseln, wenn es derart ineinander verknotet ist wie Kopfhörer, die man in eine Tasche gesteckt hat?

Von wegen, es wird besser, wenn du dich dazu entschieden hast, ein Problem in Angriff zu nehmen. Im Gegenteil, zunächst gibt es Chaos im Kopf und völlig egal, welches Problem du zu greifen versuchst, es ist alles nur noch ein unübersichtliches, überforderndes Kuddelmuddel.

Meine Gedanken haben sich aber auch ganz schön verheddert, wo war ich? Ohne meinen Kopf zu drehen, blicke ich sie aus den Augenwinkeln an, als würde ich auf ein Zeichen von ihr warten. Tatsächlich schaut sich mich direkt an. Erschrocken senken wir beide die Blicke wieder in unsere Teetassen. Na bravo, so kommen wir hier echt keinen Schritt weiter.

Ich nehme doch wieder eine etwas weniger aufrechte Haltung ein, atme auffällig schwer und versuche da anzusetzen, wo wir gerade nur allzu gerne gedanklich ausgestiegen sind. Was auch kein Wunder ist, wer gibt schon gerne zu, dass er lügt?

Da es nun für uns beide ziemlich unangenehm werden wird, lasse ich meine Stimme so entspannt wie möglich klingen: »Stimmt, dass ihr das nicht in einem normalen Gespräch wie eine fast Achtzehnjährige und ein über Zwanzigjähriger klären konntet, ist absolut nicht deine Schuld. Aber wir wissen beide, dass du an der Entstehung dieses Gerüchtes nicht so unbeteiligt warst, wie es sich eben in deiner Erzählung angehört hat.«

»Nichts von dem, was ich gesagt habe, war gelogen!«, rechtfertigt sie sich empört und verschränkt abwehrend die Arme, ehe sie sich, soweit es auf diesem Küchenstuhl überhaupt möglich ist, von mir weglehnt.

Ich wiege den Kopf hin und her, als würde ich den Wahrheitsgehalt ihrer Aussage abwägen, und schlackere beim Ausatmen mit den Lippen.

»Nichts von dem, was du von der Party erzählt hast, ist un-

wahr. Alles vollkommen richtig, besser hätte es keine Überwachungskamera wiedergegeben. Aber sei ehrlich, du hättest die Sache superschnell aufklären und dieses Gerücht aus der Welt schaffen können. Doch du wolltest es nicht!«

Sie nickt.

Ich erinnere mich selbst noch genau, wie es sich angefühlt hat.

»Es tat so gut, als sie dir die Worte in den Mund legten. Du hast die Blicke genossen, weil du natürlich gemerkt hast, dass sie dir geglaubt haben. Viel mehr noch. Es war fast, als hättest du ihnen endlich die längst bestehende Vermutung, dass ihr zusammen wärt, bestätigt. Und von jetzt auf gleich warst du nicht mehr die Komische. Diejenige, die anders ist. Die Zurückgebliebene, die Spätzünderin. Halt die, mit der etwas nicht stimmt. Ab diesem Moment warst du ...«

»... normal«, beendet sie leise meinen Satz, und es zerreißt mir fast das Herz. Immer wieder streicht sie mit dem Zeigefinger am oberen Rand ihrer Teetasse entlang, hin und her, ehe sie einen großen Schluck nimmt, mich anschaut und mit brüchiger Stimme verzweifelt wiederholt: »Ich wollte doch einfach nur normal sein.«

»Ich weiß!« Ich spüre, wie auch mir die Tränen kommen. Zwar schaue ich noch schnell nach oben, gegen die vom vielen Rauchen meines Vaters vergilbte Zimmerdecke, aber sie bemerkt es natürlich.

»Sag mal, weinst du?«, fragt sie mich fast ungläubig und rutscht wieder ein bisschen näher an mich heran.

Ich spüre ihre Körperwärme. »Ja, vielleicht ein kleines bisschen«, gebe ich zu und stelle meine Tasse ab.

»Aber warum? Wird es nie besser? Werde ich nie normal sein? Werde ich mich nie in jemanden verlieben?«, bohrt sie nach, und ich höre deutlich die Panik in ihr aufsteigen.

»Weißt du, diese Fragen, was normal ist, was sein darf, was nicht sein darf ... Ich bin das so leid. Dieser ständige Kampf ge-

gen sich selbst und die eigenen Wünsche und Bedürfnisse, nur um irgendwie dazuzugehören und auf keinen Fall anders zu sein, als es von der Familie, den Klassenkameraden, den Kollegen, ja, von der gesamten Gesellschaft erwartet wird, kostet uns alle unfassbar viel Zeit und Energie.«

Während die Worte meinen Mund verlassen, bin ich es nun, die gedankenverloren über die kleine Macke im Keramikrand streicht. Dann füge ich hinzu: »Die meisten Menschen zerbrechen nicht an sich selbst oder ihren noch unerreichten Hoffnungen, Träumen und Zielen. Sondern daran, die Erwartungen anderer erfüllen zu wollen! Wenn du dich die ganze Zeit selbst verleugnest, nur um so zu sein, wie andere dich gerne hätten, verlierst du dich irgendwann selbst. Und dann …« Ich zucke mit den Schultern. »… dann weißt du am Ende gar nicht mehr, wer du wirklich, tief in dir drinnen, bist. Diese sich erst langsam, dann immer schneller ausbreitende quälende Leere ist eins der schrecklichsten Gefühle überhaupt.«

Sie nickt bestätigend. »Ja, stimmt. Manchmal weiß ich schon gar nicht mehr, ob ich endlich doch etwas für jemanden empfinde oder ob ich einfach nur besser darin geworden bin, mich selbst zu verarschen. Ich will dieses Kribbeln im Bauch, die Schmetterlinge, von denen alle reden. Das fühlen, was alle fühlen. Ich will nicht anders sein.« Sie schluckt. »Ich will es wirklich! Ich möchte so normal sein wie alle anderen mit Mann, Haus und Kindern.«

Enttäuscht sacke ich zusammen und lasse mich gegen die Stuhllehne fallen. Sie hat leider rein gar nicht verstanden, worauf ich mit meinem energiegeladenen Monolog über die Rebellion gegen Erwartungen hinauswollte.

Wie alle anderen, wiederhole ich in Gedanken ihre Worte.

Natürlich! Die Idee durchfährt mich wie ein Blitz. Eilig ziehe ich mein Handy aus der Tasche und öffne meinen Nachrichteneingang bei Instagram.

»Ich würde dir gerne ein paar ganz tolle Nachrichten zeigen. Hier, lies doch mal!«, fordere ich sie auf, reiche ihr mein Handy und zeige, wie sie übers Display wischen muss, um im Posteingang zu blättern.

Sie nimmt es so vorsichtig, als würde ich ihr einen unglaublich wertvollen Schatz anvertrauen. Sie hat ja keine Ahnung, wie recht sie damit hat.

»Von wem sind die Nachrichten denn?«, fragt sie, beginnt dabei zaghaft hin und her zu streichen und schaut wieder vom Display auf.

Innerlich platze ich fast vor Stolz und würde ihr unglaublich gerne alles von unserer Community erzählen. Aber wenn es selbst mich immer wieder aufs Neue überwältigt, mir diese insgesamt weit über fünfhunderttausend Menschen, die hinter und zu mir stehen, alle versammelt auf einem Platz vorzustellen, wäre das für sie in diesem Moment vermutlich doch noch eine Nummer zu groß.

»Von wem?«, bohrt sie ungeduldig nach.

»Du willst doch wie alle anderen sein, oder? Diese Nachrichten sind von allen anderen.«

Dann nehme ich mir die Zeitschrift, die sicher schon ewig auf der Fensterbank liegt, und bedeute ihr, mit dem Kopf nickend, endlich mit dem Lesen anzufangen.

Liebe Jana,
ich weiß, das klingt vielleicht komisch, aber ich möchte dir etwas anvertrauen, das ich noch nie irgendwem (außer meinem Mann, denn der ist ja unmittelbar »nicht-beteiligt«) erzählen konnte.
Ich bin siebenunddreißig Jahre alt, mein Partner kratzt auch schon an der Vierzig, und wir haben drei bezaubernde Kinder, die ich über alles liebe. Ich arbeite im Schichtdienst, mein Mann hat die Möglichkeit, weitestgehend im

Homeoffice zu sein, und inzwischen hat sich das alles wirklich super eingependelt.

Zu diesem Familienidyll gesellen sich noch unser Kater namens »Katze« und unser Collie Jordan. Bevor du fragst: Ja, wir haben uns den großen Traum vom kleinen Eigenheim erfüllt und leben seit ein paar Jahren in einer friedlichen Reihenhaussiedlung, wo die Autos am Wochenende in der Einfahrt gewaschen werden. Ich weiß, hochgradiges Klischee, aber für uns genau das, was wir uns immer gewünscht haben.

Gott sei Dank sind wir alle gesund, bei den Kids läuft es prima in der Schule, und sie haben viele Freunde. Auch sonst gibt es nichts, was einen dunklen Schleier über unsere Bilderbuchfamilie legt. Bis auf diese eine Sache. Denn mein Mann und ich haben kein normales Sexleben. Ehrlich gesagt haben wir gar keines.

Seit unser Jüngster das Licht der Welt erblickt hat und unsere Familienplanung somit abgeschlossen ist, verspüren wir beide kein Bedürfnis mehr, miteinander zu schlafen. Nicht mal, uns zu küssen oder dergleichen.

Für mich und meinen Mann stellt das inzwischen überhaupt kein Problem mehr dar, wir genießen unsere Zweisamkeit und erleben unseren Alltag auch als Paar. Richtig schön finde ich, dass wir uns auch nach all den Jahren noch zu romantischen Dates einladen. Aber das Bedürfnis, Sex miteinander zu haben? Nein, diese Art der Körperlichkeit fehlt uns beiden kein bisschen.

Zu Beginn fanden wir diese Entwicklung beide sehr komisch, haben viel darüber gesprochen, ob wir unser Sexleben etwas aufpolieren müssten, mal neue Dinge ausprobieren, sogar andere Partner hatten wir im Sinn. Bis wir irgendwann zum Glück erkannten: Wir stellten diese Überlegungen alle nur an, weil wir glaubten, dass eine normale Partnerschaft eben auch regelmäßig Sex beinhaltet, nein, beinhalten muss.

Ich kann gar nicht glauben, dass ich dir das hier einfach munter flockig niederschreibe, aber es tut unglaublich gut. Also völlig egal, ob du das irgendwann mal liest, mir reicht gerade, es loszuwerden. Denn würden meine Freundinnen das hören, sie würden direkt den nächstmöglichen Termin beim Sexualtherapeuten buchen.

Versteh mich bitte nicht falsch, ich liebe meine Freundinnen. Einmal die Woche treffen wir uns immer reihum bei einer von uns zu Hause zum Brunch, und ich genieße unseren Austausch total. Aber sobald jemand das Thema Sex zur Sprache bringt (und das passiert irgendwann immer), komme ich mir vor wie beim Sex-Quartett.

Stellung 69 schlägt die Missionarsstellung, vergiss den Blowjob, da bringt's jetzt nur noch der »Angry Pirate«, und der Helikopter sei sowieso das neue Nonplusultra. Google das bitte nicht, da wird einem schon beim Hinschauen schwindelig.

Ich bin nicht stolz darauf, aber fällt das Thema aufs Schlafzimmer, muss ich lügen, um mein Seelenheil zu beschützen, denn das würden sie eiskalt infrage stellen. Einmal habe ich versucht, es anzusprechen, gar nicht, um es als Problem zur Diskussion zu stellen, sondern vielmehr, um zu sagen, dass es bei meinem Schatz und mir anders ist. Ab diesem Moment wurde eiskalt der Fehler in unserer Ehe gesucht, ihm eine Affäre angedichtet usw. Während ich komplett sprachlos danebensaß, haben sie tausend weitere Ursachen dafür in der Beziehung gesucht. Woran es denn wohl nur läge, dass es im Bett zwischen uns eben nicht mehr normal läuft, denn normal sei das so auf gar keinen Fall. Unsere drei Kinder seien ja auch nicht vom Storch gebracht worden. Ich habe mich so mies gefühlt, weil ich plötzlich das Gefühl hatte, wir würden nicht so funktionieren, wie man es von einem normalen Ehepaar erwartet.

Was ich dir damit sagen wollte, liebe Jana: Lebe dein Leben genau so, wie du es für richtig empfindest. Ich bewundere deinen Mut, öffentlich über all das zu sprechen. Ich könnte mich dieser gnadenlosen Bewertung durch andere nicht aussetzen, aber du gibst dadurch so vielen Frauen Mut, dafür danke ich dir. Bleib, wie DU bist, deine Charlotte

»Wow! Einige schreiben ja so viel, dass das gar nicht in eine einzige Nachricht passt. Darf ich noch weiterlesen?«, fragt mich die junge Jana beeindruckt, und ich lächle.

»Klar, sind ja irgendwie auch deine.« Ich zwinkere ihr zu, und sie schaut wieder auf das Handy, während ich weiter durch das Magazin blättere.

Hi Jana,

die Katze ist endlich aus dem Sack! Ich bin so erleichtert, dass ich dir unbedingt davon erzählen möchte. Ich bewundere schon lange, wie offen du über alles redest und mit uns deine Gedanken und Erfahrungen teilst. Ich mag deinen unvoreingenommenen Blick auf das Leben und den Mut, den du immer wieder beweist, wenn du auch die unbequemen Themen ansprichst. Obwohl wir uns nicht persönlich kennen, bist du für mich zu einem Vorbild geworden. Vergangenen Sonntag ist etwas passiert, das mein Leben verändert hat. Bevor ich dir davon berichte, kurz noch zu mir, damit du das alles überhaupt einordnen kannst.

Ich bin zweiunddreißig Jahre alt, arbeite selbstständig, reise für mein Leben gern und bin seit knapp vier Jahren mit meinem besten Freund verheiratet. Ich falle mal direkt mit

der sprichwörtlichen Tür ins Haus: Wir führen eine Schein-
ehe. Wie gerne ich jetzt dein Gesicht sehen würde. * ha
ha* Es würde dich zu viel Zeit kosten, zu lesen, wie es
dazu kam, und da du sicher unzählige Nachrichten
erhältst, hier die Kurzfassung:
Wir kennen uns seit der Schule, waren nie ineinander
verliebt, sind aber irgendwann auf einer Party betrunken im
Bett gelandet. Der Sex war unfassbar (!!!), und da wir
beide Sex lieben, hatten wir in den kommenden Monaten
immer wieder Lust auf Wiederholung. Keine Beziehung,
jeder hatte andere Partner, aber wir haben erkannt, dass es
mit niemandem sonst so unkompliziert und befriedigend ist
wie zwischen uns beiden.
Ab einem bestimmten Alter wird das Singledasein zum
Problem, du kennst das. Auf jeder Familienfeier die mitleidi-
ge Frage, ob es denn endlich einen festen Freund gibt,
damit das Alleinsein ein Ende findet, und diese kurzen
Techtelmechtel könnten ja nicht erfüllend sein. Es wäre doch
langsam an der Zeit, sich zu binden. * bla bla* Bei ihm
dasselbe Spiel, und da wir beide schließlich keinen Bock
mehr auf Rechtfertigungen hatten, nahmen wir uns einfach
gegenseitig mit zu Familienfeiern, zu Geburtstagen oder
den Hochzeiten der Freunde.
Ja, in jeder Hollywoodstory käme jetzt das große Happy
End, dass wir uns am Ende doch ineinander verliebt
haben, aber das haben wir nicht. Stattdessen fanden wir
rationale Gründe für eine Ehe: der Steuervorteil, denn
Ehegattensplitting ergibt bei uns absolut Sinn, die günstige-
re Familienkrankenversicherung, ein Teil der Altersrente,
wenn einem von uns mal was zustößt, und allem voran,
dass man endlich nicht immer schief angeschaut und wie
Aussätzige behandelt wird. Wir heirateten nur standesamt-
lich, aber die Party war unglaublich und mein Kleid ein

wahr gewordener Mädchentraum. Ich fühlte mich wie eine Prinzessin! So viel also zur Vorgeschichte.

Was wir dummerweise nicht bedacht hatten: Zu einer normalen Ehe gehören in Deutschland auch Kinder. Bei Ehepaaren, um genau zu sein, beträgt die durchschnittliche Anzahl 1,75.

Wir beide lieben Kinder, aber nur dann, wenn wir sie nach drei Stunden wieder abgeben dürfen. Selbst welche zu haben löst bei uns beiden eher Panikattacken als Glücksgefühle oder Milcheinschuss aus. Diese riesengroße Verantwortung, die einschneidenden Einschränkungen, die ständigen Kompromisse und auch das Geld, das der Nachwuchs kostet, investieren wir lieber in uns. Das klingt vermutlich egoistisch, aber wir sind beide der Meinung, dass Kinder bedingungslose Liebe und die notwendige Aufmerksamkeit verdienen. Das sind wir nicht bereit zu geben. Wir waren uns also absolut einig und haben uns beide sterilisieren lassen. Sicher ist sicher.

Doch je mehr Kinder unsere Geschwister und Freunde bekommen haben, desto genauer wurde bei uns hingeschaut. Das Thema, nein, »unser Problem«, wie es fortan nur noch bezeichnet wurde, rückte immer weiter in den Mittelpunkt jeder Familienfeier. Es ging sogar so weit, dass meine Mama, als ich mir etwas vom Büfett holte, mein Foodbaby mit den Worten »Hat's endlich geklappt?« streichelte. Da konnte ich nicht anders. Ich nahm sie zur Seite und erklärte ihr klipp und klar, dass ich keine Kinder möchte, weder jetzt noch in Zukunft. Du hättest mal ihren Blick sehen sollen, sie schaute mich an, als sei ich nicht mehr ganz bei Trost.

Im Streit warf sie mir unter anderem Dinge an den Kopf wie »Du bist doch nicht ganz normal!« oder »Du wirst sehen, das wirst du später bereuen, aber dann gibt es kein

Zurück, weil deine innere Uhr abgelaufen ist, dann wirst du dir wünschen, auf mich gehört zu haben«. Da rettete auch ihre nachgeschobene Entschuldigung nichts: »Ich sage das doch nicht, um dich zu ärgern, mein Engel, sondern weil ich dich liebe und nur das Beste für dich will!« Dann tat sie das, womit sie mich immer kriegt. Sie brachte meine Oma, die ich über alles liebe, ins Spiel. Sie sagte wortwörtlich, dass ich das meiner Großmutter nicht antun dürfte. Diese Enttäuschung würde sie nicht überleben.

Genau in diesem Moment kam meine Oma hinzu und fragte natürlich sofort nach.

Jana, stell dir vor, meine eigene Mutter hat mich, ohne dass ich dazu bereit war, geoutet: »Zoe möchte keine Kinder! Nicht jetzt, nicht in Zukunft, nie!« Das sagte sie richtig laut und so voller Abscheu, dass ich mich wie ein Stück Dreck fühlte. Dann trat sie wie ein Ringrichter einen Schritt zurück, um mich das mit Oma klären zu lassen.

Die Reaktion meiner Großmutter habe ich tief im Herzen gespeichert. Sie schaute erst mich an, dann meine Mama und sagte schulterzuckend: »Versteh ich total. Wenn ich in der heutigen Zeit mit all den Möglichkeiten und Freiheiten geboren wäre … Ach, Jessas, Maria und Josef! Ich wäre wie ein Vogel im Wind!« Dann klatschte sie in die Hände und hielt sich kichernd die Hände vor den Mund.

So habe ich meine Oma zuvor noch nie erlebt, ihre Augen strahlten wie die eines jungen Mädchens. Sie schloss mich in die Arme, zog mich zu sich heran und flüsterte mir ins Ohr: »Leb dein Leben, Mädchen, leb es für dich …«

Dann legte sie die Hand so dicht um meine Ohrmuschel, dass es auch bestimmt niemand außer uns beiden hörte:
»… und leb es auch ein bisschen für mich.«

Sie kniff ein Auge zu, ließ meine Mutter und mich stehen und holte sich Nachschlag vom Obstsalat.

Auch wenn zwischen meiner Mama und mir erst mal Funkstille herrschen wird, empfinde ich das als einen befreienden Abend. Klar war das nicht in Ordnung, aber irgendwie bin ich sogar froh, dass es jetzt ausgesprochen ist. Endlich nicht mehr dieser unerträgliche Druck.
Und meine Oma ist doch echt eine coole Socke mit ihren dreiundneunzig Jahren, findest du nicht auch?

Alles Liebe, deine Zoe

»Krass!«, entfährt es meinem siebzehnjährigen Ich. Ohne mich nochmals um Erlaubnis zu bitten, stöbert sie weiter im Nachrichteneingang, bis sie erneut hängen bleibt.

Hallo Jana,
ich weiß nicht, was ich tun soll. Eigentlich müsste ich gerade die glücklichste Frau der Welt sein, denn mein Freund hat mir eben einen Heiratsantrag gemacht. Aber anstatt mich zu freuen, sitze ich hier auf dem Klo und heule. Du bist die Einzige, der ich schreiben kann, weil ich weiß, dass du niemanden verurteilst.
Er ist nicht nur mein erster Freund, sondern soll, wenn es nach mir geht, auch der letzte sein. Ich liebe ihn wirklich über alles, und zwischen uns passt es einfach perfekt.
Wir sind nun seit acht Jahren fest zusammen, kennen uns in- und auswendig, haben Höhen und Tiefen gemeistert und all das hat uns als Paar immer nur noch stärker werden lassen. Wir sind füreinander bestimmt.
Über unsere gemeinsame Zukunft haben wir schon sehr oft gesprochen, wir wissen z. B. genau, wo und wie wir leben möchten (in wenigen Monaten wandern wir nach Finnland aus), und wollen beide gerne Kinder. Wenn es klappt, am liebsten eigene, aber auch Kinder aufzunehmen, die nicht

bei ihren leiblichen Eltern leben können oder wollen, stellt für uns eine Option dar, um uns den Traum einer eigenen Familie zu erfüllen.

Jana, selbst als wir uns unsere Traumhochzeit ausgemalt haben, hättest du unsere Vorstellungen vom schönsten Tag im Leben (die wir beide stichpunktartig getrennt voneinander notiert haben) übereinanderlegen können, sie waren absolut identisch. Du fragst dich jetzt vermutlich, wo denn dann mein Problem liegt, richtig?

Egal, wem ich von unseren Plänen erzähle, ob meiner Mama (geschieden), meinen älteren Schwestern, meinen Freundinnen, meiner Cousine oder meiner Tante, alle sagen, dass ich spinnen würde und es nicht normal sei, den ersten Freund zu heiraten. Früher wäre das vielleicht üblich gewesen, aber heute würden sich so viele Chancen bieten, da sollte man nicht beim Erstbesten kleben bleiben. »Erst vergleichen, dann behalten!«, ist der Standardspruch meiner Mutter. Passt für Elektrogeräte und Männer, wenn es nach ihr geht.

Meine Freundinnen und Geschwister lachen mich aus, weil ich bisher nur mit ihm geschlafen habe. Ich könnte mir ja gar kein Urteil darüber erlauben, ob er überhaupt gut im Bett ist. Sie machen dann immer Witze darüber, dass er eventuell eine Niete sei, die es überhaupt nicht richtig bringt, und ich es nur nicht merken würde. Das verletzt mich sehr, und ich schäme mich vor ihnen, so wenig Erfahrung zu haben. Aber der Gedanke, mit jemand anderem als meinem Schatz intim zu werden, ekelt mich extrem. Ich möchte das nicht und bin glücklich, wie es zwischen uns ist, in allen Bereichen, wenn du verstehst, was ich meine.

All das stecke ich sogar noch einigermaßen weg, aber es ist noch mehr. Ich habe jetzt meine Ausbildung abgeschlossen, und der Betrieb hat mir angeboten, mich zu übernehmen, was ich aber abgelehnt habe, weil ich andere Pläne habe.

Mein größter Traum ist es, eine gute Hausfrau und Mutter zu sein. Ich mag den Gedanken, tagsüber das Haus in Ordnung zu halten, mich um die Kinder und ihre Bedürfnisse zu kümmern. Und für mich gehört ebenso dazu, meinen Schatz, wenn er abends von der Arbeit kommt, mit einem gedeckten Tisch zu empfangen, um beim Essen über unseren Tag zu sprechen und den Abend gemütlich auf der Couch ausklingen zu lassen. Würdest du mich fragen, wie ich mir meine Zukunft vorstelle, wäre das meine absolute Wunschvorstellung. Mir würde es an nichts fehlen.

Auch das habe ich meiner Mama und meinen Geschwistern erzählt, und sie haben mich schrecklich niedergemacht. Sie beschimpften mich regelrecht: Wie ich die Revolution der Frauen so mit Füßen treten könnte, ich sei eine Schande für die emanzipierte Frau, mich so in alte Klischees drücken zu lassen. Meine Mama sagte, sie würde sich für mich schämen, wenn ich nur Hausfrau und Mutter wäre. Eine Frau heutzutage müsste es problemlos schaffen, Beruf und Kinder unter einen Hut zu bringen, denn die Hausarbeit dürfe nicht allein an der Frau hängen bleiben. Außerdem meinten meine Schwestern, dass es sie traurig stimmt, wie wenig ich vom Leben erwarte, und dass ich mich mit so wenig zufriedengeben würde. Sie hätten Mitleid mit mir.

Das hat mich echt getroffen und verunsichert. Wenn alle behaupten, das sei nicht normal, dann bin ich es vielleicht wirklich auch nicht und merke es nur nicht. Es muss doch etwas daran sein, sonst wären ja nicht alle anderen einer Meinung, oder?

Obwohl ich dich leider noch nicht persönlich kenne, weiß ich, wie deine Antwort lauten würde, liebe Jana. Lustigerweise kann ich mir sogar bildhaft vorstellen, wie du mich dabei anschauen würdest. Oder du würdest mich einfach nur umarmen.

Während ich mir das alles gerade von der Seele schreibe, wird mir bewusst, dass es nur eine Antwort gibt.

An mir und meiner Lebensplanung ist absolut nichts falsch, ich habe einfach nur verdammt viel Glück, meinen Lebenspartner so früh gefunden zu haben, und für mein Glück und meine Entscheidungen muss ich mich vor niemandem rechtfertigen. Es ist mein Leben, nicht das meiner Mutter, nicht das meiner Schwestern. Und wie sagst du immer so schön: Wir sind nicht auf der Welt, um die Erwartungen anderer zu erfüllen.

Liebe Grüße von der glücklichsten Frau der Welt, und wenn du nächstes Jahr zu unserer Hochzeit kommen willst, bist du ganz herzlich eingeladen!

Bleib, wie du bist, du tolle Seele,
deine Marie

»Wirst du hingehen?«, fragt sie auffordernd und hält mir das Handy entgegen. Ich lese die letzten Zeilen, um mich zu erinnern, worum es in der Nachricht ging.

»Mal sehen, wenn ich zufällig in der Nähe bin, auf jeden Fall!«, antworte ich. Sie schaut weiter auf das Display und erwidert: »Also ich würde sicher vorbeischauen. Das wäre doch eine tolle Überraschung.«

Ich bin inzwischen bei den »5 Kilo weniger in drei Tagen«-Rezepten angekommen und blättere weiter.

Liebe Jana,

ich weiß, dir wird in den Kommentaren oft gesagt, du
würdest etwas im Leben verpassen, weil du viele Erfahrungen, die andere in deinem Alter (*sorry*, soll nicht böse
klingen, aber du könntest halt einfach meine Mutter sein)
gemacht haben, nicht erlebt hast.

Zu diesem Thema möchte ich dir etwas aus meinem Leben
erzählen. Als ich gerade vierzehn war, gab es in unserer
Klasse die Challenge, dass wir Mädchen unsere Jungfräu-
lichkeit bis zu den Sommerferien verlieren mussten. Ich
hatte zwar erst ein bisschen Angst, weil die Pornos, die zu
der Zeit im Klassenchat herumgingen, einfach viel zu krass
waren, aber ich war natürlich auch superneugierig.

Auf einer Party traf ich dann einen Typ, mit dem auch
schon eine Freundin von mir geschlafen hatte, und die
sagte, er wäre erfahren und vorsichtig. Also fragte ich ihn.
Ich würde nicht unbedingt sagen, dass mein erstes Mal
schön war, aber es hat mich auch nicht traumatisiert oder
Ähnliches, also alles gut bis dahin.

Dummerweise bin ich zu der Zeit in eine Clique gerutscht,
in der immer viel getrunken wurde. Es gab echt keine Party,
die wir ausgelassen haben, und die Mengen an Alkohol
stiegen zunehmend. Teilweise haben wir uns unter der
Woche getroffen, um zu rauchen und uns »aus dem Leben
zu ballern«, wie wir es nannten. Mal an der Tanke, mal
bei den Aschentonnen, je nachdem, wo gerade mehr ging.
Es wurde uns einfach immer stärker egal.

Ich weiß nicht, ob du das kennst, aber wenn ich Alkohol
trinke, werde ich immer anhänglich. So sehr, dass ich
anfangs »nur« mit verschiedensten Typen rummachte, aber
irgendwann reichte mir das nicht mehr. Die Wirkung ließ
nach, es war absolut nichts Besonderes mehr, noch mehr
Alkohol und Sex waren anfangs die Lösung, aber auch hier

ließ der Kick nach. Da bin ich aufgewacht, gerade noch rechtzeitig. Zum Glück schaffte ich den Absprung. Harte Drogen habe ich nie angefasst, darauf bin ich sehr stolz. Auch von der Clique habe ich mich distanziert, weil ich merkte, sie tat mir einfach nicht gut. Ich war nicht unschuldig, niemand hat mich gezwungen, aber ich hatte plötzlich Angst, komplett abzurutschen.

Die Schule lief dann auch wieder ganz gut, und ich habe mich mit echt netten Typen getroffen, aber so richtig geklappt hat es mit keinem. Entweder wurde mir langweilig oder sie machten Schluss. Meist war ich nicht mal traurig, ich datete einfach den nächsten. Von anderen höre ich häufig, es wäre so schwer, jemanden kennenzulernen, aber ich hatte nie Probleme. Inzwischen glaube ich, dass ich hingegen zu viele kennengelernt habe.

Du hast mal gesagt, jede Beziehung bedeutet Arbeit. Aber ich war damals einfach überhaupt nicht mehr bereit, irgendetwas zu investieren. Ich wünschte mir ein perfektes Match, wie man es aus Filmen oder von den Happy-wife-happy-life-Insta-Couples kennt. Genau das wollte ich ebenfalls.

Hat mir etwas an dem Typen nicht gepasst, zack, der nächste, und bei jedem hoffte ich wieder, dass er dieses Mal der Richtige ist. Würdest du mich heute fragen, wie mein Traumtyp sein müsste, könnte ich dir eine endlos lange Liste aufzählen. Denn mit jedem Typen, mit dem ich was hatte, egal ob nur eine Nacht oder für länger, wanderte eine neue Anforderung auf die Must-have-Liste. War er anders, wollte ich ihn nicht.

Dating wurde mit der Zeit ein bisschen wie TikTok: Du möchtest nur kurz reinschauen, aber dann bleibst du zwei, drei Stunden hängen, das ist wie ein Rausch. Du willst aufhören, aber denkst dir, nur noch ein Clip, der Nächste ist bestimmt wieder richtig gut. Genauso stelle ich mir Glücksspiel an einem Automaten vor, nur dass ich hingegen kein Geld verliere, sondern meine Zeit und die Optionen.

Also erweiterte ich den Suchradius. Irgendwann flog ich zu einem Typen nach Wien, nachdem wir zwei, drei Wochen erst über Insta, anschließend per WhatsApp geschrieben hatten. Aber anstatt ihn wirklich kennenzulernen, hakte ich nur meine Must-have-Liste im Kopf ab, ob er all das erfüllte, was ich mir von meinem Traummann wünschte. Ich saß mit ihm im megaschicken Restaurant, er behandelte mich wie eine Königin, aber ich dachte nur darüber nach, ob ich damit klarkäme, dass er, anders als sein Vorgänger, nicht gerne verreiste.

Inzwischen habe ich panische Angst, mich nicht mehr zu verlieben. So ganz normal halt, mit sich über den Weg laufen, interessant finden, ansprechen, verabreden … und das alles, ohne den Ballast der letzten Treffen mit ins erste Date zu nehmen. Ich weiß nicht, ob es mir gelingt, meine Ansprüche wieder herunterzuschrauben, oder ob ich das überhaupt möchte, denn Männer sind da ja nicht anders. Und habe ich nicht den besten Partner verdient?

Ich komme mir vor wie nach dem Abi, als mir tausend Möglichkeiten offenstanden. Wie soll ich wissen, was ich will, wenn ich nicht alles probiert habe? Woher soll ich wissen, dass ich nicht den absoluten Traumjob verpasse, weil ich mich zu früh auf einen festlege? Was ist, wenn es da draußen noch mehr gibt? Etwas, das besser zu mir passt? Genau derselbe Gedanke bei jeder neuen Beziehung: Bin ich überhaupt mit dem Richtigen zusammen?

Ich dachte schon, dass mit mir irgendwas nicht stimmt, aber meine Freundinnen sagen, das sei normal, da es ihnen ebenso geht. Aber wenn das normal ist, dann will ich anders sein.

Ich möchte nicht mein Leben lang auf den Traumtypen warten und am Ende für immer allein sein. Ich sehne mich nach dem Menschen, der mich vervollständigt. Ich kann und will gar nicht allein sein. Manchmal tindere ich nur, weil ich Angst davor habe, den Abend ohne jemanden verbringen zu müssen, der mich begehrt. Ich brauche dieses Gefühl. Aber wenn er bleibt, die Nacht über neben mir liegt, Jana, dann fühle ich mich unglaublich einsam und bin mir selbst so schrecklich fremd.

Das ist nicht das Leben, wie ich es mir erträumt habe, es ist wie ein fucking Albtraum, in dem ich immer und immer wieder dasselbe tue, aber einen anderen Ausgang erwarte.

Ich habe so eine große Angst, dass ich durch all das unfähig geworden bin, eine Beziehung zu führen. Ich glaube, ich habe mein Herz kaputtgemacht. Am liebsten würde ich einfach die Resettaste drücken, jede Erfahrung vergessen und noch einmal von vorne beginnen.

Ich hab dich so lieb,
deine Alessia

Die eben gelesene Nachricht scheint die jüngere Jana richtig aufzuwühlen, und ich frage, was sie so emotional werden lässt.

»Sie klingt so traurig, ich möchte sie am liebsten sofort in die Arme nehmen. Kannst du ihr nicht was Nettes antworten?«, fragt sie und schaut mich flehend an.

Ich weiß beim flüchtigen Hinsehen sofort, um wen es geht. Dann deute ich mit dem Zeigefinger auf die Markierung oben rechts an der Nachricht. »Ja, das habe ich mir fest vorgenommen. Sobald etwas Luft ist, schreibe ich ihr auf jeden Fall.«

Das scheint sie zu beruhigen, und sie öffnet die nächste Nachricht.

Ich schaue mich erfolglos nach neuem Lesestoff um und beschließe, noch mal von vorne durchzublättern.

Guten Abend, liebe Jana,
meine Enkelin Sophia, du hast sie vor Jahren bei einem
Schulauftritt kennengelernt, schickt mir immer Videos von
dir und deiner Mama. Ich finde, ihr zwei bildet eine ganz
tolle WG, und ich schaue euch unglaublich gerne zu.
Heute schreibe ich dir aus einem bestimmten Grund. Du
steckst uns alle immer so sehr mit deiner unbändigen
Lebensfreude an, dass ich dir nun im Gegenzug etwas von
meiner Gelassenheit, die mich die letzten Jahre gelehrt
haben, schenken mag.
Neulich hast du in einem Video gesagt, du hättest etwas
Sorge, es könnte ziemlich still werden, wenn deine Mama
nicht mehr da ist, du abends ins Wohnzimmer gehst und
dort niemand mehr ist, der auf dich wartet, dich mit einem
Lächeln begrüßt, dir vom Tag erzählt und erfahren möchte,
wie deiner war.
Du betonst oft, dass du es nicht ausschließt, dich zu
verlieben, und diese Offenheit und Neugier solltest du dir
auch auf jeden Fall bewahren. Aber lass dich bitte nicht
von der Angst leiten, später einmal zu vereinsamen.
Angst ist immer ein sehr schlechter Berater, meine Liebe.
Gerne möchte ich dir von meinen Erfahrungen berichten.
Als junges Mädchen bin ich in die Lehre gegangen, habe
dort meinen Mann kennengelernt und viele kinderreiche,
glückliche Jahre mit ihm erleben dürfen, bis er, Gott hab
ihn selig, vor knapp zehn Jahren von uns ging.
Deinen Gedanken, wie die Leere zu füllen ist, ohne den
geliebten Menschen ersetzen zu können, teilen wir also

alle früher oder später im Leben. Es wird – egal über welche Art von Beziehung wir nachdenken, ob Liebespaar oder Freundschaft – immer jemanden geben, der übrig bleibt und sich dann unweigerlich die Frage stellt, wie es nun ohne den anderen weitergeht.

Auch ich musste nach einer gewissen Zeit der Trauer diese schmerzhaften Überlegungen anstellen, denn mein Leben sollte schließlich weitergehen. Nur wer dem Glück die Tür öffnet, wird es zu Gast haben, hat mein lieber Mann zu sagen gepflegt, und er sollte recht behalten.

Meine Töchter leben ihre eigenen Leben, wohnen mit ihren Familien weit über Deutschland verstreut, aber einen alten Baum wie mich verpflanzt man nicht mehr so leicht.

Hier habe ich meine Wurzeln, meine Freunde, den Verein und die Straßen, die ich kenne. Auf meinem Weg treffe ich viele bekannte Gesichter, die mit einem weichen Kissen auf der Fensterbank sitzen, freundlich herausschauen und schon wartend auf die Uhr am Handgelenk tippen, wenn ich auf meiner Morgenrunde zu spät dran bin. Wir geben aufeinander acht. Mein Bäcker hält mir immer zwei meiner Lieblingsbrötchen, die mit Kümmel und Salz, zurück.

So etwas gibt man nach all den Jahrzehnten nicht einfach auf.

Allein wollte ich in dem für mich viel zu großen Haus aber auch nicht bleiben, also habe ich eine Annonce geschaltet, um einen Mitbewohner zu suchen. Erst tat sich eine ganze Weile nichts, doch dann meldete sich Trudi, eine längst verloren geglaubte Schulkameradin von mir, auf meine Suchanzeige bei Facebook.

Wobei ihr diese Beschreibung nicht gerecht wird. Wir sind wie eine alte Seele in zwei Körpern. Zwei Körper, die sich schon damals in ihrer jugendlichen Blüte angezogen haben, zu sehr für die damalige Zeit. Wir wollten unseren

Eltern keine Schande bereiten und wussten, es kann nicht sein, was nicht sein darf.

Unzählige Jahre sind seitdem ins Land gegangen. Wir sind älter, die Falten tiefer und unsere Herzen mutiger geworden. Unsere Liebe hat all die Jahre, die wir getrennt voneinander lebten, überdauert, und heute gehen wir Hand in Hand durch die Straßen und genießen die gemeinsame Zeit. Einzig und allein die Tatsache, dass ich nun meine Lieblingsbrötchen teilen muss, stellt ein großes Problem dar. Nein, liebe Jana, ich scherze natürlich nur. Mit Trudi teile ich alles, was mir das Leben schenkt, sehr gerne.

Zu uns ins Haus ist vor drei Jahren eine junge, alleinerziehende Mutter mit ihren zwei kleinen Jungs (fünf und sieben Jahre) gezogen. Sie hatte eine schwere Zeit im Leben, und wir sind sehr froh, es ihr etwas leichter gestalten zu können, denn wer hat, der sollte geben. Sie bewohnen seit knapp drei Jahren die drei Zimmer in der unteren Etage, und den Garten bewirtschaften wir gemeinsam.

Wir sind also ein Mehrgenerationenhaus, in dem jeder willkommen ist. Verschlossene Türen findest du bei uns nicht, das hält Herz, Seele und Körper jung. Trudi sagt immer, wir hätten gar keine Zeit zu rosten, und ich stimme ihr zu.

Mach dir also bitte keine Gedanken darüber, wie es irgendwann einmal sein wird. Genieße den Moment, sei zufrieden mit dem, was du hast, und sei dir gewiss, dass das Leben immer gut für dich sorgen wird.

Alles Liebe für dich und die herzlichsten Grüße auch an deine Frau Mama, Lieselotte

»Zufrieden mit dem Moment sein, das klingt voll nach dir, finde ich!«, bemerkt mein jüngeres Ich und grinst mich an.

»Meine Online-Community besteht ja nicht nur aus Followern, Views und Likes, manche Nachrichten beschäftigen mich total lange, besonders, wenn mir so viel Vertrauen geschenkt wird. Diesen Gedanken, zufrieden mit dem Moment zu sein, habe ich vorher schon zigmal ge- und überlesen, aber durch Lieselotte erreichte mich erst der eigentliche Sinn dahinter. Ich fand den Spruch so schön, dass ich ihn mir oben rechts auf meine Schreibtischunterlage notiert habe. Mit einem …«

»… mit einem Smiley daneben«, vollendet sie meinen Satz, und wir lächeln beide.

Sie gibt mir das Handy zurück, nimmt unsere bis auf eine Minipfütze fast leeren Tassen vom Tisch und kocht uns beiden einen frischen Minztee. Dass sie sich, ohne auch nur mit der Wimper zu zucken, meine Tasse nimmt und mir die ihre reicht, wundert mich überhaupt nicht.

»Wir sind alle anders, es traut sich nur keiner zu sagen!«, erklärt sie zufrieden, setzt sich und streicht lächelnd über die kleine Macke am oberen Tassenrand.

»Und das wird sich sehr, sehr bald ändern«, sage ich beinah euphorisch, führe die dampfende Tasse zum Mund und habe die Digitalisierung wohl nie mehr gefeiert als in diesem Moment. »Heute, jetzt und hier, gibt es noch kein SchülerVZ, StudiVZ oder Instagram. Nicht mal Facebook. Aber 2022 …«, ich hebe den Zeigefinger und fahre fort, »im Jahr 2022 nutzen acht von zehn Jugendlichen Instagram, bei YouTube sind es noch mehr, und ganz besonders TikTok holt rasant auf. Bei all diesen digitalen Treffpunkten tauschen sich die Menschen miteinander aus, teilen ihre Urlaubsfotos, Lieblingsrezepte, Meinungen und ihre Einzigartigkeit. Das verändert einfach alles. Dank dieser sogenannten sozialen Netzwerke hat jeder Mensch die Möglichkeit, Menschen zu finden, mit denen er auf einer Wellenlänge liegt.

Völlig egal, um was es geht, ob um abgefahrene Hobbys, deine Sexualität oder ›Nobody thinks what I think‹-Gedanken. Wenn du glaubst, die einzige Person zu sein, die so empfindet, begegnest du dort Unzähligen, denen es ganz genauso geht. Im Internet gibt es absolut nichts, was es nicht gibt.« Ich strahle sie an.

»Erlebt Oma das noch mit?«, fragt sie und bremst meine Euphorie. »Ich glaube, das würde ihr Angst machen«, meint sie nachdenklich. »Erst neulich hat sie zu mir gesagt, dass sie ab sofort keine Nachrichten mehr guckt. Sie schaut nur noch, wie es den Nachbarn auf ihrer Straße und ihrer Freundin Frida, die sie immer am Grab von Opa trifft, geht. Vom Rest der Welt will sie nichts mehr wissen. Ich glaube, ihr geht das alles mit der plötzlich so rasant ansteigenden Fülle von Informationen ein bisschen zu schnell.«

Diese Diskussion um Vor- und Nachteile der digitalen Welt lässt in mir lebhaft die Erinnerung an eine Begegnung aufsteigen, die gerade einmal zwei Wochen zurückliegt.

Die aus dem Internet

Ich sitze glücklich in der Schulaula auf dem Rand der großen Bühne, als ich die junge Referendarin, mit der wir die BKK bauchgefühl Konzertlesung organisiert haben, mit hochrotem Kopf auf mich zusteuern sehe.

»Wir haben ein Problem!«, konfrontiert sie mich und steht vollkommen aufgelöst vor mir. Hektisch blickt sie zwischen dem Eingang zur linken und den Glastüren zur rechten Seite hin und her, als würde sie befürchten, dass jeden Moment eine Horde Wildgewordener die Aula stürmt und alles in Schutt und Asche legt.

»Okay, ganz langsam, bitte erzähl mir, was los ist«, versuche ich sie zu beruhigen und bringe sie dazu, sich mit mir auf zwei der knapp über fünfhundert Stühle zu setzen, die bis vor etwa einer Stunde bis auf den letzten Platz mit Schülerinnen und Schülern belegt waren.

»Frau Crämer«, beginnt sie, und ich spare mir die Frage, ob wir nicht gerade noch beim Du waren, denn es ist offensichtlich, wie sehr sie neben sich steht.

»Die Mutter von Mia ist auf dem Weg hierher!«, ruft sie aus, als wäre diese Tatsache Grund genug, sofort das Weite zu suchen.

»Ja, und?«, frage ich schulterzuckend und erinnere mich noch genau an die kleine Mia, die mich nach der Umarmung am liebsten gar nicht mehr losgelassen hätte und sogar extra freiwillig dabei geholfen hat, die bunten papiernen Konfettischnipsel zusammenzufegen, nur um noch ein bisschen länger bei uns in der Aula bleiben zu dürfen.

»Die Mutter von Mia?«, fragt ein Lehrer, der freundlicherweise dabei mithilft, unser Equipment zurück zum Bandbus zu schleppen. »Na, dann mal alle in Deckung. Das kann heiter werden!« Er verdreht demonstrativ die Augen.

»Mia hätte gar nicht hier sein dürfen! Ihre Mutter hat ihr verboten, an dieser Veranstaltung teilzunehmen!«, erklärt die Referendarin in Richtung des Lehrers, ehe sie mich an den Schultern packt und »ausdrücklich verboten!« ergänzt.

Ich merke, wie mich ihre Panik ansteckt und nun auch mein Puls schneller schlägt, obwohl ich nicht die leiseste Ahnung habe, was das Problem ist.

Es stimmt, unsere Konzertlesung behandelt sehr sensible Themen, und es passiert durchaus, dass Schülerinnen oder Schüler sehr emotional reagieren, aber gerade das ist ja unser Ziel. Wir möchten all die Themen wie Essstörungen, Alkoholkonsum, Bodyshaming, Selbsthass und Mobbing in diesem geschützten Rahmen aus der Tabuzone holen und ein Gesprächsangebot geben. Mia schien weder sonderlich von den Themen getriggert worden zu sein, noch schien es ihr nach unserem Auftritt schlecht zu gehen. Ganz im Gegenteil. Sie war eine der Ersten, die für Standing Ovations aufgesprungen waren.

»Was genau ist denn Mias Problem? Soll ich noch mal mit ihr sprechen?«, frage ich und wende mich an den Lehrer, der wieder die Aula betreten hat, um die nächsten Kisten zu unserem Auto zu bringen.

Als Antwort auf meine Frage bricht er in schallendes Gelächter aus. »Die Mutter! Mias Mutter ist das Problem!«

Ich schaue die Referendarin neben mir an, und sie beginnt zu erzählen: »Als wir euren Auftritt für unsere Schule gewonnen haben, waren alle Eltern komplett aus dem Häuschen. Einerseits, weil das für unser kleines Dorf natürlich ein absolutes Highlight ist. Andererseits, weil dich viele aus dem Fernsehen kannten. Da war Mias Mutter schon skeptisch. Als dann noch erzählt wurde, dass du in den sozialen Netzwerken über fünfhunderttausend Follower hast und deine Videos über dreihundert Millionen Mal angeschaut wurden, ist sie komplett ausgerastet! Die hat sich da so sehr reingesteigert, sie ...«

»Jana?«, ruft der Lehrer dazwischen, und ich drehe mich zu ihm um. Als sich unsere Blicke treffen, sagt er mit übertrieben ernster Miene und auf mich gerichtetem Zeigefinger: »Du bist böse. Jana, du bist die Personifizierung des Bösen!«

Die Referendarin nickt für meinen Geschmack etwas zu heftig, und ich fühle mich wie in einem schlechten Film.

Dann fasse ich zusammen: »Okay, verstehe ich das richtig? Mias Mutter hat ihr verboten, an unserer Konzertlesung teilzunehmen, weil ich ...«

»Weil du die aus dem Internet bist!«, beendet der Lehrer

lachend meinen Satz, und die Referendarin ergänzt: »Und aus dem Fernsehen! Alles Digitale ist böse. Mia ist die Einzige in ihrem kompletten Jahrgang, die kein Smartphone besitzt, und das Tablet darf nach lautem Protest und ewigem Hin und Her einzig und allein für die Schulaufgaben genutzt werden. Kein freier Zugang zum Internet, nicht mal Musik darf sich Mia dort anhören.«

Mein bester Freund Bato lacht laut auf, während er das Mischpult auf das Roll-Case hievt. »Na, dann ist es ja gut, dass ich mein erstes Album auch physisch rausbringe!«

»Das habe ich nicht erlaubt!«, brüllt plötzlich eine Frauenstimme.

Ich drehe mich in Richtung der Glastür, die so sehr gegen den dahinterstehenden Blumenkübel donnert, dass ich befürchte, sie würde durch die Wucht des Aufpralls zerspringen.

Mia hinter sich herzerrend, steuert eine dunkelhaarige Frau auf mich zu. Die Hände in die Hüften gestemmt, bleibt sie direkt vor mir stehen und giftet mich an: »Sie haben mein Kind verdorben!«

Ich blicke Mia an, die Tränen in den Augen hat und gar nicht weiß, wie ihr geschieht. Mit einem Mal stehen alle Anwesenden, Referendarin, Lehrer und meine Bandjungs, um uns herum und versuchen, mich vor der Mutter abzuschirmen.

Ich lächle aufmunternd Mia an, die völlig verzweifelt zwischen ihrer schreienden Mutter und dem nun ebenfalls laut werdenden Lehrer hin und her schaut.

»Entschuldigung?« Ich versuche, so ruhig wie möglich, die Aufmerksamkeit der Mutter auf mich zu lenken.

Als sie mich nach zwei weiteren Versuchen endlich ansieht, frage ich sie, ob wir uns mal in Ruhe allein draußen unterhalten wollen.

Sie scheint alles andere als begeistert zu sein, nickt aber und geht, Mia am Arm hinter sich herzerrend, hinaus auf den Schulhof.

Während ich ihr folge, drehe ich mich zu Bato und den anderen um und reagiere auf ihre irritierten Blicke mit einem hilflosen Schulterzucken, denn ich habe nicht die leiseste Ahnung, was ich hier mache. Aber ich glaube, dass Zuschauer das Ganze nur unnötig weiter hochkochen lassen, und ein bisschen frische Luft tut doch immer gut.

Auf meine Frage, ob wir zu den Tischtennisplatten gehen wollen, antwortet Mias Mutter nicht, läuft aber mit eiligen Schritten voran. Dort angekommen, stellt sie sich mit verschränkten Armen neben ihre verängstigte Tochter und mustert mich voller Abscheu von oben bis unten.

Ich setze mich, etwas unbeholfener, als ich es mir gewünscht hätte, auf die Tischtennisplatte und schaue eine Weile zwischen Mia und ihrer Mutter hin und her, ehe ich mit dem Kommentar »Jetzt ham wa den Salat« versuche, die Stimmung aufzulockern. Es gelingt mir nicht. Also erkläre ich ehrlich: »Ich habe leider absolut keine Ahnung, wie man sich in einer solchen Situation richtig verhält, denn so etwas ist mir noch nie passiert! Auch wenn ich mich riesig gefreut habe, dich, liebe Mia, heute kennenzulernen, tut es mir sehr leid, dass Sie derart aufgebracht sind!« Den letzten Satz sage ich in Richtung der Mama und freue mich ein bisschen, da sie von meinen Worten sichtlich irritiert ist.

»Verstehst du, warum deine Mama sauer ist, Mia?«, frage ich, und sie schüttelt den Kopf.

»Weil ich es dir verboten habe! Ich habe dir ausdrücklich untersagt, zu dieser Internet-Veranstaltung zu gehen!«, keift die Mutter und ist sofort wieder auf hundertachtzig. Na bravo.

»Es ging gar nicht ums Internet. Mit keinem Wort! Jana hat aus ihrem Buch vorgelesen, und alle anderen durften auch hingehen! Nur ich nicht, ich darf nie etwas. Nie kann ich mitreden. Du verbietest mir alles, was Spaß macht. Ich hasse dich!«, brüllt Mia überraschenderweise so laut ihre Mutter an, dass sogar ich zusammenzucke. Dann stürmt sie zurück zur Schulaula.

Die Mutter lehnt sich gegen die Tischtennisplatte, und es wirkt, als hätte jemand ihrer grenzenlosen Wut den Stöpsel gezogen. Von jetzt auf gleich scheint aller Druck aus ihr zu entweichen. Dann sagt sie mit gebrochener Stimme: »Genau das wollte ich vermeiden. Ich wollte meinen kleinen Schatz exakt davor beschützen. Sie haben alles zerstört!«

Leise frage ich nach: »Wovor wollten Sie Ihre Tochter beschützen?«

Sie dreht sich zu mir, schluckt und erklärt: »Vor der Welt. Vor der sich immer schneller drehenden Welt da draußen. Ich bin extra mit Mia aus der Stadt weggezogen, weg von alledem, was unsere Kinder kaputtmacht und viel zu früh erwachsen werden lässt.«

Ich nicke und erwidere: »Das verstehe ich. Wenn ich eine Mama wäre, hätte ich auch Angst um meine Kinder. Ich würde auch wollen, dass es ihnen gut geht.«

»Haben Sie denn keine Kinder?«, fragt sie verwundert, und ich beuge mich etwas zu ihr herüber.

»Ich verrate Ihnen was«, sage ich, als würde ich ihr ein gut gehütetes Geheimnis anvertrauen. »Ich habe sogar noch nie mit jemandem geschlafen. Nicht mal jemanden geknutscht.« Dann schiebe ich »Obwohl ich *die* aus dem Internet bin« hinterher und kann meinen Mundwinkeln ein leichtes Lächeln nicht verbieten.

Sie schaut mich an, nicht wertend, eher etwas verwundert, dann sagt sie fast tonlos: »Wissen Sie, eine Mutter ist nur so glücklich wie das unglücklichste ihrer Kinder!« Ich höre die Verzweiflung in ihrer Stimme. »Ich sehe doch die anderen Eltern, wie sie sich Sorgen machen, weil die Mädchen immer frühreifer werden. Das Internet ist schuld! Schauen Sie sich doch mal an, was die Jugendlichen dort zu sehen bekommen. Von allein kämen die nicht auf solche Ideen. Zu meiner Zeit haben wir in dem Alter noch mit Puppen gespielt, heute können Sie als Eltern froh sein, wenn verhütet wird.«

»Ich hatte einen Gassigehklub«, sage ich und lächle.

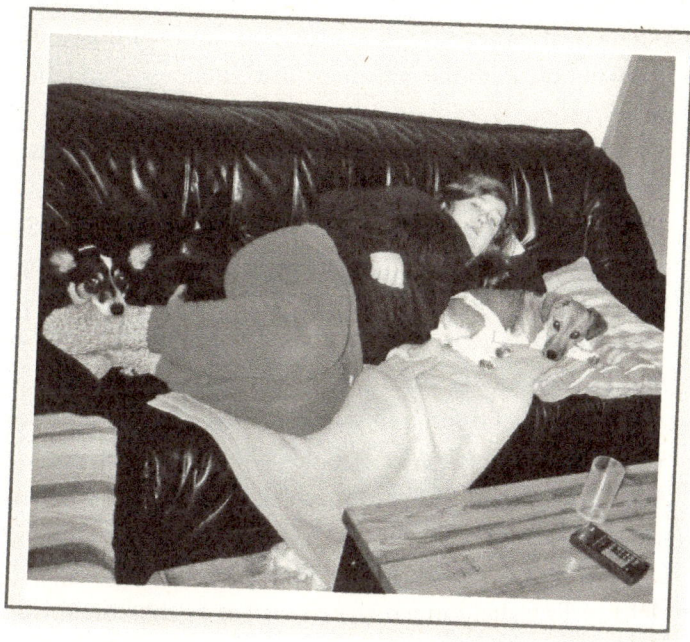

»Was?«, fragt sie sichtlich irritiert.

»Ich glaube, wir sind etwa im gleichen Alter«, erkläre ich und deute zwischen ihr und mir hin und her. »Ich habe zwar nie wirklich gerne mit Puppen gespielt, aber ich hatte einen Gassigehklub und habe immer gemeinsam mit meinen Freundinnen die Hunde der Nachbarn ausgeführt. Von dem verdienten Geld kauften wir uns dann eine gemischte Tüte mit Klümpchen an der Bude. Für 50 Pfennige gab es eine Handvoll Cola-Kracher, das waren die besten.«

Sie dreht den Kopf zu mir und lächelt.

»Ich verstehe Sie«, sage ich fast flüsternd. »Sie wünschen sich nur das Beste für Ihr Kind, aber – so leid es mir tut – ich glaube, dass Sie Ihre Tochter nicht beschützen können. Wissen Sie, wann ich meine ersten Pornos gesehen habe?«

Ihr Blick verfinstert sich, aber ich erzähle weiter. »Das war bei einer Gassirunde, als uns Nicky, der kleine Mischling, abgehauen ist. Während wir sie suchten, sind wir durch die Stacheln auf die Anhöhe geklettert, um einen besseren Überblick zu gewinnen. Dort oben war eine Lichtung mit saftigen Brombeeren, einigen umgedrehten Weinkisten, die wie zu einer Tischgruppe formiert waren, und darauf lagen: Pornomagazine. Unzählige. Ganz analog.« Ich lächle. »Wir haben Sachen gesehen, da wäre selbst das Internet vor Scham rot angelaufen!«

Sie findet es leider gar nicht witzig, schaut mir weiter in die Augen, sagt aber kein Wort.

Ich atme tief durch. »Wir können die Kinder nicht vor der Welt beschützen. Weder vor der alten noch vor der neuen. Aber Sie können Mia zu einer starken und selbstbewussten jungen Frau erziehen, die nicht behütet werden muss, weil sie sich selbst beschützen kann. Vertrauen Sie Mia, eigene und richtige Entscheidungen zu treffen, und geben Sie ihr die Sicherheit, dass sie immer zu Ihnen kommen und mit Ihnen über alles sprechen kann.«

»Mir geht das alles zu schnell!«, sagt Mias Mama und setzt sich nun ebenfalls.

»Vielleicht treffen Sie beide sich in der Mitte?«, schlage ich vor, und sie zieht fragend eine Augenbraue nach oben.

»Sie können voneinander lernen, indem Mia Ihnen ein bisschen zeigt, welche Vorteile die digitalen Medien haben, und Sie ein bisschen auf die Bremse treten, falls Mia es doch übertreibt. Machen Sie doch einen Internetkurs. Ein Fahrlehrer muss auch selbst den Führerschein machen, bevor er bei seinen Schülern eingreifen kann, um Unfälle zu vermeiden. Ich glaube, dass alles Neue seinen Schrecken verliert, wenn man sich erst mal damit beschäftigt. So einen Kurs gibt es auch hier an der Schule, denn ganz viele Eltern teilen Ihre Sorgen. Sie sind damit nicht allein.«

* * *

»Und? Haben die beiden sich wieder vertragen?«, reißt mich die siebzehnjährige Jana plötzlich aus meinen Gedanken und deutet mit einem »Also, der ist jetzt kalt!« grinsend auf meinen Teebecher.

Ich nehme mein Handy, wische durch meinen Nachrichteneingang bei Instagram und öffne eine Nachricht von Mias Mama, die mich erst vor ein paar Stunden erreichte. Dann drehe ich das Display in ihre Richtung, damit sie das Selfie von Mutter und Tochter mit zwei riesigen Bechern Spaghettieis in der Eisdiele sieht.

Sie grinst. »Essen fotografieren, das ist echt ein Social-Media-Ding, oder?«

Ich nicke.

»Ich habe schon gesehen, dass du oft nur dein Essen fotografierst und ständig Nachrichten erhältst, in denen du nach den Rezepten gefragt wirst. Dein Posteingang ist voll davon. Wird das nicht immer alles kalt, wenn du erst Bilder davon machst?«

Ich nehme einen großen Schluck von meinem inzwischen leider eiskalten Tee und antworte mit einem gequälten Lächeln: »Kein Problem, ich mag es so.«

»Ich glaube dir kein Wort«, sagt sie lachend und weiß genau, dass sie recht hat.

Kapitel 5

Du könntest mich gar nicht enttäuschen

Als sich mein Vater mit einem besorgten »Alles okay, Schatz?« am Telefon meldet, empfinde ich in derselben Sekunde das erleichternde Gefühl, nicht mehr stark sein zu müssen.

»Ich kann das hier nicht«, antworte ich fast tonlos, und es fällt mir schwer, mich zusammenzureißen.

An meiner Spiegelung in der Busfahrerkabine direkt vor mir erkenne ich, dass ich irgendetwas Komisches mit meinen Lippen anstelle, wohl um nicht laut zu schluchzen. Doch zu spät, es kullern bereits dicke Tränen meine Wangen hinunter.

Da der aufdringliche Typ neben mir nicht aufhört, mich von oben bis unten breit grinsend zu mustern, drehe ich meinen Oberkörper so gut es geht von ihm weg und schaue aus dem Fenster auf die neben uns fahrenden Autos. Ein früher Morgen Ende September, da sind rote Rückleuchten, bunte Lampen in den Schaufenstern und Ampeln die einzigen Lichtquellen, die sich in den an der Scheibe abperlenden Regentropfen spiegeln.

Der Anblick erinnert mich an eine große Fotografie, die im Kunstraum meiner Schule hing. Was würde ich dafür geben, jetzt noch mal genau dort an den großen Holztischen, die über und über mit den unterschiedlichsten Farb- und Lacksprenkeln verziert waren, zu sitzen und nichts weiter zu tun, als irgendwelche Bilder mit Zypressen zu interpretieren oder Sonnenblumen mit Wasserfarben zu malen.

Nicht mal eine Woche ist vergangen, seit mein Studiengang

für Lehramt Primarstufe begonnen hat. Obwohl er eigentlich noch gar nicht wirklich gestartet hat. Vielmehr ist heute erst der dritte Tag der Orientierungswoche. Aber während sich alle um mich herum scheinbar nur Gedanken darüber machen, welches Outfit sie bei welcher der unzähligen Ersti-Partys tragen wollen, bin ich schon jetzt von all den Infoveranstaltungen rund um Seminare, Vorlesungen, Prüfungsmodalitäten und Studienpläne einfach nur überfordert. Außerdem kommt es mir so vor, als würden diese ständigen Betonungen, dass wir hier alles vollkommen frei entscheiden können und es ganz allein an uns liegt, wann wir welchen Schein ablegen, nur dazu dienen, uns in Sicherheit zu wiegen und darüber hinwegzutäuschen, dass unfassbar viel relevanter Prüfungsstoff auf uns wartet.

Zu meiner Linken sehe ich eine nicht enden wollende Schlange von bunten Regencapes auf Fahrrädern an uns vorbeirollen. Natürlich hätte ich mir vorher darüber Gedanken machen sollen, dass die Uni in Münster quer über die Stadt verteilt ist und ich, um überhaupt die Chance zu haben, pünktlich beim nächsten Seminar anzukommen, mit dem Fahrrad von A nach B fahren muss. Ohne Fahrrad bist du in Münster nur ein halber Student, oder wie lautete der Spruch? Aber zu meiner Verteidigung: Als ich mich für den Studiengang einschrieb, hatte ich noch den Plan, bis zum heutigen Tag 40 Kilo abzunehmen. Mindestens.

Stattdessen sitze ich hier in der vollkommen falschen Buslinie, eingequetscht zwischen Scheibe und Nebenmann. Obwohl um uns herum viele Plätze frei sind, rückt er immer näher und versucht, mir ein Gespräch aufzuzwingen. Dabei merkt er doch ganz genau, dass ich telefoniere.

»Schatz? Bist du noch da?«, dringt die ruhige Stimme meines Vaters wieder an mein Ohr, und ich nicke.

»Jana? Wo bist du?«, fragt er erneut.

»In Münster«, antworte ich mit bebender Stimme und presse meine Zunge mit aller Kraft gegen die vorderen Zähne, um meinen zitternden Unterkiefer unter Kontrolle zu bringen.

»Schon klar, aber wo genau?«, will er wissen.

In diesem Moment wird mir die Tragweite meiner Aussage, das hier nicht zu schaffen, bewusst. Mein Dad hat nie einen Zweifel daran gelassen, dass er jederzeit alles stehen und liegen lässt, wenn es mir nicht gut geht. Selbst jetzt spricht er so ruhig mit mir, dass ich nicht mal erahnen würde, dass ihn die Sekretärin gerade aus der großen Betriebsratssitzung geholt hat, hätte sie es mir nicht gesagt. Nicht, um mir einen Vorwurf zu machen, in einem ungünstigen Moment angerufen zu haben, nein, vielmehr um sich zu entschuldigen, dass es ein paar Minuten länger als sonst dauern könnte, ihn ans Telefon zu bekommen.

»Und was dann?«, frage ich und schließe die Augen, weil ich genau weiß, was er antworten wird.

»Dann sehen wir weiter!«, höre ich seine Worte und fange an, unkontrolliert zu schluchzen und zu schniefen. Der junge Mann neben mir legt plötzlich seine Hand auf meinen Oberschenkel und beginnt, mich zu streicheln. Mit dem Ellbogen stoße ich ihn weg und dränge ihn von der Bank, um meine Tasche zu greifen und weiter nach hinten durchzugehen. Er blickt mir hinterher und zuckt mit den Schultern, als ob er sagen wollte: Dann halt nicht.

»Jana, wo bist du? Ich setze mich sofort ins Auto und hole dich ab. Du hast es probiert, es ist nichts für dich. Fertig«, erklärt mein Vater.

Seine Worte hallen in meinem Kopf wider, und ich würde ihm am liebsten verzweifelt die Frage entgegenschreien, was denn dann etwas für mich ist.

Stattdessen sage ich nur leise: »Ich will euch nicht enttäuschen, ihr habt euch so mit mir gefreut. Außerdem weiß ich doch noch nicht mal, was ich sonst machen will. Ich weiß einfach überhaupt nichts mehr. Ich …«

»Du könntest uns gar nicht enttäuschen«, unterbricht er mich und fährt dann fort:»Ich mach's wohl noch ein paar Jahre und bis du irgendwann weißt, was du willst, sitzt du einfach bei uns zu Hause auf der Couch! Zur Not, bis du dreißig bist, das sind zehn Jahre. Es gibt doch ganz viele Möglichkeiten.«

Ich höre deutlich die liebevolle Übertreibung und ziehe kräftig die Nase hoch, ehe ich antworte:»Ich sitze nie auf der Couch, sondern in meinem Sessel!«

»Komm nach Hause, Schatz! Setz dich von mir aus hin, wo du willst, Sessel, Couch oder auf den Boden. Mir egal. Aber zwing dich nicht zu etwas, was dir nicht guttut. Das Leben besteht aus so viel mehr als aus Arbeit. Du wirst schon noch etwas finden, was dir liegt. Gib dir Zeit!«

»Aber …«, setze ich an, ohne zu wissen, was ich eigentlich erwidern möchte.

»Kein Aber! Sag mir, wo du bist. Ich hole dich ab und bringe Taschentücher mit. Dein Geschniefe kann sich ja keiner anhören!«, meint er lachend und macht es mir unglaublich einfach. Mal wieder. Wie immer.

Während ich auf dem Plan über der Bustür nachschaue, an welcher der kommenden Haltestellen ich aussteigen könnte, um auf ihn zu warten, überlege ich, wie weit es von Recklinghausen nach Münster ist. Mit dem Auto wohl ungefähr eine Stunde, wenn man gut durchkommt. Da heute Betriebsratssitzung ist, wird er noch nichts getrunken haben. Oder zumindest nur so viel, dass seine Hände nicht zittrig sind. Ich habe zwar keine sonderlich große Angst, bei ihm einzusteigen, aber wenn er auf einer langen Strecke doch in eine Polizeikontrolle kommen würde, wäre wieder sein Führerschein weg.

Ich möchte gerade antworten, dass ich mit dem Zug nach Hause komme, da höre ich bereits, wie er sich bei der Sekretärin aus dringenden familiären Gründen für den Rest des Tages abmeldet. Ohne weiter drüber nachzudenken, sage ich: »Prinzipalmarkt, da kann ich aussteigen.«

Zwei Haltestellen weiter schließen sich hinter mir die Bustüren, und kalter Regen peitscht mir ins Gesicht. Weil ich meine Jacke schon seit Wochen nicht mehr zubekomme, schlage ich stattdessen den Kragen hoch, um mich einigermaßen vor der nassen Kälte zu schützen, und bringe mich vor dem Mistwetter im für Münster so bekannten Bogengang mit seinen kleinen Boutiquen in Sicherheit.

Zögerlich schaue ich mich um. Was ein Glück, der Typ ist mir nicht gefolgt, und auch sonst ist niemand mit ausgestiegen. Warum auch? Die Geschäfte sind noch bis zehn Uhr geschlossen, wie mir das kleine Schild neben einer Ladentür verrät. Weit und breit ist keine Menschenseele, nur der Duft von frischem Brot strömt als sichtbarer Nebel aus der Bäckerei hinaus in Richtung des nassen Kopfsteinpflasters.

Außer den beiden Damen hinter der Theke scheint niemand drinnen zu sein. Ob ich mir was kaufe? Nein, ich bin so traurig, dass ich nicht mal etwas essen mag. Ich glaube, ich müsste mich auf der Stelle übergeben, wenn ich auch nur einen Bissen nehme.

So kenne ich mich gar nicht. Egal wie traurig oder verzweifelt ich schon war, etwas zu essen schien mir zumindest für den Moment immer tröstlich. Klar, hinterher ging es mir noch beschissener als vorher, aber kurzzeitig half es. Als ob ich alle schlechten Gefühle mit Essen besänftigen könnte. Fast wie ein Monster, dem man eine Opfergabe bringt, damit es wieder für eine Weile still ist. Aber jetzt? Ich kann gar nicht richtig in Worte fassen, wie ich mich fühle. Als hätte mich der Rest der Welt abgehängt. Als wäre ich die Einzige, die nicht wüsste, was sie mit ihrem Leben anfangen soll, während alle anderen konsequent ihre Ziele verfolgen. Ich habe nicht mal welche.

Schon in der Schule stresste mich die Frage, was ich mal werden will oder wo ich mich in fünf Jahren sehe, unglaublich. Keine Ahnung, wie ich mir meine Zukunft vorstellen sollte. Ich war schon froh, wenn ich den Tag irgendwie hinter mich brachte und endlich wieder in mein Bett konnte, wo mich niemand sah.

Keine Streitereien, keine Kalorien, keine Noten, keine abfälligen Blicke, niemand der mich vor der ganzen Klasse vorführte … Und im Schlaf noch nicht mal mehr die quälenden Gedanken. Dann war es endlich mal still in mir. Wie oft habe ich im Bett gelegen und mir gewünscht, einfach für immer weiterzuschlafen. Wenn dieser ganze Mist doch endlich vorbei wäre.

Zwischen den Schaufenstern bleibe ich vor einem Stückchen verspiegelter Fassade stehen und sehe die Tränen in meinen Augen. Links und rechts der Spiegelfläche liegen teure Pullover aus Samt und Seide in der Auslage, und dazwischen erblicke ich diese viel zu kleinen, leeren Augen, von denen ich nicht wahrhaben möchte, dass sie zu mir gehören.

Wie konnte ich nur an diesen Punkt kommen? Wo bin ich falsch abgebogen, um jetzt in dieser Sackgasse zu stecken? Ein Schritt nach rechts, und alles ist wunderschön, ein Schritt nach links, und alles glitzert und strahlt. Doch ich bleibe einfach nur wie angewurzelt stehen, während alle anderen und das ganze Leben mit all seinen Möglichkeiten an mir vorbeiziehen. Dass mein Vater nicht mal versucht hat, mich zu überreden, macht es nur noch schlimmer. Klar, hätte er mit mir diskutiert, um mich davon zu überzeugen, es mir zumindest noch die erste Woche anzuschauen und dann mit den gesammelten Eindrücken und einer Pro-und-Kontra-Liste eine Entscheidung zu treffen, hätte ich irgendwelche Ausreden erfunden.

Vermutlich, dass es mir gesundheitlich nicht gut ginge.

Aber sein sofortiges Einlenken fühlt sich beinahe an, als würde nicht nur ich es mir nicht zutrauen, sondern auch er nicht. Das ist ein mieses Gefühl.

Wie soll es denn jetzt weitergehen? Er meint, ich werde schon etwas finden, was mir liegt. Aber wie soll mir das gelingen, wenn ich mich schon fürchte, Dinge überhaupt nur auszuprobieren? Ich habe doch vor allem Angst. Insbesondere davor, mit Menschen zu sprechen. Sogar wenn mich die Kassiererin bei Lidl fragt, ob ich das Wechselgeld passend habe, laufe ich rot an. Was passiert, wenn mir jemand Fragen stellt, die ich nicht beantworten kann? Was soll ich tun, wenn mir jemand etwas erklärt, ich es aber nicht verstehe? Wie soll ich überhaupt mit Menschen zusammenarbeiten, wenn sie mich vermutlich gar nicht mögen? Ich mag mich ja nicht mal selbst. Was ist, wenn ich niemals etwas finde, das mir liegt, und mit dreißig tatsächlich noch bei meinen Eltern wohne?

Wann immer es möglich ist, versuche ich, nicht zu Hause zu sein, damit ich meinen Eltern aus dem Weg gehe, und sie sich gegenseitig. Wir verbrachten vor vielen Jahren mal einen Dänemarkurlaub in einem Ferienhaus. Jeder bekam sein eigenes Schlafzimmer mit richtig viel Platz, und ich hatte das Gefühl, dieser Abstand tat allen gut.

Aber zu Hause? Keine Chance, uns aus dem Weg zu gehen. Seit einigen Jahren hole ich nachmittags das Oberbett meiner Mutter zu mir herüber, auch wenn sie es jeden Morgen zurück ins gemeinsame Elternschlafzimmer räumt. Ich weiß, dass sie es niemals zugeben würde, damit ich mich nicht dazu verpflichtet fühle, aber sie ist dankbar, nicht bei ihm liegen zu müssen. Allein bei dem Gedanken, neben jemandem schlafen zu müssen, der jeden Abend volltrunken und enthemmt sich selbst vergisst, fängt mein Puls an zu rasen.

Auch meine Atmung wird unkontrolliert schneller, und ich quetsche, so fest ich nur irgendwie kann, meine Daumen in meinen Fäusten. Obwohl mir eiskalt ist, schwitze ich so sehr, dass sich ein nasser Schweißfilm über meine Haut legt.

Da ist sie wieder, diese aufsteigende Panik, wie nachts, wenn mein Vater nicht mehr weiß, wo er ist, und plötzlich mit der Faust gegen unsere Tür donnert, ehe er sich drei-, vier-, fünfmal mit einem dumpfen, dröhnenden Knall gegen die Tür wirft, um irgendwie reinzukommen.

Einmal habe ich mich derart erschrocken, dass ich vor Angst ins Bett machte, das war richtig schlimm. Ich habe mich unglaublich geschämt.

Seitdem bin ich auch nachts auf der Hut. Damit das nie wieder passiert und ich auf dieses Donnern vorbereitet bin, habe ich mir einen leichten Schlaf antrainiert, sodass ich die kleinste Bewegung nebenan und das leiseste Knacken des Holzbodens unterm Teppich bemerke und mich bereits drauf einstellen kann.

Ich schrecke aus meinen Gedanken hoch, als ich plötzlich im Spiegel einen dunklen Schatten hinter mir bemerke. Während ich mich noch suchend umschaue, höre ich plötzlich eine gut gelaunte Frauenstimme.

»Guten Morgen! Heute wird's eine etwas größere Bestellung. Also … Ich hätte gerne ein dunkles Roggenmischbrot, ein Chiafünfkorn, beide geschnitten, und dazu geben Sie mir doch bitte noch zwei kleine Stuten und einen von den besonderen Stuten. Ist der mit Haselnüssen und Rosinen? Ach, wunderbar, auf den freue ich mich schon das ganze Jahr. Alles geschnitten, bitte.«

Ich verstehe zwar nicht, was die Verkäuferin antwortet, aber die Kundin schiebt lachend hinterher: »Oh, ja, wir frühstücken auf der Arbeit und haben sicherlich kein Brotmesser in der Firma.«

Allein der Gedanke, mich auf der Arbeit unterhalten und dann auch noch vor anderen Menschen essen zu müssen, schnürt mir die Kehle zu. Die Kommentare wären bestimmt noch gemeiner als die in der Schule. Ich kann mir die Blicke nur zu genau vorstellen. Egal wie leer mein Teller wäre, für das, was ich mir bei meiner Figur erlauben dürfte, wäre er immer zu voll. Da wären sich alle einig und selbst wenn sie es nicht laut sagten, würden mir ihre Blicke zeigen, was sie über mich denken: Friss doch noch mehr, damit du noch fetter wirst.

Ich drehe mich zurück zu meinem Spiegelbild, und mein Blick wandert erst zu meinen von der feuchten Luft ganz krisselig gewordenen Haaren, die wie unzählige kleine Antennen in alle Richtungen stehen, dann zu meinem aufgequollenen Gesicht mit den im Vergleich viel zu kleinen Augen und schließlich über meinen massigen Körper, der nicht mal auch nur ansatzweise auf den Spiegel passt. Dass ich ausgerechnet in dieser schicken Einkaufspassage stehe, mit all den Sachen, die ich mir wohl in meinem ganzen Leben nicht werde leisten können, macht es nur noch schlimmer.

Plötzlich spüre ich Wut in mir aufsteigen. Ich habe es mal wieder vergeigt. Dabei habe ich das Ende der Schulzeit so sehr herbeigesehnt. So oft habe ich mich mit dem Gedanken getröstet, dass meine Zeit schon noch kommen wird. Ich hatte mir den Neustart in den schillerndsten Farben ausgemalt: den Abschluss in der Tasche, 40 Kilo leichter, von mir aus auch 50 – den Unterschied sieht man bei dem Gewicht sowieso nicht –, und bereit, in die »Eigenständigkeit entlassen zu werden«, wie meine Oma zu sagen pflegte. Ich dachte wirklich, wenn ich die Schule hinter mir habe, ich die alle nie wiedersehen muss und irgendwo anders, wo mich keiner kennt, vollkommen neu starten kann, fange ich endlich an zu leben. Stattdessen stehe ich hier und spüre unglaubliche Angst, für mich und meine Zukunft Verantwortung zu übernehmen.

Warum lernt man eigentlich so viele unnütze Dinge in der

Schule wie blöde Matheformeln oder eine tote Sprache, aber nicht, wie das Leben funktioniert? Woher soll ich wissen, worin ich gut bin, wenn mir die Lehrer immer nur gesagt haben, woran ich dringend arbeiten muss, um den Anschluss nicht zu verlieren?

Ich habe weder Ahnung von Steuern, Recht, Versicherungen noch kann ich gut mit Geld umgehen. Aber dafür hat sich der Satz des Pythagoras unwiderruflich ins Hirn gebrannt. Einer meiner Mathelehrer war, wenn man mich fragt, ein Sadist, der es genossen hat, genau den an die Tafel zu holen, von dem er sicher wusste, dass er es nicht konnte. Er hat sich seine rauen, mit Kreide verschmierten Hände gerieben und sich wohl einen Spaß draus gemacht, uns da vorne fertigzumachen und gnadenlos bloßzustellen. Alles, was mit Zahlen zu tun hat, ist bei mir untrennbar mit blanker Angst und Herzrasen verknüpft.

Außer meine sechs Lottozahlen, die kenne ich auswendig, und immer wieder träume ich nur allzu gerne davon, wie es sich anfühlen würde, wenn sie gezogen würden. Mit einem Schlag wären alle Geldsorgen weg, und ich müsste nie arbeiten gehen, das wäre ein absoluter Traum. Und bis es so weit ist, schiebe ich das Arbeiten einfach weiter vor mir her. Dass ich mich überhaupt für ein Studium entschieden habe, liegt an dem einfachen Grund, mich vor Vorstellungsgesprächen drücken zu können. Allein es mir vorzustellen, versetzt mich in Panik.

Wie führe ich überhaupt ein solches Gespräch? Wie präsentiere ich mich selbstbewusst? Wie begeistere ich jemanden, ausgerechnet mich einzustellen? Verdammte Scheiße! Was weiß denn ich?

Ich möchte nicht im Mittelpunkt stehen, es ist mir unangenehm, wenn es um mich geht. Und das liegt nicht nur daran, dass ich undiszipliniert, orientierungslos, ziellos und ziem-

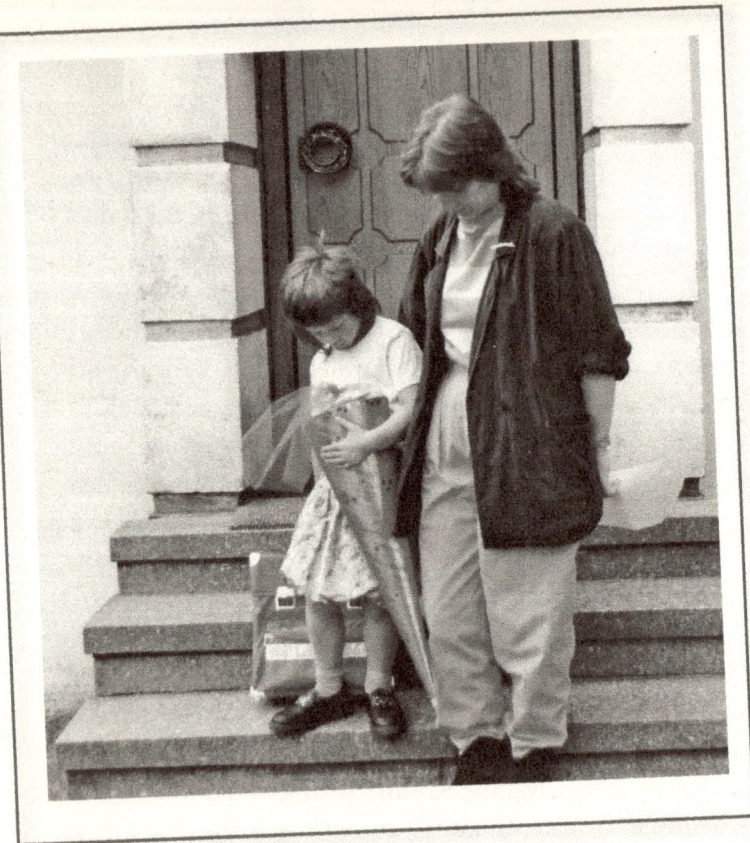

lich, ziemlich dick bin, denn über gesunde Ernährung, Grundumsatz, Leistungsumsatz und Kaloriendefizit haben wir in der Schule auch nichts gelernt. Stattdessen sollte ich vor der ganzen Klasse meinen verdammten BMI ausrechnen. Ich bin einfach nicht für die Öffentlichkeit gemacht, an manchen Tagen habe ich schon Angst, überhaupt vor die Tür zu gehen.

Früher war das ganz anders. »Du bist aber neugierig und mutig. Wie schön, dass du mir und deinen neuen Mitschülern so viel von dir erzählt hast. Ich freue mich, dass du in meiner Klasse bist, liebe Jana. Bis morgen!«, habe ich die liebevolle Stimme meiner Klassenlehrerin nach dem ersten Tag als i-Tüpfelchen im Ohr und kämpfe mit den Tränen. Ich war damals so unglaublich stolz. Zu Hause angekommen, hat mein

Papa dann noch mich und meine Mutter auf der Treppe vor unserer Doppelhaushälfte fotografiert. Ich hielt diese riesige Schultüte im Arm, die meine Mama extra für mich gebastelt hatte, und mein bunter Ballonrock, den ich so stolz trug, war neben meinen nagelneuen Schulbüchern, dem pickepackevollen Scout-Etui und den Schnellheftern in allen Farben mein absolutes Highlight.

Schon seit meine Nachbarin Eva zur Schule gehen durfte und ich noch zu klein war, hatte ich diesen Moment herbeigesehnt. Ich frage mich, wann dieses Gefühl verloren gegangen ist. Die Schule sollte doch ein Ort sein, an dem man wächst. Aber ich bin von Tag zu Tag immer kleiner geworden. Zumindest innerlich.

Was ist, wenn ich mit dreißig wirklich noch bei meinen Eltern wohne? Wenn ich nie etwas finde, worin ich gut bin? Wenn diese schreckliche Schulzeit tatsächlich die »schönste Zeit« meines Lebens war? Ich nehme den salzigen Geschmack auf meinen Lippen wahr und wische mir die Tränen aus dem Gesicht.

Auf Augenhöhe

Obwohl ich mich ganz tief in meinen kuschlig weichen Schal schmiege, rieche ich es trotzdem. Ich liebe den leicht malzigen Duft von frischem Brot und süßen Backwaren. Besonders, wenn sich wie zu dieser Jahreszeit ein Hauch von Zimt untermischt. Den Herbst mag ich am allerliebsten, nicht zu warm, nicht zu kalt, perfektes Lieblingspulli-Wetter. Die Blätter färben sich leuchtend rot, und im Supermarkt steht schon der Spekulatius an der Kasse. Natürlich finde ich Anfang September auch viel zu früh. Kaufe ich ihn trotzdem? Und ob!

Frühmorgens ist es am schönsten, so wie heute. Ich bin dann so gerne unterwegs, atme die frische Luft ein, die bei jedem Atemzug tiefer in die Lunge strömt, und hänge angenehmen Gedanken nach. Wenn noch alles ruhig ist und sich nur die Lichter der Laternen im nassen Kopfsteinpflaster spiegeln, gelingt das am besten. Gut, auf den Regen könnte ich verzichten, inzwischen fisselt es aber nur noch ein bisschen, und hier im Bogengang ist es zum Glück trocken. Kurz bevor ich bei ihr ankomme, wickle ich meinen Schal ab und ziehe den Reißverschluss meiner Jacke ganz nach oben zu.

»Das hier ist ja zum Glück nicht das Ende«, sage ich leise, damit sie sich nicht erschreckt. Ich stelle mich hinter sie, sodass unsere Augen etwa auf einer Höhe im Spiegel zu sehen sind.

Ihr Blick wandert zwischen unseren beiden Augenpaaren hin und her.

Sie lässt die Schultern hängen und atmet tief aus, ehe sie bemerkt: »Wenn ich uns anschaue, sind wir so unterschiedlich, wie man nur sein kann. Ich versteh's echt nicht.«

Dann schiebt sie deutlich energischer hinterher: »Wie soll ich es jemals schaffen, an den Punkt zu kommen, an dem du bist?«

»Auf jeden Fall nicht, wenn du hier gleich erfrierst!«, entgegne ich schmunzelnd und drehe sie zu mir, ehe ich ihr den muckelig warmen Schal umlege, um sie etwas besser vor der Kälte zu schützen.

Mit einem deutlichen »Nein, jetzt mal ernsthaft« drückt sie meine Hände weg und zieht sich den Schal zurecht.

Ich muss grinsen, denn ich habe es echt schon immer gehasst, wenn jemand an meinen Klamotten oder, noch schlimmer, in der Nähe des Gesichts herumfummelt. Außer wenn ich richtig krank bin, dann gibt es nichts Besseres, als von meiner Mama mit der Zeigefingerspitze am Nasenflügel gestreichelt zu werden.

»Was, jetzt mal ernsthaft?«, gebe ich ebenso energisch zurück und zucke mit den Schultern.

»Wie ist das passiert?!«, fragt sie und deutet erst auf sich, dann auf mich. »Wie wird aus dem hier ...«, ihre gespreizten Fingerspitzen deuten erst auf ihr Gesicht und dann deutlich auf mich, »... das da?«

»Wie alt bist du jetzt?«, frage ich unnötigerweise.

Sie zieht angemessen skeptisch eine Augenbraue nach oben, ehe sie mürrisch antwortet: »Zu alt, um nicht zu wissen, was ich will!«

»Knapp zwanzig«, vermute ich, und sie nickt.

»Du weißt noch nicht, was du willst«, setze ich an und betone das »noch« extradeutlich mitsamt einer künstlerischen Pause. »Aber weißt du, was das Schöne daran ist?«

Sie schüttelt den Kopf.

»Das musst du auch gar nicht. Hör auf, dich permanent so unter Druck zu setzen. Komm, wir gehen ein paar Schritte«, fordere ich sie auf und deute in die Richtung der strahlend erleuchteten Lambertikirche.

Während wir uns langsam in Bewegung setzen, erzähle ich weiter: »Na klar wäre es prima, wenn du ein Ziel vor Augen hättest und es dir jeden Tag aufs Neue Freude machen würde, mit aller Kraft dafür zu kämpfen und eine Hürde nach der anderen zu nehmen. Ja, ich kenne Menschen, die gefühlt schon mit einem Traum im Herzen auf die Welt gekommen sind, und als sie ihr Ziel erreicht haben, war es die Erfüllung schlechthin.«

Ihre Augen werden groß, aber noch ehe sie den Mund öffnen kann, fahre ich fort: »Ich habe aber auch Freunde, die haben ewig gekämpft, immer wieder alles gegeben, sind weit über die Grenzen des Zumutbaren hinausgegangen, aber haben ihr Ziel nie erreicht. Obwohl sie es so sehr verdient hätten. Und ich kenne Menschen, die gekämpft und ihr Ziel erreicht haben, aber dann komplett enttäuscht waren, weil sich der Weg dahin viel besser angefühlt hatte als das eigentliche Ziel.«

Sie bleibt stehen, und ich halte ebenfalls inne. Als ich mich nach ihr umdrehe, rollt sie genervt mit den Augen.

»Und was soll mir das sagen? Ziele sind scheiße, und es bringt eh alles nix?«, fragt sie.

»Vielmehr, dass große Ziele zwar motivierend sind, aber die Welt auch nicht untergeht, wenn du jetzt noch keine hast. Die tauchen schon von ganz allein auf, wenn du den Kopf dafür hast. Solange du jeden neuen Tag – vom Wachwerden bis zum Einschlafen – nur damit beschäftigt bist, alles irgendwie durchzuhalten … Sag mir, wo soll da noch Platz für Zukunftsträume und Lebensziele sein?«

Ich gehe weiter. Sie schluckt und zieht die Nase hoch, läuft mir dann aber einen Schritt schneller hinterher.

»Keine Ahnung, sag du es mir.«

»Bevor ich angefangen habe, überhaupt an die Zukunft zu denken, habe ich mich erst mal um das Hier und Jetzt gekümmert. Ich fing an, Dinge zu machen, die mir guttaten. Ich begann, die allerkleinsten Erfolge wertzuschätzen. Früh schlafen gehen. Ein warmes Bett. Wecker stellen. Morgens das Bett machen. Durchlüften, durchatmen!«

Ich sehe, wie sie grinst.

»Was?«, frage ich und lasse mich doch von ihrem Lachen anstecken.

»Atmen wertest du als Erfolg? Hast du dann jeden Morgen Konfetti geworfen, wenn du am offenen Fenster gestanden und den neuen Tag zum Glück atmend begrüßt hast oder was?«

»Keine schlechte Idee. Jeder Tag ist ein neuer Tag voller Möglichkeiten«, sage ich und stoße sie leicht mit dem Ellbogen in die Seite, wodurch ihre Schritte ein bisschen Richtung Schaufenster entgleisen.

»Du glaubst dir diese Sprüche echt, oder?«, kommt es von ihr zurück, und sie schüttelt den Kopf, während sie im sarkastischen Ton »neuer Tag voller Möglichkeiten!« wiederholt.

»Yep, an guten Tagen sehe ich das so«, bestätige ich, und es wundert mich überhaupt nicht, dass von ihr wie aus der Pistole die Frage hinterhergeschossen kommt: »Und an schlechten Tagen?«

»Dann nicht. Dann können mir all diese positiven Gedanken verdammt noch mal gestohlen bleiben!«, gebe ich ehrlich zu und laufe auf die andere Straßenseite.

»Wie? Du hast schlechte Tage? Und dann?«, bohrt sie weiter und eilt mir nach.

»Na klar, denkst du, ich springe jeden Tag hüpfend über eine bunte Blumenwiese? Wenn es mir scheiße geht, überlege ich, woran es liegt. Bekomme ich meine Tage? Habe ich ungesund, vielleicht zu viel oder zu wenig gegessen? Oder einfach zu wenig getrunken? Lief es auf der Arbeit mies? Bin ich von jemandem enttäuscht oder ärgere ich mich, dass ich jemanden enttäuscht habe? Es gibt viele Gründe, schlecht drauf zu sein. Aber eben noch viel mehr, um es nicht zu sein.« Ich denke kurz nach und schiebe hinterher: »Wobei manche Tage auch einfach scheiße sind, da will ich dann auch einfach mies drauf sein, und das ist okay.«

»Und da hilft dann auch kein Atmen?«

Jetzt bin ich es, die lachend die Augen verdreht.

»Ne, da hilft dann auch kein Atmen«, stimme ich zu.

Ich bleibe stehen, um den freien Blick auf die strahlende Kirche und die inzwischen doch sehr viel mehr gewordenen Menschen, die überall in ihren dicken Herbst- und Winterjacken unterwegs sind, in mir aufzunehmen.

»Das, was du über deine Freunde und deren Ziele erzählt hast …«, setzt sie an.

Ich nicke und wende mich ihr wieder zu.

Sie beendet ihre Frage: »… wie ist das bei dir?«

»Du möchtest wissen, ob ich Ziele erreicht habe?«

Sie nickt und schaut suchend, ohne den Kopf zu drehen, erst auf meine linke, dann auf meine rechte Hand.

»Kein Ehering, nicht mal ein Verlobungsring«, sage ich, ihren scannenden Blick deutend. Ich strecke beide Hände nach vorne und wackle mit den Fingern, wie es frisch verlobte Frauen in Hollywoodfilmen tun, wenn die Freundinnen den dicken Klunker am Ringfinger nicht sofort entdecken. »Aber zu heiraten war ja auch nie mein Ziel. Oder erinnerst du dich daran, dass dein Herz beim Anblick von Hochzeitskleidern oder fliegenden Brautsträußen je einen Hüpfer vollführt hat?«

»Ne, würde mir ein Strauß entgegengeflogen kommen, würde ich eher einen Hüpfer zur Seite machen«, gibt sie erheitert zu, ehe sie nachdenklich und deutlich leiser hinzufügt: »Aber es wäre schon schön, jemanden zu haben, der für einen sorgt.«

»Ich verstehe den Gedanken«, gebe ich ihr recht. »Gerade hast du Angst vor der Zukunft, ganz besonders vor der beruflichen. Natürlich kommen dann diese Gedanken, dass es toll wäre, wenn man sich den Herausforderungen, die die Arbeitswelt so zu bieten hat, gar nicht stellen müsste, weil man finanziell abgesichert ist. Aber wie traurig wäre es, nur mit jemandem zusammen zu sein, damit du versorgt bist? Liebe! Liebe ist der einzige Grund, mit jemandem eine Beziehung einzugehen. Niemals aufgrund von Abhängigkeiten. Und ganz ehrlich? Versorgen kannst du dich in Zukunft sehr gut allein.« Ich zwinkere ihr zu. »Und die Menschen, die Teil meines Lebens sind, haben dort ihren festen Platz, weil ich es möchte, weil ich jeden einzelnen von Herzen liebe und es genieße, mit ihnen Zeit zu verbringen, nicht weil ich sie brauche.«

»Gut, verliebt, verlobt, verheiratet bist du schon mal nicht«, fasst sie zusammen. »Aber hattest du andere Ziele? Du bist ja nicht da, wo du bist, nur weil du zwischendurch tief Luft geholt hast. Ab wann war es denn dein Ziel, so bekannt zu werden? Also ich bin eher froh, wenn mich niemand anschaut. Ich finde es schrecklich, im Mittelpunkt zu stehen. Sobald Augen auf mich gerichtet sind, möchte ich nur noch im Erdboden versinken. Allein beim Gedanken daran bekomme ich schon hektische rote Flecken.«

Ich denke kurz nach, denn auch wenn ich es inzwischen sehr genieße, dass ich auf der Straße von mir vollkommen Fremden mit vor Freude strahlenden Augen angeschaut werde oder dass mich Menschen fragen, ob sie mich in den Arm nehmen dürfen, um mit mir gemeinsam ein Foto zu machen, ist das nichts, was ich mir früher je gewünscht habe.

»Puh … Um ehrlich zu sein, war das alles überhaupt nicht so geplant«, sage ich grübelnd. »Ich hatte zwar zwischendurch mal Ziele, aber dann kam immer alles ganz anders. Ich würde eher sagen, mein Leben ist einfach so passiert. Zum Teil, weil ich in den richtigen Momenten mutig war, aber noch viel mehr, weil mir immer wieder unverschämtes Glück widerfahren ist.« Ich zucke lächelnd mit den Schultern. »Dieser Traum, den ich jetzt lebe, ist zu schön, als dass ich ihn mir auch nur annähernd hätte vorstellen können. Aber Ziele?«

Während das schöne Funkeln der nassen Pflastersteine bei dem Anblick der sich langsam öffnenden Boutiquen mit ihren hell erleuchteten Auslagen und den ein- und ausströmenden Kunden allmählich in den Hintergrund tritt, betrachte ich gedankenverloren die Lambertikirche.

Gute Frage. Wann genau hatte ich zum ersten Mal das Gefühl, ein Ziel erreicht zu haben? Also ein eigenes, das ich ganz allein für mich und meine Zukunft hatte? Jetzt mal abgesehen von meinem damals alles überschattenden Ziel, irgendwann die 80 Kilo auf der Anzeige der Digitalwaage strahlen zu sehen. 100 Kilo weniger, das war so lange mein magisches Ziel, an das ich jedes Glück gekoppelt hatte. Aber sonst? Nein, da fällt mir so auf die Schnelle nichts ein. Dafür habe ich schon immer gerne anderen Menschen geholfen, ihre Ziele zu erreichen. Ja, mir schenkte das ein Glücksgefühl, wenn sich andere freuten, doch so habe ich mich auch gleichzeitig davor bewahrt, etwas daraus machen zu müssen.

Sowohl Chancen als auch Ziele haben in meinen Augen etwas Verpflichtendes.

Okay, das Abitur war schon ein Ziel, und es fühlte sich wie eine totale Erleichterung an, als ich die letzte Klausur hinter mir hatte und nicht in die Nachprüfung musste. Dann lieber keine gute Note, als mich auch nur ein einziges weiteres Mal diesem Stress auszusetzen.

Das Abi absolvierte ich ganz allein für mich und für mein Sparkonto, denn Oma beschenkte mich mehr als großzügig. Wobei ich den Abschluss, wenn ich jetzt darüber nachdenke, tatsächlich nie wieder in meinem Leben gebraucht habe. Außer natürlich für die Einschreibung an der Uni hier in Münster, ach ja, und noch mal für die Einschreibung in Dortmund, als ich den Plan hatte, dort im zweiten Anlauf Erziehungswissenschaft zu studieren.

Ich schaue auf die frische Studienabbrecherin neben mir, die ebenfalls die alles überragende Kirche bestaunt. Ja, so hohe Bauten haben mich schon immer fasziniert. Es schenkt mir ein gutes Gefühl, mich vor beeindruckenden Konstruktionen klein zu fühlen. Vor einigen Jahren habe ich Planetarien für mich entdeckt. Ich stelle mich auch gerne einfach mal nachts auf den Balkon. Natürlich nicht, wenn der Himmel wie jetzt wolkenverhangen und regnerisch ist, sondern dann, wenn er sternenklar und die Umgebung so dunkel wie möglich ist. Einfach den Kopf mit geschlossenen Augen weit nach hinten in den Nacken legen, einige Sekunden warten und sie dann öffnen. Seit ich die Brille habe und oben nicht mehr nur einen Mix aus Dunkel und besonders Dunkel sehe, kommen mir regelmäßig die Tränen. Vollkommen egal, wie übermächtig groß mir meine Probleme bis dahin erschienen, in diesem Moment wird mir wieder bewusst, dass ich im Grunde nur ein kleiner Wimpernschlag bin, und was ich in *meinem Leben schaffe oder eben auch nicht, ist den Planeten mal so völlig egal. Dieser tröstliche Gedanke hat mir immer unbeschreiblich viel Druck von der Seele genommen.*

Dass ich auch das Studium in Dortmund erfolgreich abgebrochen habe, beichte ich ihr aber wohl lieber noch nicht. Das würde sie so kurz nach diesem ersten Unidesaster komplett überfordern. Wobei ich in Dortmund deutlich länger durchgehalten habe.

Die Zeit ab dem Abi verbinde ich heute vor allem mit unzähligen Konzerten am Wochenende, aber nicht mit der Uni.

Ich war zumindest bis 2006 schon hin und wieder mal am Campus. Vorzugsweise bei Seminaren und Vorlesungen mit Anwesenheitspflicht, wenn niemand meine Unterschrift fälschen konnte. Plötzlich schießen mir die als dringend gekennzeichneten E-Mails mit dem Betreff »Bevorstehende Zwangsexmatrikulierung« in den Sinn. Mein Puls beginnt zu rasen. Habe ich darauf geantwortet? Vermutlich schon. Hoffe ich zumindest.

Diese Mails erreichten mich während einer Nightlinertour, als ich Teil des Managements der Band Luxuslärm war und mich vor Ort bei den Konzerten um die Öffentlichkeitsarbeit kümmerte. Also zumindest von meinem Ausflug ins Musikmanagement kann ich ihr erzählen.

Mut in der Kommunikation

Interviews hier, Fotosessions da, Autogrammstunden nach den Auftritten und dazwischen immer wieder Meetings mit Label- und Kooperationspartnern, das war mein Job. Ich erinnere mich noch genau, wie Götz von Sydow, der Produzent, mich 2009 während eines Musikvideodrehs gefragt hatte, ob ich Teil des Managements sein will.

Eigentlich war ich nur als Freundin der Band dabei, um ein bisschen mit anzupacken. Ich schmierte hier ein paar Brötchen, schaute da, ob auch alle daran dachten, genug zu trinken. Da kam Götz auf mich zu und fragte, ob ich nicht mehr tun wollte, als im Fanklub mitzuhelfen. Dass er mir so viel mehr zutraute, überforderte mich total. Ich fing wie wild an herumzustottern, dass ich von alldem doch gar keine Ahnung hatte, dass ich nie etwas in diese Richtung gelernt habe und so weiter. Ich zählte tausend Gründe auf, warum das keine gute Idee wäre. Aber Götz legte mir beruhigend die Hand auf die Schulter und sagte, dass ich jeden Fehler machen dürfte, er mir immer mit Rat und Tat zur Seite stehen werde und ich ihn immer alles fragen könnte, wenn ich etwas nicht verstünde. Und dass er mir die Arbeit sehr wohl zutraut.

Ab dem Moment war ich stolze Musikmanagerin. Natürlich kamen nach und nach noch sehr viele andere Aufgaben hinzu, aber am allerliebsten kümmerte ich mich weiterhin darum, dass es allen um mich herum gut ging. Anfangs nannten sie mich immer ihre gute Fee, auch wenn ich zugegebenermaßen schon zu Beginn der Zeit wenig Feenhaftes an mir hatte. Je mehr ich dann auf die 180 Kilo zusteuerte, wich *gute Fee* der *guten Seele*. Hier ein offenes Ohr, da ein paar frisch gepellte Clementinen und Getränke oder eine Nackenmassage für die Bandmitglieder und dabei natürlich immer die Uhr im Blick, damit alle pünktlich bei den Presseterminen auftauchen. Na ja, zumindest so halbwegs.

Lachend schüttle ich heute rückblickend bei dieser Erinnerung den Kopf. Wenn ich in dieser Zeit als Musikmanagerin eines gelernt habe, dann dass Tagespläne nur dafür da sind, über den Haufen geworfen zu werden. Wir waren trotzdem sehr erfolgreich. Zumindest für damalige Verhältnisse. Ich glaube, 2008 ist wirklich kaum jemand an der ersten Single vorbeigekommen. Wenn ich heute in Interviews auf meine Zeit vor dem Bücherschreiben angesprochen werde, muss ich sie – auch wenn ich wirklich nicht besonders gut singen kann – nur kurz anstimmen: »Nur tausend Kilometer bis zum Meer, bis zum Meer, bis zum Meer. Da schauen wir den Wellen hinterher, hinterher ...« Und sofort kommt ein »Ah, die! Ja, die Nummer kenn ich!« zurück.

Von jetzt auf gleich bekomme ich beim bloßen Gedanken, wie es sich anfühlte, den Song das erste Mal im Radio zu hören, eine heftige Gänsehaut. Ich dachte, mein Herz würde explodieren. Neben meinen Ohren, denn ich hatte das Autofenster heruntergekurbelt – 2008 ging das bei unserem Golf noch per Hand –, das Radio voll aufgedreht und quer über die Kreuzung »Das ist meine Band!« gebrüllt. So stolz war ich. Und ab dann lief die Single bei so ziemlich jedem Radiosender gefühlt in Dauerschleife, und die Konzerte wurden von Tour zu Tour größer.

Die gewonnene *1LIVE Krone*, der Auftritt im Vorprogramm von *The Dome*, als mich Joko backstage in den Arm nahm, weil ich so sehr vor Aufregung zitterte, die ECHO-Nominierung, bei der ich zwei Reihen hinter Robbie Williams sitzen durfte, der Auftritt bei *PUR & Friends* auf Schalke, die Musikvideodrehs mit Max Mutzke, Culcha Candela und Dirk Bach ... Ich muss meine Gedanken bremsen, um mich nicht in den unzähligen, wunderschönen Erinnerungen zu verlieren.

Wenn ich heute darüber nachdenke, wofür ich am allerdankbarsten bin, dann auf jeden Fall, dass ich in dieser Zeit meinen besten Freund Batomae kennengelernt habe.

Mit einem Mal sitze ich wieder im hellblauen Kleid neben ihm in der ersten Reihe des Auditoriums der Münchner Filmhochschule und merke, wie er mir einen Mut machenden Blick zuwirft. Ich glaube, ich habe vor Aufregung vergessen, wie man atmet, denn irgendwie bekomme ich Seitenstechen, obwohl ich mich seit mehr als drei Stunden nicht mehr bewegt habe. Eine Laudatio nach der anderen, unterbrochen von Filmen, Musik von Lotte und vielen sehr beeindruckenden Rednern.

Schon als wir mit der Limousine vom Fünfsternehotel abgeholt wurden, fühlte es sich ganz anders an, denn plötzlich hielt der Fahrer im dunklen Anzug mit weißen Handschuhen mir die Tür auf und nicht, wie sonst, ich den anderen.

Als mir endlich wieder einfällt, wie man in gleichmäßigen Zügen Luft holt, wird riesengroß auf der Bühne das Foto von Bato und mir eingeblendet. Es verschlägt mir den Atem. Applaus ertönt, Julia Kautz betritt die Bühne, stellt sich ans Rednerpult, biegt den kleinen schwarzen Kopf des Mikros ein bisschen in Richtung ihres Mundes, ehe sie mir direkt in die Augen sieht und lächelnd mit ihrer Laudatio beginnt.

»Ihre Lebensgeschichte ist absolut filmreif. Egal welche Band, bei Konzerten stand sie in der ersten Reihe, um ihren Alltag zu vergessen. Als der bekannte Produzent Götz von Sydow ihr Talent, Menschen für Musik zu begeistern, erkannte, schmiss sie kurzerhand ihr Studium und gründete mit ihm eine Firma. Vom Fangirl ins Management!«

Ich spüre, wie ich knallrot anlaufe und sich hektische rote Flecken vom Hals bis ins Dekolleté bilden. Das passiert mir ständig. Immer wenn ich unsicher oder aufgeregt bin, leuchte ich wie eine Tomate. Vom Fangirl ins Management, wiederhole ich lautlos und muss bei dem Gedanken innerlich schmunzeln, da ich mich eher als ein als Managerin getarntes Fangirl bezeichnet hätte.

»Wenn du dich weiter so klein machst, sitzt du gleich unterm Stuhl«, höre ich plötzlich Bato neben mir flüstern und setze mich wieder etwas aufrechter hin.

»Vom ersten bis zum letzten Tag der Band war sie Teil des Managements von Luxuslärm, doch sie musste in all den Jahren ein heimliches Doppelleben führen, denn in einer Welt voller Show und Shine gibt es leider nur sehr wenig Platz für Selbstzweifel«, sagt Julia mit mitfühlender Stimme in Batos und meine Richtung.

»Während Band und Crew unten im Nightliner feierten, zog sich Jana mehr und mehr zurück und schrieb sich oben in ihrer Schlafkoje schonungslos ehrlich die Erinnerungen von der Seele, um ihrem Herzen Luft zu machen. Als sie ihrem besten Freund Batomae, dem Bassisten der Band, ihr Leben in Form dieses Tagebuchs anvertraute, antwortete er ihr mit einem eigens für Jana geschriebenen Song. ›Unvergleichlich‹ ist die Hommage an die Freundschaft, an die Einzigartigkeit jedes Einzelnen von uns.«

Ich bin erleichtert, dass es jetzt eher um ihn als um mich geht, und entspanne mich langsam wieder. Ich liebe es, wenn Menschen über meinen besten Freund sprechen, dann könnte ich stundenlang zuhören, bin voller Stolz und genieße es, an seiner Seite zu sein.

Als ich meinen Kopf gerade an seine Schulter lehnen möchte, zucke ich erschrocken zusammen, denn jetzt donnert Julia geradezu ins Mikro.

»In Zeiten vorgespielter Perfektion via Instagram und Sendungen wie *Germany's Next Topmodel* war es nie wichtiger, dass Menschen den Mut haben, offen darüber zu sprechen, dass es in Ordnung ist, nicht perfekt zu sein. Essstörungen sind trotzdem immer noch ein riesiges Tabu in unserer Gesellschaft. Und das, obwohl es immer mehr Jugendliche betrifft. Beinah jedes fünfte Mädchen ab zwölf Jahren zeigt bereits Symptome, Tendenz dank Social Media stetig steigend. Und trotzdem gibt es erstaunlich viele Betroffene, die von sich glauben, ganz allein mit ihrem Problem zu sein.«

Szenenapplaus erfüllt den Saal. Es ist kein höflicher, verhaltener Applaus. Es ist vielmehr eine überschäumende Welle, die den Raum mit Energie geradezu überrollt. Jeder hier hat die Schnauze von diesen kranken Idealen so was von voll und nutzt diese Gelegenheit, um genau das lautstark zu zeigen.

Mein Körper kann sich nicht entscheiden, ob er vor Stolz und Dankbarkeit platzen oder doch lieber auf der Stelle im Erdboden versinken möchte. Beides wäre mir recht, um nicht gleich auf die Bühne zu müssen, um vor den Augen aller den Preis entgegenzunehmen.

Während ich versuche, irgendwie die Gänsehaut auf meinen Unterarmen wieder glatt zu streichen, und hektisch überlege, ob mir noch genug Zeit bleibt, mit einem Taschentuch unauffällig den Angstschweiß von der Stirn zu tupfen, spricht Julia mit feierlicher Stimme weiter: »Deshalb gehen Jana und Batomae seit 2016 gemeinsam mit der Initiative *BKK bauchgefühl* auf Schultour quer durch ganz Deutschland. Um das Schweigen zu brechen und damit ihre wichtige Botschaft genau da ankommt, wo sie hingehört: bei den Jugendlichen. Weit über hunderttausend haben sie bereits erreicht, und die Einladungen reißen nicht ab.« Sie deutet auf uns, bittet uns mit einer einladenden Handbewegung auf die Bühne und kommt zum Ende ihrer Laudatio:

»Sie sind beste Freunde, er Songwriter und Musiker, sie Bloggerin, Influencer und Buchautorin. Zusammen setzen sie ein Zeichen! Meine Damen und Herren, der SignsAward für ihren Mut in der Kommunikation geht in diesem Jahr an: Jana Crämer und Batomae.«

* * *

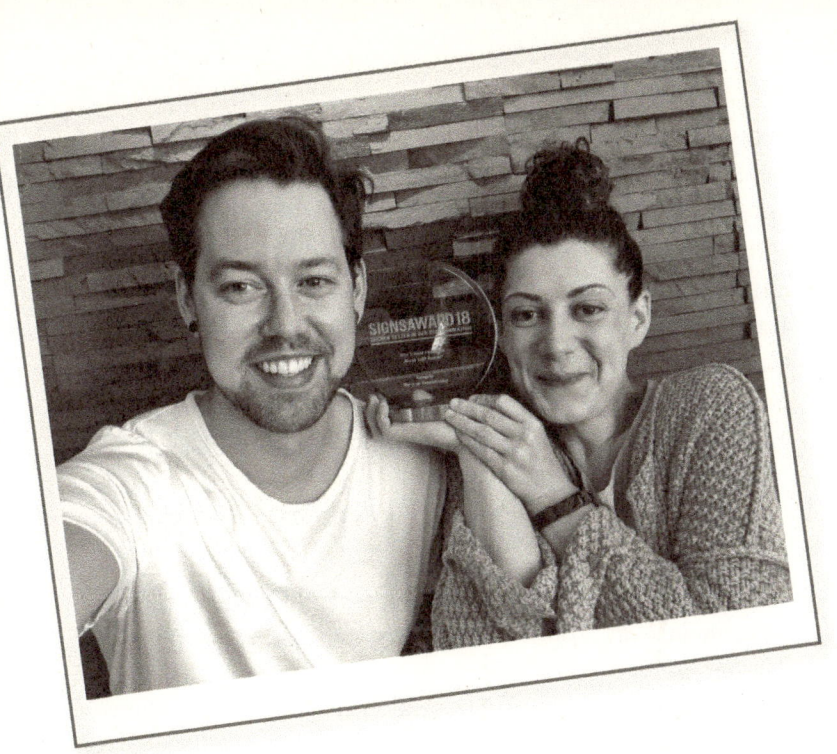

»Krass, aber warum bezeichnete sie dich als Influenza? Du bist doch keine ansteckende Krankheit«, kommentiert mein jüngeres Ich und reißt mich aus der Erinnerung.

Nun stehe ich nicht mehr mit Beinen wie Wackelpudding von meinem Sitz im Saal der Filmhochschule München auf, sondern stehe schwuppdiwupp wieder im regnerischen Münster.

Ich mummele mich tief in meine Jacke und lache auf.

»Es wird zwar anders geschrieben, aber das ist gar nicht so falsch, denn ansteckend sind Influencer, also Menschen, die online Einblicke in ihr Leben geben, im besten Fall tatsächlich auch. Genau wie eine Grippe.«

»So, wie du mich grad mit deinem Mut ansteckst, damit ich nicht aufgebe?«, erwidert sie und strahlt mich an.

»Ja, genau deshalb drehe ich Videos und schreibe Bücher, denn viel zu oft glauben Menschen, dass diese Gedanken und

Ängste, die sie quälen, niemand sonst kennen würde.« Ich atme *tief durch und fahre fort:* »Ich wünsche mir, dass sich die Menschen beim Lesen meiner Bücher weniger allein fühlen.«

Und noch während ich meine Gedanken ausspreche, merke ich, dass ich wohl zum ersten Mal ein richtiges Ziel im Leben habe: Menschen mit meinen Büchern zu erreichen.

»Bei mir hilft's«, *flüstert sie.*

Ich sehe einen leichten Glanz in ihren Augen, ehe sie sich kurz räuspert und die Nase hochzieht, als ihr Handy klingelt.

Rolf *steht auf dem Display.*

Ich sage mit einem Schmunzeln: »Es ist so weit, ab nach Hause mit dir!«

Sie schluckt und bleibt stehen, dann schaut sie mich direkt an. »Du meinst also, dass die schönste Zeit meines Lebens noch kommt, ja?«

»Yep, fest versprochen. Sie wird sogar ganz ausgezeichnet!«, *betone ich deutlich und hoffe, dass sie meinen Wortwitz versteht. Erwartungsvoll schaue ich sie an.*

»Was ist?«, *fragt sie und schüttelt verständnislos den Kopf.*

»Ausgezeichnet, verstehst du? Der SignsAward, ausgezeichnetes Leben«, *erkläre ich.*

»Ja, schon klar. Ich habe das wohl verstanden, aber ich find es nicht witzig. Bleib du mal lieber Autorin oder von mir aus auch Influencerin.« *Sie macht eine Pause und betont:* »Bitte komm aber nie-nie-niemals auf die Idee, witzig sein zu wollen, denn das bist du leider echt nicht!« *Dann drückt sie mich einmal kurz fest und läuft zum Auto, das einige Meter weiter gerade zum Stehen gekommen ist.*

Kapitel 6

Selbst schuld

Ich versuche, mir nichts anmerken zu lassen. Weder dass ich vor Schmerz laut schreien könnte, weil sich die Armlehnen des Stuhls so fest in meine Oberschenkel drücken, noch wie sehr mir sein Geruch nach kaltem Zigarettenrauch einen Schauer über den Rücken jagt.

»Ihr Alter?«, fragt er in genervtem Ton von der anderen Seite des Schreibtisches, und am liebsten würde ich gleich wieder aufstehen und gehen.

Völlig egal, dass es mich größte Überwindung gekostet hat, überhaupt anzurufen, um hier einen Termin zu vereinbaren. Scheiß auf die neun Wochen Wartezeit, während der ich mich jeden Tag zwingen musste, nicht doch noch abzusagen. Ich kann kaum mehr schlucken, so wütend bin ich. Auf den Arzt, aber noch mehr auf mich selbst. Warum bin ich stark geblieben? Bin ich doch sonst auch nie, und dieses Mal hätte es sich wenigstens gelohnt, zu kneifen.

»Ich bin am 13. Juni zweiundzwanzig geworden«, antworte ich, eingeschüchtert durch sein herablassendes Verhalten. Ich warte auf die nächste Frage, die ich mit an Sicherheit grenzender Wahrscheinlichkeit – wie alle anderen zuvor gestellten – bereits auf dem Fragebogen beantwortet habe. Schon beim Betreten der Arztpraxis habe ich mich wie ein unerwünschter Fremdkörper gefühlt. Dass mir die Sprechstundenhilfe das Klemmbrett mit den vor dieser Untersuchung auszufüllenden Unterlagen nicht einfach vor die Füße geworfen hat, sondern es nur mit voller Wucht auf den Tresen knallte, grenzt an ein Wunder.

»Größe, Gewicht?«, nuschelt er leise.

Zum zweiten Mal, seit ich sein Behandlungszimmer vor fünf Minuten betreten habe, blickt er von seiner Mappe auf.

»1,68 groß und ungefähr 115 Kilo«, antworte ich und schaue auf meine Hände, um seinem Blick auszuweichen. Die weißen Fingerknochen zeichnen sich deutlich ab, so fest habe ich meine Hände zu Fäusten geballt.

»Stellen Sie sich mal hin!«, fordert er mich auf.

Als ich gerade dabei bin, aufzustehen und einen Schritt zur Seite zu treten, kommandiert er: »Los, drehen Sie sich!«

Ich komme mir vor wie eine Kuh bei der Viehschau. Warum haue ich nicht ab? Einfach raus, einfach weg. Warum tue ich mir das hier an?

Irritiert fragt er: »115 Kilo, sicher?« Er geht um seinen Schreibtisch herum und nimmt eine Personenwaage aus dem Regal links neben mir. Er wischt die dicke Staubschicht ab, während er »Normalerweise kennen unsere Patienten ihr Gewicht« vor sich hin grummelt.

Die Waage stellt er dicht vor meine Füße. Scheiße! Mein Herz schlägt mir bis zum Hals, und ich spüre, wie ich knallrot anlaufe. Er deutet auf die Waage. Als ich kurz zögere, weil ich nicht sofort verstehe, ob ich mich direkt daraufstellen oder das Gerät erst einmal kurz antippen muss, drängt er mich mit dem Ellbogen unsanft zur Seite und stellt sich selbst darauf.

»76 Kilo!«, ruft er sichtlich erfreut, die Zahl erlischt.

Ich steige auf die Glasfläche. Bei 118,2 bleibt die Anzeige stehen, und er mustert mich skeptisch von oben bis unten.

»Setzen Sie sich wieder! Ihr Gesicht ist gar nicht so fett, dass man auf die 118 kommen könnte, da sind wir bei ...« Er bricht mitten im Satz ab, um irgendetwas in seiner Schreibtischschublade zu suchen.

Mir entgleisen alle Gesichtszüge. Mit dieser Deutlichkeit hatte ich nicht gerechnet. Ich war unglaublich stolz, mich überhaupt zu diesem Arztbesuch überwunden zu haben, obwohl ich die Vorstellung, jemandem meine Beine zeigen zu müssen, nur schwer ertrage.

Als ich die letzten Monate bei dem Gedanken an diesen Termin abends vor Aufregung nicht einschlafen konnte, habe ich immer wieder überlegt, wann zuletzt jemand meine nackten Beine gesehen hat, aber ich konnte mich beim besten Willen nicht erinnern.

Schwimmen wäre ein solcher Moment, aber das war ich nur als kleines Mädchen, bis ich mit sechs auf Langeoog in der Kur mein Seepferdchen absolvierte, danach nie wieder. Kurze Kleider oder Röcke kommen für mich auf keinen Fall infrage. Nur beim Abschlussball in der Tanzschule, als ich vorher wochenlang hungerte und die Strumpfhose eher quetschte anstatt stützte. Ansonsten: Hosen, ich trage immer Hosen.

Ich schaue auf meine eingeengten Oberschenkel, die jeden Moment diesen Stuhl zu sprengen drohen. Für diese Jeans habe ich Monate gespart, da alle, die ich sonst aktuell von Größe 48 bis 62 im Schrank habe, so sehr an den Innenseiten der Oberschenkel aufgeraut sind, dass sie bei der nächsten ungünstigen Bewegung zu reißen drohen.

Ich bin frisch geduscht, meine Beine sind rasiert, und ich habe mich sogar ein bisschen geschminkt. Ich habe wirklich versucht, für diesen Arztbesuch das Beste aus mir herauszuholen, weil ich weiß, dass mein Anblick eine Zumutung ist. Aber so behandelt zu werden, nein, das tut einfach nur weh.

Mit einem »Frau Crämer!« taucht er aus seiner Schublade auf. »Ich muss Ihnen wohl nicht erklären, dass Sie mit 118 Kilo, die Kleidung ziehen wir ab, massiv F-E-T-T-leibig sind. Dafür gibt es kein anderes Wort. Keines, das Sie verstehen.« Er schiebt irgendetwas auf dem kleinen Pappkreis, den er nun in

der Hand hält, hin und her und sagt dann, fast euphorisch:
»Sehen Sie, wir haben hier einen BMI von über 40! Dort hört
die Skala auf, und da brauchen Sie auch nicht schauen wie ein
angeschossenes Reh. Das sind Fakten, Frau Crämer.« Er lacht.

Ich schlucke. Ich starre ihn einfach nur an, so perplex bin
ich. Die schlimmsten Horrorszenarien hatte ich mir ausgemalt, aber das hier übertrifft alles. Nie wieder gehe ich freiwillig zum Arzt.

»Sie steuern auf Ihren sicheren Tod zu, das muss Ihnen klar
sein: Fettleber, Herzinfarkt, Bluthochdruck, allen Arten von
Krebs bieten Sie die besten Voraussetzungen mit Ihrem Le-
bensstil. Suchen Sie sich eine Todesursache aus, der Tisch an
Möglichkeiten ist reich gedeckt.«

Ich höre seine Worte, unfähig, auch nur einen Ton von mir
zu geben. Ich hatte auf Hilfe gehofft, doch jetzt fühle ich nichts
außer Angst. Wie gelähmt sitze ich da und spüre meinen Körper nicht mehr. Nur mein immer schneller pumpendes Herz.

»Diabetes haben Sie seit wann?«

Ich reagiere nur noch mit leichtem Kopfschütteln, und er
schaut mir direkt in die Augen.

»Wann zuletzt getestet?«, donnert er mir die nächste Frage
regelrecht wütend entgegen.

Was habe ich ihm getan? Vielleicht, weil ich keine Privat-
patientin bin? Aber das hatte ich doch direkt bei der Termin-
vergabe erklärt, nachdem ich die Homepage viel zu schick für
einen normalen Arzt gefunden hatte. Also einen, zu dem jeder
kommen darf. Deshalb habe ich ausdrücklich nachgefragt, ob
ich als gesetzlich Krankenversicherte einen Termin vereinbaren kann, und die Dame am Telefon antwortete, das sei kein
Problem.

Ich bin mit dieser Situation komplett überfordert, am liebsten würde ich flüchten, aber dafür ist es jetzt vermutlich zu
spät. »Wann – zuletzt – getestet?«, wiederholt er die Frage.

Ich antworte, dass meine Hausärztin das bei meinem letzten Besuch vor etwa vier Wochen überprüft hat, weil ich so viel trinke. Manchmal fünf Liter am Tag, obwohl eigentlich eineinhalb bis zwei an normalen Tagen ideal für einen Erwachsenen sind.

Auf sein abschätziges »Fünf Liter Cola oder was?!« reagiere ich wieder mit Kopfschütteln und erkläre: »Ich trinke nur Wasser und ungesüßten Tee. Seit einigen Jahren nicht mal mehr kalorienfreie Softdrinks.«

»Diese Masse«, sagt er und deutet auf mich, »haben Sie aber nicht von Wasser, das können Sie jemand anderem erzählen.« Ich stimme ihm zu, denn er hat ja recht.

»Hose aus!«, kommt es im Befehlston, und fast im selben Moment betritt eine junge Arzthelferin das Zimmer. Dabei lässt sie die Tür weit geöffnet, und die Patienten, die draußen vorbeilaufen, schauen nacheinander neugierig ins Zimmer. Ich fühle mich ausgeliefert und gedemütigt, bin aber zu feige, um etwas zu sagen.

Ich folge der unmissverständlichen Aufforderung des Arztes, steige mit nackten Füßen auf den kalten Tritt aus Metall vor der Liege und raffe mein langes T-Shirt etwa auf Sliphöhe zusammen, damit er bitte nicht auf die Idee kommt, es würde bei der Untersuchung der Beine stören. Währenddessen schnappt er sich den rollenden Hocker aus der Ecke und winkt die junge Frau zu uns herüber, obwohl sie nur zwei Meter von uns entfernt in der Tür steht und von dort alles gut sehen könnte.

Mit einem »Kommen Sie mal näher, Fräulein, das hier sehen Sie in keinem Lehrbuch!« deutet er auf meine Beine und greift mir fest in die Haut. Ich zucke erschrocken zusammen. Er schaut zu mir nach oben und sagt: »Glauben Sie mir, für mich ist das hier auch kein Spaß!« Dann drückt er weiter an meinen Oberschenkeln herum, zieht die labberige Haut auseinander, ehe er an anderer Stelle wieder mit zwei Fingern ins Gewebe drückt. Es tut so weh, dass ich fest die Zähne zusammenbeiße, um nicht zu schreien.

»Bindegewebsschwäche liegt in der Familie?«, fragt er.

Ich schlucke einmal kräftig, ehe ich antworte: »Eigentlich eher nicht, meine Eltern haben damit keine Probleme. Aber ich habe in den letzten Jahren durch zahlreiche Diäten immer wieder viel ab- und wieder zugenommen, es …«

»Um wie viel Kilo schwankt Ihr Gewicht?«, unterbricht er mich.

Nach kurzem Überlegen sage ich: »Das können schon mal 10 bis 15 Kilo pro Woche sein.«

»Pro Woche?«, wiederholt er und zieht seine Augenbrauen nach oben. Er tastet weiter grob meine Beine ab.

Ich nicke.

Er rollt mit dem Hocker ein Stück zurück, mustert mich von oben bis unten, und als ich seine Frage »Magen-OP?« mit einem Kopfschütteln verneine, scheint er endgültig irritiert zu sein.

»Wenn ich abnehme, dann immer nur am Oberkörper, nie an den Beinen. Wenn ich Hosen kaufe, steht der Hosenbund total weit ab, aber die Beine passen gerade eben.«

Ich versuche ihm meine Situation zu erklären, aber er steht auf, zieht mein Shirt um meinen Bauch enger und sagt: »Kein Wunder, Sie haben auch ein massives Hohlkreuz. Sie haben natürlich eine Beckenfehlstellung, Ihre komplette Haltung ist total im Arsch! Aber wenn wir damit anfangen, kommen wir hier gar nicht mehr zum Ende! Ihr Körper ist eine einzige Baustelle.« Er zuckt mit den Schultern und deutet fassungslos auf meine Beine und den Po.

»Durch Ihre vielen offensichtlich allesamt gescheiterten Diätversuche hat Ihr Körper angefangen, das Fett umzuverteilen. Frauen gebären Kinder, die wollen im Mutterleib versorgt sein. Damit ein Kind …« Er hält kurz in seiner Ausführung inne, um zu fragen, ob ich im Moment schwanger bin. Da ich verneine, erklärt er weiter: »Damit ein Kind gut versorgt ist, legt Ihr Körper die Fettdepots, auf die er schnell zugreifen kann, in der Nähe des Bauchraumes an, in dem irgendwann mal das Kind wächst und gedeiht.«

Während ich mich dagegen entscheide, zu sagen, dass ich vermutlich keine Kinder bekommen möchte, führt er bereits aus, dass von einer Schwangerschaft bei einem solch massiven Übergewicht sowieso dringend abzuraten sei, falls sich der Embryo überhaupt einnisten würde.

Wieder setzt er sich auf den Hocker und rollt in meine Richtung. Erneut fasst er mir mit solcher Kraft in die Haut und das darunterliegende Gewebe, dass mir nun Tränen in die Augen schießen. Ob vor Schmerz, Scham, Fassungslosigkeit oder Überforderung, weiß ich nicht. Ohne ein Wort zu sagen oder mir zu erklären, was passiert, nimmt er einen langen weißen Stab, schmiert eine durchsichtige glibberige Masse auf den runden Kopf und drückt ihn an verschiedenen Stellen mit ganzer Kraft in mein Bein.

Auf einem Monitor zeichnen sich je nach Position und Bewegung des Stabes unterschiedliche Bilder ab, und dazu ertönen merkwürdige Geräusche, die mich an Walgesänge erinnern.

Keine dreißig Sekunden später gibt er der jungen Frau, die während der kompletten Untersuchung nichts anderes getan hat, als dicht neben meinem Ohr mit offenem Mund Kaugummi zu kauen, den Stab in die Hand. Sie wischt ihn sauber und schaltet den Monitor wieder aus, ehe sie auch mir ein Papiertuch in die Hand drückt und wortlos das Behandlungszimmer verlässt.

Ich bin einfach nur erleichtert, dass es vorbei ist, und putze schnell meine Beine ab. Beim Hochziehen der Hose merke ich, wie es an vielen Stellen noch klebt und kalt ist, aber das ist mir egal. Hauptsache, ich darf mich endlich wieder anziehen.

Er deutet auf den Stuhl, und ich nehme Platz. Diesmal aber so weit wie möglich an der vorderen Kante, um meine Oberschenkel nicht wieder einzuzwängen. »Ich sehe das folgendermaßen: Aus eigener Kraft werden Sie es nicht schaffen. Dafür haben Sie einfach nicht genug Disziplin. Ich werde Sie zu einem Spezialisten überweisen mit der dringenden Empfehlung, eine Magen-OP durchzuführen. Ihre Krankenkasse wird die Kosten mit großer Wahrscheinlichkeit übernehmen, denn sonst werden Sie eher früher als später zum Pflegefall, und das wird dann richtig teuer.«

Er legt mir einen Stapel Broschüren vor die Nase und fährt dann fort: »Zudem strebt ein einmal ausgedehntes Fettgewebe immer wieder das Maximum seiner Ausweitung an. Da können Sie machen, was Sie wollen. Sie werden immer kämpfen müssen, das halten Sie nicht durch. Deshalb führt in Ihrem Fall an der Magen-OP kein Weg vorbei. Sonst fressen Sie sich zu Tode. Einmal operiert, wird Ihnen nach drei Esslöffeln schlecht, und Sie können nicht weiteressen. Ganz einfach. Sie werden in kurzer Zeit massiv an Gewicht verlieren.«

Er wiegt den Kopf hin und her und führt dann weiter aus: »Die überschüssige Haut wird natürlich zum Problem werden. Die bildet sich nicht zurück, egal wie viel Sport Sie treiben würden. Machen Sie aber eh nicht, oder?«

Ich verneine und erkläre: »Ich leide seit der Grundschule an Belastungsasthma und nehme seit Ewigkeiten Kortison.«

»Befreiung vom Sport?«, fragt er.

Ich nicke.

»Das passt ins Bild! Wer etwas will, findet Lösungen. Wer etwas nicht will, findet Gründe.« Er lacht spöttisch. »Also kein Sport. Wie gesagt, bringt jetzt sowieso nichts mehr. Die Haut hängt schon an einigen Stellen über, weshalb sich früher oder später durch die Reibung wunde Stellen ergeben werden. Dann müssen Sie auf ausreichend Körperhygiene achten, damit sich die Wunden nicht infizieren. Eine Hautstraffung würde es an einigen Stellen vereinfachen, ist aber bei Ihnen noch lange kein Thema und nur in seltenen Fällen eine Kassenleistung. Aber so ist es eben, wäre ja noch schöner, wenn die Kassen für Menschen geplündert würden, die nicht krank, sondern selbst schuld sind.« Wieder greift er neben sich und legt mir eine weitere Broschüre auf den Stapel. »Ich mache Ihrem Hausarzt den Bericht fertig, dass die Venen frei sind. Die Entfernung der Krampfadern wäre somit eine rein kosmetische Angelegenheit, und die Kosten müssten selbst getragen werden. Ich sage es Ihnen aber gleich, bei Ihrem Bindegewebe tauchen die wieder auf. Das Geld würde ich in diese Beine nicht investieren, aber das müssen Sie selbst wissen.«

Er steht auf und bedeutet mir unmissverständlich: Dieses Gespräch ist beendet.

»Und die vielen blauen Flecken?«, frage ich, denn das ist doch der Grund, warum ich überhaupt hierher überwiesen wurde.

Er schaut verwundert, als ob er überhaupt nicht gesehen hätte, wie die vielen großen und kleinen Flecken auf meinen Unter- und Oberschenkeln in allen Blautönen strahlen, und wirft noch mal einen flüchtigen Blick auf den Überweisungsschein in seiner Mappe. Dann steht er auf, geht zur Tür und sagt beim Verlassen des Zimmers: »Einfach mal bisschen besser aufpassen beim Laufen. Viel Masse will vorsichtig bewegt werden. Schönen Tag!« Dann ist er weg. Wie in Trance stehe ich völlig benommen auf, greife nach dem Stapel Broschüren und kämpfe mit den Tränen. Jetzt nicht zusammenbrechen, jetzt nicht zusammenbrechen ... jetzt *noch* nicht, sage ich mir in Gedanken immer wieder vor, während ich aus dem Behandlungsraum gehe.

Ich fühle mich unglaublich leer. Es ist, als hätte er mir mit jedem Satz, jedem Blick und jeder Berührung die Hoffnung ausgesaugt, dass es besser wird. Ich habe es versaut. Ich bin selbst schuld an meinen Schmerzen, ich ganz allein, und habe keine Hilfe verdient. Als ich hinaus auf den hell erleuchteten Flur mit den vielen riesigen Bildern von makellos schönen Beinen an den Wänden trete, lassen sich die Tränen nicht mehr zurückhalten.

Ich will einfach nur ganz schnell hier weg. Aber meine Beine sind so schwer, ich kann kaum einen Schritt vor den anderen setzen. Reiß dich zusammen! Ich gebe mir selbst einen lautlosen Ruck, wische mir die Tränen weg und gehe, ohne auch nur ein Wort zu sagen, an der Empfangsdame vorbei, hinaus zum Aufzug.

Es dauert eine gefühlte Ewigkeit, bis endlich das erlösende »Pling« ertönt, sich die Tür hinter mir schließt und mich vor den Blicken schützt, die sich in meinen Rücken bohren.

Ich lege den Kopf in den Nacken und erschrecke, als ich meinen Anblick in der verspiegelten Decke des Lifts sehe. Er hat recht, ich bin ein fettes, undiszipliniertes Monster, das es gar nicht anders verdient hat. Ich bin schuld.

Während mir die vielen Krankheiten, die mir in Zukunft bevorstehen, mit schrecklich realen Bildern durch den Kopf schießen, schnürt sich mir die Kehle zu. Ich halte die Schmerzen heute schon kaum noch aus, wie soll ich sie in Zukunft ertragen? Ich wünsche mir, dass es endet. Ich wünsche mir, dass es einfach nur endlich vorbei ist.

Besser als ein Strick

Ich schaue auf die kleine silberne Metallplakette neben dem Bedienfeld für die Stockwerke. Acht Personen oder 630 Kilo, lese ich und fange an zu rechnen, wie viel bei einem voll besetzten Aufzug jeder Fahrgast im Durchschnitt wiegen dürfte, damit die Stahlseile, an denen die Kabine hängt, nicht an die Grenzen ihrer Belastbarkeit stoßen. Ich spüre, wie sich meine Stirn in tiefe Denkfalten legt, und runde großzügig auf 80 Kilo pro Person auf, ohne schlechtes Gewissen wegen meiner miserablen Mathematikkenntnisse. Oder runde ich gerade ab? Keine Ahnung, und es ist mir auch herzlich egal, denn zusammen kommen wir auf etwa 200 Kilo. Also herrscht keine Absturzgefahr. Mein Blick bleibt an dem kleinen roten Druckknopf hängen, und mein Herz beginnt schneller zu schlagen. Das ist mein Moment, und mit einem unsanften »Rums« kommt der Aufzug irgendwo zwischen dem vierten und dritten Stockwerk zum Halten. Hm. Ich hatte mir das Ganze deutlich spektakulärer vorgestellt, aber zumindest haben wir beide jetzt ungestört etwas Zeit.

Der ruckartige Halt reißt sie aus ihren schrecklichen Gedanken, und es dauert keine drei Sekunden, bis sie komplett zusammenbricht. Von einem unbeschreiblichen Heulkrampf geschüttelt, schluchzt sie heftig und kann kaum noch atmen.

»Es ist okay, es ist okay!«, sage ich beruhigend, während ich sie in die Arme schließe und ganz fest an mich drücke. Nachdem sie sich bestimmt fünf Minuten an meiner Schulter ausgeweint hat, vollkommen unfähig, einen Satz zu sprechen, und dabei immer hektischer und tiefer atmet, bemerke ich, dass sich ihre Finger eingerollt haben.

Mist! Der spektakuläre Nothalt des Aufzugs war mit Abstand meine blödeste Idee des heutigen Tages, ärgere ich mich über mich selbst und bringe sie langsam dazu, sich mit mir zusammen auf den Boden zu setzen.

Wir können zwar leider nicht die Situation verlassen, aber zumindest die Perspektive wechseln. Immerhin hilft das ein kleines bisschen, wenn jemand hyperventiliert. Auch wenn der Boden des Aufzugs aus der Nähe betrachtet wirklich alles andere als sauber aussieht. Eklig hin oder her, gerade ist keine Zeit für neue Pingeligkeiten.

Ich krame unauffällig in meiner Handtasche und finde eine längst vergessene Bäckertüte. Die Laugenstange darin eignet sich zwar nur noch als Knüppel, aber die Tüte ist perfekt.

Als ich sie hochhalte, greift sie direkt danach und zieht sich den Papierbeutel geübt über Mund und Nase. Ich hatte vergessen, wie regelmäßig mir das früher passiert ist.

»Prima, ganz ruhig weiteratmen, gleich ist es geschafft. Alles wird gut!«, unterstütze ich sie mit sanfter Stimme.

Sie nimmt die Tüte vom Mund.

»Wen versuchst du eigentlich gerade zu beruhigen? Mich oder dich?«, fragt sie, und wir lachen beide.

Im unpassendsten Moment einen Spruch raushauen, um die Situation weniger dramatisch wirken zu lassen, das konnte ich schon immer gut. Mit einem »Okay, dir geht's schon wieder besser, verstanden« drücke ich ihre Hand mit der Tüte langsam wieder Richtung Mund, damit sie zumindest so lange weitermacht, bis ihre Lippen nicht mehr bläulich schimmern. Sie schließt die Augen und atmet langsam weiter ein und aus. Ich versuche, mich ihrer gleichmäßigen Atmung anzupassen, und merke ziemlich schnell, wie auch mein Puls von Sekunde zu Sekunde ruhiger wird. Dann lehne ich den Kopf nach hinten gegen die Aufzugwand und atme erleichtert aus.

Wohl etwas zu laut, denn nun ist sie es, die mir grinsend, und zum Glück wieder mit frischer Farbe im Gesicht, die Tüte vor die Nase hält. Ich nehme sie ihr ab und sehe, wie ihr Blick an der Laugenstange in meiner Hand hängen bleibt. Eigentlich wollte ich sie gerade zurück in die Tüte packen, damit sie mir nicht die *ganze Tasche vollkrümelt, aber jetzt biete ich sie ihr mit einem entschuldigenden »Nimm sie gerne, die ist aber leider stein-hart!« an.*

»Ich esse nie wieder was!«, erklärt sie vehement und ver-schränkt die Arme vor der Brust.

Klar, mit dieser Reaktion hätte ich rechnen müssen. Es er-schreckt mich, wie gut ihr dieser Plan zu tun scheint. Ich er-kenne die vertraute Hoffnung in ihrem Blick, diese aufsteigende Euphorie, dass es dieses Mal die letzte Diät sein wird. Ja, dass am Ende das ganz große Glück wartet. Das Leben, das man sich immer erträumt hat: mit schicken Klamotten, die die makellos schlanke Silhouette perfekt in Szene setzen, mit anerkennenden Blicken, besonders von denen, die einen vorher gemobbt haben, und mit unzähligen rauschenden Partys, auf denen man sich wohlfühlt, weil man dazugehört, statt alle paar Sekunden auf die Uhr zu schauen, ob es immer noch zu früh zum Gehen ist.

»Was ist los, was hast du?«, reißt sie mich aus meinen Gedan-ken.

»Was du da sagst, dass du ab jetzt nichts mehr essen willst, macht mich traurig«, gebe ich ehrlich zu. »Ich verfluche den Tag, an dem ich meine erste Diät angefangen habe!«

»Warum?«, fragt sie irritiert und schiebt dann etwas leiser hinterher: »Ich verfluche eher mich dafür, nicht diszipliniert ge-nug gewesen zu sein, die Diäten durchzuhalten. 100 Kilo weni-ger, und alles wäre perfekt.«

Ich nicke nachdenklich und merke, wie mich diese Situation überfordert. All die Jahre war die Essstörung mit den unzähli-gen Diäten mein größter Feind. Hungern, Fressen, Kotzen und Versagen, dieser Teufelskreis, diese Abwärtsspirale nahm ihren Anfang, als ich begonnen habe, auf mein Essen zu achten. »Habe ich etwas Falsches gesagt?«, erkundigt sie sich besorgt und rutscht über den Boden des Aufzugs, bis sie genau vor mir sitzt.

»Nein, gar nicht«, verneine ich und schaue auf den sauberen

Streifen, da sie den Boden unfreiwillig mit ihrem Hintern gewischt hat. »Ich glaube, ich habe die letzten Jahre eher etwas Falsches gedacht«, antworte ich ihr und zwinge mich zu einem Lächeln.

»Wie? Verstehe ich nicht!« Sie legt fragend den Kopf etwas zur Seite und mustert mich genau.

»Ich verstehe meine Gedanken gerade selbst nicht!«, sage ich nachdenklich. »Es ist ein total komisches Gefühl und schwer zu beschreiben. Aber gerade bin ich mir gar nicht mehr sicher, ob ich meine erste Diät wirklich so sehr verfluchen sollte, wie ich es all die Jahre getan habe. Alles hat seine Zeit, und vielleicht habe ich die Essstörung sogar gebraucht.«

Ich schüttle meinen Kopf, als würden sich die vielen Gedanken dadurch leichter sortieren lassen.

»Gebraucht? Eine Essstörung? Diesen Gedanken finde ich kranker als jede Essstörung!«, dringen ihre Worte an mein Ohr. Noch bis vor wenigen Sekunden hätte ich ihr absolut recht gegeben. »Weißt du, eine Psychologin hat mal zu mir gesagt, dass eine Essstörung besser als ein Strick ist!«, erinnere ich mich an eine Podiumsdiskussion in einer Therapieeinrichtung. »Ich glaube, ich verstehe erst jetzt, was sie mir damit sagen wollte.«

Sie schluckt und wiederholt dann: »Besser als ein Strick? Krasse Aussage!«

»Mhm«, stimme ich ihr zu und denke weiter laut nach: »Wenn es beim Abnehmen einfach nur darum ginge, eine Weile weniger Kalorien zu essen, als man verbraucht, bis die Klamotten nicht mehr zwicken, wäre es halb so wild. Aber für mich war eine Diät immer viel mehr, als nur hier und da mal etwas weniger zu essen und mich dafür an anderer Stelle mehr zu bewegen. Wenn ich Diät gehalten habe, dann gab es nichts anderes. Meine Gedanken haben sich 24/7 nur noch um dieses Thema gedreht, es blieb kein Platz für was anderes. Und das Gefühl bei einer Diät ...«

»Welches Gefühl meinst du? Das vor, während oder nach der Diät?«, unterbricht sie mich, ehe sie lachend hinzufügt: »Also nachdem ich die Diät mal wieder vergeigt habe?«

»Scheiße! Du hast vollkommen recht!«, stelle ich entsetzt fest. »Wenn ich zurückdenke, war ich eigentlich fast mein ganzes Leben lang auf Diät. Oder eben genau zwischen zwei Diäten. Das ist doch Wahnsinn!«

Ich spreche meine Überlegungen weiter laut aus: »Die erste habe ich wann angefangen? Das muss mit dem Wechsel aufs Gymnasium gewesen sein.«

Sie grübelt kurz, aber dann zeigt mir ihr Nicken, dass ich mich richtig erinnere, und ich fahre fort: »Dieser ganze Diäten-Marathon fing an, als mir alles entglitten ist, als ich nichts mehr in meinem Leben unter Kontrolle hatte. Zu Hause war die Hölle los, in der Schule ging es plötzlich um Leistung, ums Mithalten und um gute Noten. In den Pausen um Markenklamotten, ums …«

Ehe ich zu Ende sprechen kann, beendet sie meinen Satz: »… ums Überleben!«

»Ja, genau, in den Pausen ging's ums Überleben. Zumindest das ist uns gelungen«, stelle ich anerkennend fest. »Als es von Tag zu Tag immer mehr nur noch ums Überleben ging, sind die wirklich wichtigen Dinge leider komplett hintenübergefallen. Selbstwert, Selbstbewusstsein, Selbstliebe … All das jagte ich zum Teufel und ersetzte es durch Disziplin, Zwang, Selbstzweifel, Selbsthass und den Wunsch nach Kontrolle! Wenn man sonst gefühlt nichts mehr im eigenen Leben, geschweige denn in der Welt selbst in der Hand hat, kann man zumindest diese eine Sache selbst entscheiden: Ob man etwas isst, oder eben nicht.«

Sie nickt. »Stimmt, es tut gut, abends im Bett zu liegen und sich darüber zu freuen, wie wenig sich im Magen befindet. Egal wie viel am Tag schiefgelaufen ist, solange der Magen schön vor sich hin gluckert und knurrt, weil er fast wieder leer ist, war es ein erfolgreicher Tag! Mit einem kleinen bisschen Kontrolle in einer Welt voller Chaos schlafe ich viel besser ein.«

»Apropos Einschlafen«, sage ich und deute auf meine Füße. »Ich glaub nicht, dass ich hier je wieder hochkomme. Meine Beine fühlen sich an wie ein Berg voller Ameisen. Außerdem finde ich es langsam gruselig, dass es scheinbar niemandem aufgefallen ist, dass der Fahrstuhl seit einer Ewigkeit zwischen zwei Stockwerken festhängt.«

»Ums Hochkommen mache ich mir auch Sorgen, um den Fahrstuhl nicht. Als ich ankam und hier einsteigen wollte, sagte eine Frau zu mir, ich solle lieber einen der drei anderen nehmen, weil dieser ständig stehen bleibt!«

»Dein Ernst?!«, frage ich entsetzt. »Warum bist du denn dann eingestiegen?«

»Weil ich einfach nur wegwollte. Hauptsache raus aus der Praxis, und dann verrecke ich doch lieber in einem Fahrstuhl als an einer der unzähligen Krankheiten, die mir bevorstehen«, sagt sie schulterzuckend.

»Geht's dir gut? Kreislauf stabil?«, frage ich sie, richte mich auf und ziehe abwechselnd erst das eine, dann das andere Bein etwas an, um die Durchblutung anzuregen. »Komm, lass uns raus an die frische Luft gehen. Dann erzähle ich dir mal ein bisschen was über Krankheiten.«

Ich beuge mich einmal komplett nach vorne, bis ich mit meinen Fingerspitzen den Fußboden berühre, und ziehe mein Hosenbein etwas nach oben, um ihr meine Kompressions-strumpfhose in Heidelbeerblau zu präsentieren. Dann ergänze ich grinsend: »Zumindest über die, mit der ich mich ein bisschen auskenne, denn von all den anderen Krankheiten, die dir Doktor Albtraum unnötigerweise an den Kopf geworfen hat, habe ich zum Glück nicht die leiseste Ahnung.«

»Ja, mir geht's gut«, antwortet sie. »Aber warum willst du mit mir über Strumpfhosen sprechen?« Sie geht erst auf alle viere, *ehe sie einmal tief Luft holt, sich auf dem Knie abstützt und langsam in den Stand übergeht. Ein kurzes Schwanken, dann ist alles wieder gut.*

»Und jetzt? Wie fährt das Ding wieder los?«, frage ich und deute auf den Nothalter.

Sie stellt sich neben mich. »Hm, vielleicht einfach noch mal draufdrücken? Ist doch sicher nichts anderes als aus- und wieder einschalten, oder? Bisher war das immer die Lösung, wenn nichts mehr geht! Funktioniert bei Computern, Handys, Druckern …«

Sie drückt, ohne zu zögern, erneut auf den Button, und der Aufzug setzt sich wieder in Bewegung.

»Und bei Aufzügen!«, freut sie sich.

»Die einfachste Lösung ist doch oft die beste«, klopfe ich ihr anerkennend auf die Schulter.

Als wir unten ankommen und uns der Aufzug wieder in die Freiheit entlässt, spüre ich, wie frischer Sauerstoff meine Lungen flutet. Was für ein herrliches Gefühl.

»Jetzt fehlt nur noch ein Kaffee, und ich bin happy!«, verkünde ich und blicke mich suchend um.

Sie deutet auf die gegenüberliegende Straßenseite. »Na, wenn das alles ist. Wie wäre es dort drüben? Da ist ein Tisch in der Sonne frei!«

»Perfekt!«, rufe ich aus und mache mich eilig auf den Weg.

»Hör doch bitte mal auf, so zu rennen! Du musst echt süchtig nach dem Zeug sein«, nörgelt sie, aber da habe ich schon Platz genommen. Ohne einen Blick in die Karte zu werfen, bestelle ich bei der Bedienung: »Einen Caffè Crema, bitte!«

Sie wählt ein Sprudelwasser, und wir strecken beide die Nase Richtung Sonne. Es tut gut, nicht mehr in dem engen Kasten zu sein und die Wärme auf der Haut zu spüren. Genau in diesem Moment wird mein Glück perfekt, denn mit einem leisen Klirren, wie es nur volle Kaffeebecher auf Untertassen erklingen lassen, steigt mir bereits der unverwechselbare Duft in die Nase.

Ich stibitze mir den Keks, den die freundliche Bedienung auch auf den gläsernen Untersetzer für ihr Sprudelglas gelegt hat.

»Nimm ruhig!«, kommt es gespielt empört von ihr.

Sie schaut auf meine Füße und fragt: »Was ist denn nun mit deiner Strumpfhose? Warum trägst du sie? So kalt ist es doch gar nicht.«

»Das ist eine Kompressionsbuchse. Meine Beine brauchen etwas Hilfe, ich leide an Lipödem.«

»Bitte, was ist das?«, entfährt es ihr, und sie schaut mich irritiert an.

»Die Kompressionsstrumpfhose oder das Lipödem?«, frage ich zurück.

»Äh, beides!? Ich habe noch nie was davon gehört!«, schießt es aus ihr heraus. »Was ist ein Lipödem?«

Ich trage mit fester Stimme und geübter Betonung vor: »Das Lipödem ist eine von starken Schmerzen begleitete Störung der Fettverteilung, die fast nur bei Frauen auftritt. Dabei kommt es zu einer symmetrischen Fettvermehrung, vor allem an Beinen, Hüfte, Gesäß und in einigen Fällen auch an den Armen. Deshalb haben Betroffene oft das Gefühl, ihr Körper sei falsch zusammengesetzt.«

Auf ihr Luftholen reagiere ich mit einer erhobenen Hand und fahre, ohne Zwischenfragen, aber dafür begleitet von passenden Handbewegungen zwischen meinen Körperteilen, fort: »Der Oberkörper passt nicht zum Unterkörper. An einem Lipödem sind in Deutschland rund 3,8 Millionen Menschen erkrankt. Wobei die Dunkelziffer bestimmt deutlich höher liegt, da es bei sehr vielen spät oder nie diagnostiziert wird.«

»Das ist ja schrecklich!«, sagt sie entsetzt und mustert mich vorwurfsvoll. »Warum grinst du beim Sprechen wie ein Honigkuchenpferd? Für mich klingt das nach einer grausamen Krankheit, die mir totale Angst macht!«

Ich erkläre ihr den Grund für meine Freude: »Du weißt, wie

schwer es mir fällt, mir Namen und Gesichter zu merken oder Dinge auswendig zu lernen.«

Sie nickt, und als ihr Blick wieder etwas weicher wird, erkläre ich weiter: »Diese Definition habe ich extra für meinen allerersten Auftritt bei einem ›Lipödem & Mental Health Get Together‹ mit der Lipödem-Community auswendig gelernt. Ich wusste nicht genau, was von mir erwartet wird, und plötzlich war da wieder diese Panik, wie früher in der Schule, wenn ich etwas vor der Klasse präsentieren sollte. Immer und immer wieder übte ich diese Definition zu Hause vor dem Spiegel. Ich trug meinen Text sogar Mama vor, aber die Angst wollte nicht weniger werden. Deshalb rief ich bei der Veranstalterin an und sagte, dass ich keinen Vortrag halten würde, weil ich ja gar keine Lipödem-Expertin bin. Ich hatte die Diagnose selbst ganz frisch und musste auch erst mal schauen, wie ich damit klarkomme. Ich war viel mehr Patientin als Expertin und um ehrlich zu sein, hatte ich eher gehofft, an diesem Tag selber viel über die Krankheit zu erfahren.«

»Und dann? War die Frau sauer?«

»Nein, überhaupt nicht. Die Veranstalterin beruhigte mich, dass ich gar nicht als Expertin fürs Lipödem eingeladen bin, sondern zum Thema Gewichtsreduktion trotz Lipödem. Sie bot mir an, dass wir einfach eine ganz entspannte Fragerunde machen, bei der mich die Teilnehmer zu allen möglichen Themen wie Essstörung, Therapie, Abnehmen, Selbstliebe und Selbstwert löchern können. Ein lockerer Austausch zu den Themen, über die ich immer in meinen Videos bei Insta, YouTube oder TikTok spreche. Sachen, mit denen ich mich auskenne.«

»Menschen ein gutes Gefühl zu geben«, fasst sie nachdenklich zusammen. Noch während sich mein Gesicht verzieht, als würde mir ein unfassbar niedlicher Hundewelpe gegenübersitzen, weil es mich so sehr berührt, diese Worte von ihr zu hören, ergänzt sie sichtlich traurig: »Schade, dass dir noch nie jemand ein *so gutes Gefühl gegeben hat, dass du dich verliebst! Ich hoffe, dass das noch passiert.«*

Ich finde es lieb, dass sie mir das wünscht, wonach sie sich noch so sehr sehnt, lasse es aber unkommentiert.

Plötzlich erhellt sich ihr Ausdruck, sie beugt sich etwas zu mir herüber und bestätigt mit »War denn bei diesem Informationstag kein Mann für dich dabei? Vielleicht ein hübscher Arzt?«, begleitet von einem verschmitzten Grinsen, noch mal alle Klischees, die meine Gedanken damals par excellence bedient haben. Fehlt nur noch, dass sie mich als Nächstes mit einem der beiden attraktiven Polizisten in Uniform verkuppeln möchte, die sich direkt hinter uns einen Coffee to go holen.

»Ne, ganz im Gegenteil!«, sage ich kopfschüttelnd. »Der Arzt, der da war, hat mir alles, aber kein gutes Gefühl gegeben.«

Fragen über Fragen

Mein durch die aufsteigenden Tränen glasiger Blick macht es mir fast unmöglich, die Liste der Symptome zu lesen, die der vortragende Arzt Dr. Dr. Soundso zur visuellen Unterstreichung seines Gastbeitrags an die Wand hinter ihm geworfen hat. Doch, langsam wird mein Blick wieder klarer.

Ich entziffere: Schwere, schmerzende und druckempfindliche Beine. Anschwellen der Beine im Laufe des Tages und bei Aktivität. Nachts Schmerzen trotz Hochlagerung. Grundlos blaue Flecken. Verhärtung des Gewebes. Besenreiser und Krampfadern. Kalte Beine durch mangelnde Durchblutung. Massive Cellulite bis hin zu Hautwammen und Fettwülsten. Die Haut fühlt sich grob und knotig an. Ober- und Unterkörper sind ungleich proportioniert. Symmetrische Fettverteilung an Hüfte und Beinen. Trotz deutlicher Gewichtsreduktion kaum bis keine Umfangsreduktion an den Beinen. (Fett-) Einlagerung endet oberhalb der Fußgelenke.

Bei jedem einzelnen seiner vorgetragenen Punkte vollführt mein Kopf fast automatisch eine zustimmende Kopfbewegung, und mein Gedächtnis ruft nicht nur die dazugehörigen Bilder, sondern auch die angesprochenen Schmerzen ab. Schmerzen, die ich bis eben vor lauter Vorfreude auf meinen Auftritt direkt im Anschluss an seinen Vortrag fast vergessen hatte. Schmerzen, die, seit ich die Kompressionsbuchse trage, zum Glück zurückgegangen sind. Nicht ganz weg, aber deutlich weniger. Und diese falsche Erwartung, die Kompression würde alles ganz einfach wegzaubern, hat mir meine Sanifee vom Sanitätshaus Lückenotto direkt beim Vermessen meiner Beine für diese Luxusstrumpfhose genommen.

Ich bemühe mich sowieso, meine Erwartungen ein bisschen besser mit den realen Möglichkeiten abzustimmen, und daher liebe ich ehrliche Experteneinschätzungen, auch wenn ich mir natürlich was anderes gewünscht hätte. Und mal im Ernst, die maßgefertigte, flach gestrickte Kompressionsstrumpfhose, die zum Glück von der Krankenkasse bezahlt wird, kostet bereits ohne Spezialeffekte wie Knie-Funktionszone oder Po-Forming locker um die 1000 Euro, da hätte man doch durchaus ein kleines Wunder erwarten können.

Ich erinnere mich noch genau, wie irritiert ich meine Sanifee knapp zwei Wochen später beim Abholen anschaute, als sie nicht nur mit der Strumpfhose, sondern auch bewaffnet mit zwei paar Handschuhen die Kabine betrat. Ihr Blick war nicht weniger erstaunt, denn ich hatte direkt neben der Liege auf dem niedrigen Schrank etwas umgeräumt, um dort mein Handy aufnahmebereit auf meinem kleinen Stativ zu platzieren. Also waren wir beide etwas irritiert und erfüllten damit meiner Meinung nach die wichtigste Grundvoraussetzung für ein TikTok.

»Was bringt es, die Prozedur erst zu filmen, wenn ich schon jeden Kniff und Trick kenne?«, fragte ich lachend. »So viele aus meiner Community haben unter meinen TikToks kommentiert, dass ich meine Ärztin unbedingt mal ganz direkt auf Lipödem ansprechen soll und da auch nicht lockerlassen darf. Nur wegen der unzähligen Kommentare habe ich mich überhaupt überwunden, das noch mal zum Thema zu machen. Die Diagnose und somit auch die Hilfe habe ich also im Grunde meiner Community zu verdanken. Da will ich sie doch auf dem kompletten Weg mitnehmen und nicht erst draufhalten, wenn ich das Teil in weniger als einer Minute anhabe.«

Ich wartete ihr zustimmendes Lächeln ab, um sicherzugehen, dass diese Zeitangabe nicht nur ein Gerücht aus dem Netz ist, und drückte dann auf das Aufnahmeknöpfchen.

Ein plötzliches Rauschen und Knacken in den Boxen links und rechts von mir durchbricht meine Gedanken. Dann folgen schon die Worte der Moderatorin des Get-together: »Wenn ich Sie bitten würde, die Hand zu heben, wer von Ihnen unter einer Essstörung leidet, würde wohl kaum ein Arm unten bleiben.« Von einem Moment auf den anderen wird es deutlich unruhiger im Publikum, viele kramen eilig in den Taschen oder schauen aufs Handy. Ich lächle, denn mir kommt das sehr bekannt vor. Ganz wie auf unseren Konzertlesungen, wenn eine Szene so sehr emotionalisiert, dass sich die Schüler ablenken müssen, weil sie es anders nicht ertragen.

»Wenn Sie sich denn überhaupt trauen würden, dies zuzugeben«, flüstert die Moderatorin verständnisvoll. »Aber Sie sind nicht allein. Ganz im Gegenteil. Unglaublich viele Lipödem-Patientinnen leiden an Magersucht, Bulimie oder Binge-Eating, also unkontrollierten Fressanfällen. Was kein Wunder ist, denn das Lipödem ist vom Krankheitsbild bei oberflächlicher Untersuchung besonders leicht mit dem Krankheitsbild der krankhaften Fettleibigkeit, uns allen als Adipositas bekannt, zu verwechseln. Die vom Arzt verordnete Diät bleibt natürlich ohne Erfolg, was die Frustration und Verzweiflung der Patientinnen verstärkt. Eine Diät jagt die nächste, und die Essstörung wird zur Begleiterkrankung. Die Betroffenen leiden psychische Höllenqualen, Essen wird zum Feindbild Nummer eins.«

Sie deutet auf mich. »Ich möchte Ihnen heute eine Frau vorstellen, die es geschafft hat, mit dem Essen Frieden zu schließen. Alles, was sie isst, postet sie seit Jahren in ihren Instagram-Storys. Ich weiß daher, wie oft sie Nachschlag nimmt und dass sie nicht auf süßen Nachtisch verzichtet. Trotzdem hat sie ohne Operation 100 Kilo abgenommen! Sie spricht offen genau über die Themen, die ganz tief in der Tabuzone stecken. Mit ihren zighundert und millionenfach geklickten Videos schafft sie Aufmerksamkeit für eine Krankheit, von der viele gar nicht wissen, dass es sie gibt. Sie zeigt, wo und wie Hilfe zu finden ist. Sie führt vor, wie es aussieht, wenn man sich so annimmt, wie man ist. Ihre Kompression bekommt sie in unter einer Minute an. Begrüßt mit mir unsere heutige Gastrednerin: die Autorin Jana Crämer.«

Ich betrete unter großem Applaus die Bühne.

Oben angekommen, muss ich mich erst mal sortieren. Meine Gedanken und meine Kompression, die sich durch das lange Sitzen dann leider doch etwas zu sehr zwischen die Hautfalten gelegt hat.

»Sekunde, ich muss mal kurz nachsehen, nicht dass ich hier wie eine eingeschnürte Salami vor euch stehe«, erkläre ich und raffe mein hellblaues, knöchellanges Kleid bis zum Bauchnabel nach oben und zupple alles, so gut es ohne Handschuhe mit Grip geht, zurecht.

Mit einem Mal verstummt der Applaus, und ich habe das Gefühl, alle schauen beschämt zur Seite, wie die komplette

Schlange an der Supermarktkasse, wenn jemand die PIN seiner EC-Karte eintippt.

Ich wende mich ans Publikum. »Na kommt schon, das ist nix, was ihr nicht jeden Tag bei euch selbst seht. Und ganz ehrlich, Mädels, den paar Herren der Schöpfung, die hier unter uns sitzen, tut es ganz gut, wenn sie mal sehen, was wir jeden Morgen leisten, um in die Kompri zu kommen.«

Auf herzliches Lachen folgt Szenenapplaus und ich bin happy, dass die Männer angefangen haben. Als ich alles wieder an Ort und Stelle habe, streiche ich mein Kleid glatt und eröffne die Fragerunde.

»Was wollt ihr wissen?«, sage ich aufmunternd, schiebe aber sofort etwas leiser hinterher: »Aber bitte keine medizinischen Fachfragen zum Lipödem, da stehe ich selbst noch ganz am Anfang!« Erwartungsmanagement und so. Binnen Sekunden schnellen unzählige Hände nach oben, und die Moderatorin eilt mit einem Handmikro bewaffnet durch den Mittelgang.

»Aber wie hast du abgenommen, wenn bei dir keine Magen-OP vorgenommen wurde? Abnehmshakes? Pillen?«, kommt es von einer dunkelblonden Frau um die fünfzig, und etliche Hände gehen nach unten, weil sie vermutlich dieselbe Frage stellen wollten.

Ich lächle. »Wir haben nicht nur krankes, sondern auch…«, ich nehme die Hände nach oben und zeichne bei den Worten »… gesundes Fett« Gänsefüßchen in die Luft. »Alle, ganz besonders einige Götter in Weiß, haben mir eingeredet, dass ich einfach nur weniger essen müsste, dann würde ich auch normale Beine bekommen. Low Carb, Slow Carb, No Carb … Nichts half, meine Beine wurden einfach nicht dünner. Es gibt keine Diät, die ich nicht versucht habe, und von Mal zu Mal waren es ein paar Kilo mehr, die ich mit mir herumschleppte.« Ich zucke mit den Schultern. »Das war der Eintritt in die Ess-

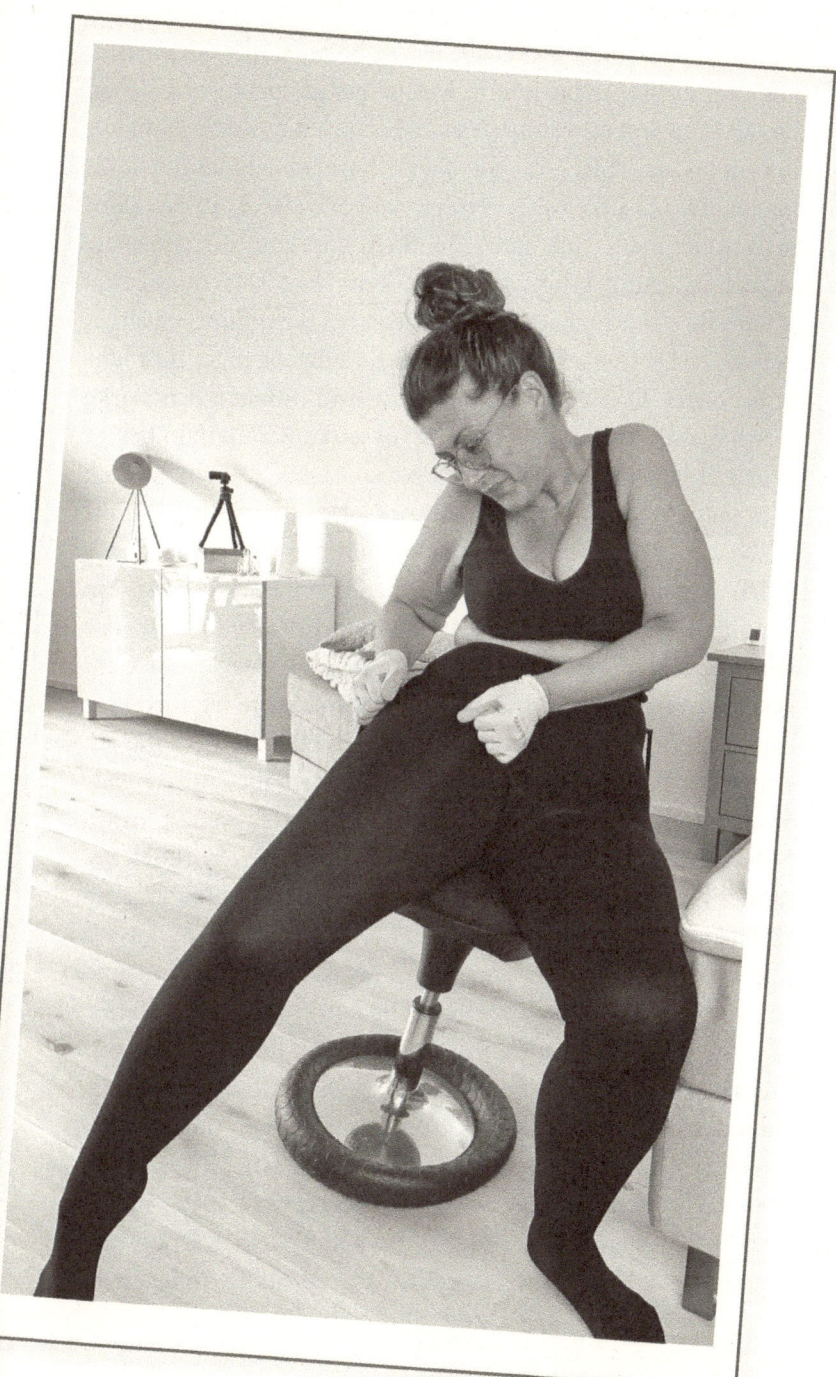

störung. Wobei ich nicht eine Form hatte, sondern querbeet alle mal durch. Je nachdem, welche gerade besser ins Leben passte, und irgendwann hat es sich dann bei den unkontrollierten Fressanfällen eingependelt. Klar hatte ich dann zusätzlich zu dem kranken Fett extrem viel gesundes. Und das kann man abnehmen.« Ich spüre deutlich, wie sehr sich viele die schnelle Lösung erhoffen, und erkläre fast entschuldigend: »Aber die 100 Kilo habe ich nicht von heute auf morgen abgenommen. Das hat schon drei bis vier, vielleicht sogar fünf Jahre gedauert. Da ich besonders zu Beginn immer noch starke Gewichtsschwankungen hatte, bevor es dann dauerhaft besser wurde, kann ich das gar nicht genau sagen. Zwischendurch habe ich auch mal Shakes, diverse Nahrungsergänzungsmittel, Makro-Blocker und was es alles gibt, ausprobiert.«

Ich schaue in unzählige Augenpaare voller Hoffnung. Ein Gefühl, das ich auch bei jedem neuen Produkt verspürte, das von irgendwem auf den Markt geschmissen wurde, der Geld mit Leid verdienen wollte. Kopfschüttelnd fahre ich fort: »Ich verstehe euch total. Ich hoffte auch bei jeder neuen Pille auf ein Wunder, aber alles, was ich verloren habe, waren viele Hunderte, wenn nicht sogar über die Jahre Tausende Euros. Mit Leid lässt sich leider prima Geld verdienen. Wirklich geholfen hat aber nur das Kaloriendefizit in Kombination mit Eiweiß am Morgen.« Ich erkenne, wie die Hoffnung in den auf mich gerichteten Augenpaaren Fragezeichen weicht, und erläutere etwas genauer: »Ich habe im Grunde nur darauf geachtet, weniger Kalorien zu essen, als ich über den Tag verbrauche. Grundumsatz ist das, was unser Körper braucht, wenn wir nur im Warmen auf der Couch liegen und vor uns hin verstoffwechseln. Leistungsumsatz ist das, was wir insgesamt verbrauchen, wenn wir auf die verrückte Idee kommen, uns zu bewegen. Kaloriendefizit bedeutet, dem Körper werden weniger Nährstoffe zugeführt, als er zur Energiegewinnung benötigt.« Ein Blick ins Publikum verrät mir, dass ich für noch mehr Verwirrung gesorgt habe, darum fasse ich zusammen: »Vereinfacht bedeutet das nur, dass man weniger Kalorien isst, als man verbraucht, damit der Körper an seine Reserven gehen muss. Fünf bis zehn Prozent im Defizit sind prima. Ich habe also um die 2300 Kalorien pro Tag gegessen. Und wenn man seinen täglichen Eiweißbedarf – bei mir aktuell mindestens 80 Gramm pro Tag – bereits morgens stillt, vermeidet man Heißhungerattacken und isst laut Studien insgesamt automatisch weniger.«

»Hast du dann Kalorien gezählt?«, ruft jemand aus den hinteren Reihen, ohne auf das Mikro zu warten. Ich blicke kurz zur Moderatorin, um nicht die Reihenfolge durcheinanderzubringen, aber sie nickt zustimmend.

»Ja, je chaotischer die Welt um mich herum und in mir drinnen wurde, desto mehr Stabilität hat es mir gegeben, wenn ich meine Kalorien ganz genau gezählt habe. Lange Zeit habe ich alles grammgenau abgewogen und in einer App dokumentiert. Es gab mir ein gutes Gefühl, das alles exakt einzuhalten. Ich habe sogar mal mit meinem Psychodoc darüber gesprochen, weil es selbst mir extrem vorkam.«

Nun räuspert sich die Moderatorin und fragt selbst: »Und? Was hat der Psychologe dazu gesagt?«

Ich spüre plötzlich, wie sehr ich es genieße, hier vorne zu stehen und über all das zu sprechen. So viele Jahre wäre es für mich undenkbar gewesen, überhaupt nur zuzugeben, dass ich ein Problem mit dem Essen, mit meinem Körper und noch mehr mit meinem Kopf hatte. Jetzt stehe ich hier und liebe es. Ich liebe genau diese Fragen. Fragen, die tiefer gehen, statt nur oberflächlich an den Themen zu kratzen. Ich antworte: »Er sagte, ich sollte solche Hilfsmittel wie Stützräder beim Fahrradfahrenlernen betrachten. Irgendwann bin ich mir und meiner selbst so sicher, dass ich sie nicht mehr brauche, und bis dahin ist jedes Hilfsmittel erlaubt. Eine Sache, die mir eine Weile ebenfalls super gutgetan hat, war zum Beispiel, meine Mahlzeiten mit einem Stoppsignal zu beenden. Durch die enormen Mengen, die ich bei meinen Fressanfällen verschlungen habe, war mein Magen extrem geweitet. Aber genau wie eine Gebärmutter nach der Geburt des Kindes wieder schrumpfen kann, tut das auch unser Magen. Aber das dauert, und je größer das Magenvolumen, desto später setzt das Sättigungsgefühl ein. Daher musste ich es eine Zeit lang künstlich erzeugen. Ich habe jede Mahlzeit immer mit dem Kauen einer Kaffeebohne beendet, um meinem Gehirn zu sagen: So, wir sind fertig. Andere nehmen dafür ein Salmiakbonbon oder eine Pfefferminzpastille. Ich habe mich also selbst klassisch konditioniert.«

Zustimmendes Gemurmel im Publikum und viele, die sich eine kleine Notiz im Handy abspeichern. Dann läuft die Moderatorin zu einer Dame, die extra aufgestanden ist, um auf sich aufmerksam zu machen.

»Sport hast du auch gemacht, nicht wahr?«, lautet nur wenige Sekunden später die Frage, die mich blitzschnell vom Vorbild zum abschreckenden Fallbeispiel mutieren lässt.

Ich schüttle den Kopf und gebe ehrlich zu: »Ich wünschte es. Das ist wirklich eine Sache, die ich bereue. Ich habe komplett ohne Sport abgenommen, würde es aber niemandem empfehlen. Denn zum einen haben Menschen mit mehr Muskeln einen höheren Grundbedarf, können mehr essen, ohne zuzunehmen. Zum anderen ist Sport natürlich für alles gut und unterstützt jeden Abnehmprozess. Wobei ich zwischendurch doch mal so eine Phase hatte, in der ich jeden Tag zehntausend Schritte gelaufen bin, bis an meinem Handgelenk das erlösende Feuerwerk losging. Das war aber eher aus einem Zwang heraus, da war ich sogar kurz davor, in die Sportbulimie zu rutschen, weil ich versucht habe, alles, was ich gegessen habe, durch Bewegung ungeschehen zu machen. Zum Glück hat meine Faulheit gesiegt.«

Ich muss schmunzeln, als die Moderatorin nach dem Mikro greift, die Dame es aber fest umklammert und direkt die nächste Frage stellt: »Zählst du heute noch Kalorien, Jana?«

Ich wiege langsam den Kopf hin und her, als würden sich meine Gedanken dadurch etwas besser sortieren, denn ein »Jein« wäre wohl eine für alle ziemlich unbefriedigende Antwort. »An richtig schlechten Tagen, ja, da tut es mir gut«, sage ich und grenze meine Aussage mit einem »Aber das kommt kaum noch vor« deutlich ein. »An den allermeisten Tagen höre ich auf mein Bauchgefühl und esse das, worauf ich Lust habe und was mein Körper braucht. An den Tagen, an denen ich mich viel bewege, mehr, an anderen, wenn ich viel am Schreibtisch sitze, weniger. Inzwischen spüre ich sogar wieder Hunger und Sättigungsgefühle, das macht mich glücklich.« Ein strahlendes Lächeln breitet sich auf meinem Gesicht aus, und ich versuche, meine Stimme zu kontrollieren, damit sie nicht vor Glück übersprudelt. »Weder zähle ich dann Kalorien, noch steige ich täglich auf die Waage. Wenn es hochkommt, wiege ich mich vielleicht einmal pro Monat. Ansonsten merke ich es an den Hosen, ob sie ein bisschen spack oder doch schlabberig weit werden. Von Größe 62 bis 38 habe ich alles im Schrank.« Ich grinse und genieße diesen wunderschönen Moment, während ich geduldig auf die nächste Frage warte.

Wieder schnellen die Arme in die Höhe, und ich freue mich, hier zu sein. Einerseits, weil alle so nett sind, andererseits, weil ich wirklich das Gefühl habe, etwas beizutragen. Manchmal braucht man nur ein bisschen Mut und Hoffnung, und manchmal reicht allein der lebende Beweis, dass es geht.

»Jana, wie schaffst du es, heute so diszipliniert zu sein?«, fragt mich ein junges Mädchen, und ich höre an ihrer Stimme, welche Überwindung es sie gekostet hat, sich zu melden.

»Weißt du«, setze ich an und lächle ihr zu, »ich bin nicht diszipliniert, und mein Essverhalten habe ich auch nicht im Griff. Es ist einfach kein Thema mehr. Essen ist für mich inzwischen purer Genuss, und ich liebe es, in Restaurants zu gehen oder was Leckeres zu kochen.« Ich sehe ihren traurigen Gesichtsausdruck und schiebe hinterher: »Wobei ich dazu sagen muss, dass eine Pizza in den Ofen zu schieben oder eine Tüte aufzuschneiden und den Inhalt in die Pfanne zu werfen für mich als Kochen zählt.« Es freut mich, dass sie genau wie die anderen im Saal lachen muss. Wir blicken uns weiter in die Augen, und obwohl das Mikro schon mit der Moderatorin am anderen Ende der Stuhlreihe angekommen ist, höre ich sie fast tonlos sagen: »Dann bist du also geheilt?«

Ich wiederhole ihre Frage, damit alle sie hören: »Ob ich geheilt bin, möchtest du wissen?« Sie nickt zaghaft und mit ihr der gesamte Saal.

Ich lächle. »Früher hätte ich mit den Augen gerollt, wenn mir jemand gesagt hätte, dass eine Essstörung verschwinden kann. Ich konnte mir überhaupt nicht vorstellen, dass diese Gedanken, diese ständige Gier nach mehr, bis ich vor Schmerzen gekrümmt im Bett liege, aufhören.« Ich blicke in unzählige Gesichter, die diesen mir so vertrauten Schmerz spiegeln, dann steigen mir Tränen der Rührung in die Augen. »Aber genau das ist passiert. Meine Essstörung war nur mein Ventil, um mit der Überforderung in meinem Leben klarzukommen. Heute weiß ich, dass ich vorsichtig sein muss, wenn ich mir Gedanken über das Essen in Form von Kalorien, Nährwertzusammensetzung usw. mache, denn dann stimmt etwas nicht. Zu viel Stress, zu wenig Auszeiten, Streit mit lieben Freunden … Das bringe ich in Ordnung, und sobald das Gleichgewicht im Leben wiederhergestellt ist, verschwinden die Gedanken ums Essen sofort.« Ich spüre das dringende Bedürfnis, deutliche Worte an jede einzelne Frau im Publikum zu richten. Worte, die ich mir selbst viel früher ins Hirn und noch mehr ins Herz hätte hämmern müssen, deshalb sage ich: »Wir dürfen uns um uns kümmern! Wir dürfen uns Auszeiten nehmen! Es darf einfach nur um uns gehen! Und das muss es auch! Wir leisten jeden Tag so viel. Ob als Mama, Tochter, Schwester oder Oma. In unserer Rolle auf der Arbeit oder im Freundeskreis, wir sind immer für alle anderen da! Deshalb dürfen, nein, müssen wir auch mal nur für uns da sein. Nicht alle paar Wochen oder wenn's halt gerade mal passt, sondern jeden einzelnen Tag. Das haben wir verdient!«

Ungläubiges, aber zustimmendes Nicken, und ich beobachte, wie an vielen Stellen Taschentücher herausgeholt und Tränen getrocknet werden.

Selbst überwältigt, welche Emotionen meine Antwort ausgelöst hat, schaue ich mich suchend um, woher die nächste Frage kommt: »Glaubst du, essgestört zu sein liegt an der Erziehung?« Dann sehe ich die Moderatorin aus der fast letzten Reihe winken.

»Puh, schwierige Frage«, gebe ich zu, um noch mal etwas Zeit zum Nachdenken zu gewinnen. Ich erinnere mich an ein Zitat von Karl Valentin aus meinem Studium und führe aus: »Nicht umsonst sagt man ja, dass man Kinder gar nicht erziehen braucht, weil sie den Erwachsenen sowieso alles nachmachen. Früher habe ich geglaubt, ich hätte die Maßlosigkeit beim Essen von meinem Vater übernommen, da er so maßlos beim Trinken war. Modelllernen ist schon ein wichtiger Faktor.« Ich gehe zum anderen Rand der Bühne, um nicht immer nur an einer Stelle zu stehen, dabei rede ich weiter: »Ebenso bei der Selbstliebe. Natürlich wollen kleine Mädchen wie ihr größtes Vorbild, ihre Mama, sein. Wenn sich die Mutter immer für alle anderen aufopfert, lebt sie vor, es sei okay, sich selbst zu vergessen. Und wie soll ein Kind lernen, sich selbst zu lieben, wenn die Mama traurig vor dem Spiegel steht?«

Ich sehe, wie einige Männer ihre Partnerin tröstend umarmen, und überlege, die Antwort hier zu beenden, aber es geht nicht. Ich muss das loswerden.

»Ich bin mir sicher, wenn sich Mütter viel stärker bewusst machen würden, dass in ihrem Körper mit der Schwangerschaft und der Geburt ein großartiges Wunder passiert und dass dieser Körper – und ganz besonders der mollige Bauch – jede Liebe und Dankbarkeit verdient, würden sich auch sehr viele Kinder liebevoller betrachten. Die Welt ist oft hart genug, da dürfen wir ruhig etwas weicher sein. Das gilt für alle Nicht-Mamas natürlich genauso.« Ganz automatisch streichle ich mit meiner Hand über den Bund meiner Kompressionshose und spüre den weichen Bereich darüber.

Ich bin so in Gedanken, dass ich gar nicht mitbekommen habe, wie die Moderatorin wieder nach vorne in die erste Reihe gekommen ist. Eine sehr schlanke Frau hält das Mikro in der Hand und schaut mich an. Sie scheint nach den richtigen Worten zu suchen. Neben ihr sitzt, wie ich glaube, ihre Tochter, die kaum Platz auf dem Stuhl hat, weil ihre ausladenden Oberschenkel so weit über den Rand des Sitzes ragen, dass die Plätze neben ihr frei bleiben müssen, wie noch vor wenigen Jahren bei mir, und streicht ihr aufmunternd über den Arm. Dann räuspert sich die Mutter und sagt mit bebender Stimme: »Wenn du einen Wunsch an deine Kindheit hättest …« Ihre Stimme bricht, aber ich brauche ihre Frage nicht bis zum Ende zu hören, um zu antworten.

»… dass ich gelernt hätte, zu warten und mit Kritik umzugehen. Wann immer ich einen Raum betrat, drehte sich sofort alles um mich. Ich wurde mit Zuneigung, Liebe und grenzenloser Aufmerksamkeit überschüttet.« Ich schlucke. »Nie habe ich ein ›Nein, jetzt nicht‹ oder ›Warte mal einen Moment‹ gehört. Für meine Eltern war ich immer der Mittelpunkt der Welt, und alles, was ich tat, war großartig.« Ich lasse die Schultern hängen. Dann atme ich tief durch und erinnere mich weiter: »Auch im Kinderladen, das ist ein selbstverwalteter ›alternativer‹ Kindergarten, bei dem auf eine Erzieherin nur zwei bis drei zu betreuende Kids kommen, ging das so weiter. Doch als ich dann in die Schule kam, war das plötzlich anders. Niemand strahlte mich an, wenn ich die Klasse betrat. Es ging

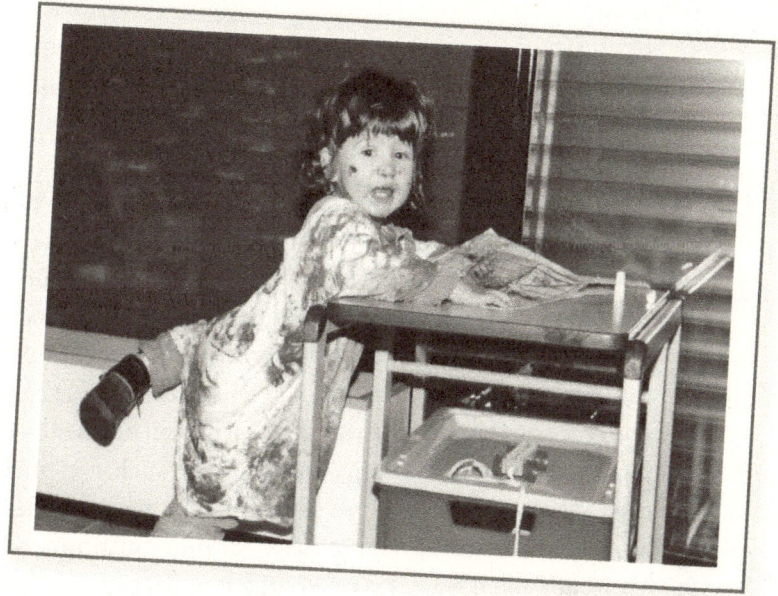

nicht ständig darum, wie es mir ging, was ich fühlte oder was ich in diesem Moment brauchte. Das verunsicherte mich, und ich hatte den Eindruck, die ganze Zeit irgendetwas falsch zu machen. Ich verstand diese Veränderung nicht, ich war doch immer noch dieselbe. Warum war das plötzlich falsch? Ich konnte überhaupt nicht begreifen, wofür ich von den anderen mit ›Nichtbeachtung‹ bestraft wurde. Denn genau so fühlte es sich für mich an. Als würde ich mit einem Mal nicht mehr gesehen, nicht mehr geliebt werden. Das bereitete mir große Angst. Ich fing an, mich und mein Verhalten infrage zu stellen. Ich suchte den Fehler bei mir und setzte alles daran, die

Dinge immer möglichst perfekt zu machen, um endlich wieder von allen geliebt zu werden. Natürlich scheiterte ich an meinem eigenen Perfektionismus und fühlte mich als Versagerin.« Ich spüre, wie ich beim Nachdenken über die Vergangenheit immer mehr ins Grübeln komme, kann mich aber nicht weiter darin verlieren, da schon die nächste Frage gestellt wird.

»Frau Crämer, was hätte Ihnen geholfen, um sich weniger zu hinterfragen?«, kommt es von einem der referierenden Psychologen, die wie die Orgelpfeifen aufgereiht am Rand stehen und auf ihren Auftritt warten.

»Mit klaren Regeln und Grenzen aufzuwachsen!«, antworte ich und tauche dann doch noch ein bisschen weiter in meine Kindheit ab. »Für mich gab es keine wirklichen Regeln, außer niemanden mit Worten oder Taten zu verletzen. Alles andere durfte ich frei entscheiden oder ausdiskutieren. Von der Bettgehzeit über die Frage, wann und wie ich mein Zimmer aufräume, bis hin zu der Entscheidung, was ich anziehe oder esse. Ich war früh sehr selbstständig, wurde dafür auch von allen Seiten gelobt, aber um ehrlich zu sein, finde ich es heute schade, dass ich es viel zu früh sein musste.« Er nickt zustimmend, und ich wende mich wieder dem kompletten Saal zu.

»Ich fühlte mich durch das Fehlen von Regeln nicht frei, sondern sogar extrem eingeengt. Es stresste mich, tagtäglich so viele Entscheidungen treffen zu müssen. Als wäre ich die ganze Zeit im luftleeren Raum geschwebt. Ich musste immer an den Reaktionen der anderen ablesen, ob ich mich richtig verhielt.« Ich spüre, wie sich bei dem folgenden Gedanken ein Lächeln auf meine Lippen legt.

»Heute liebe ich feste Strukturen, denn sie geben mir Halt. Ich mag Absprachen und Menschen, die sich daran halten. Nichts muss in Stein gemeißelt sein, aber eine Fahrtrichtung gibt mir Orientierung.«

Die Moderatorin deutet auf die Digitaluhr, die am vorderen Rand der Bühne steht, nur für die Referenten sichtbar. 58 Minuten und 37 Sekunden. Krass, mir kam die letzte Stunde wie ein Wimpernschlag vor.

»Eine letzte Frage bitte«, ruft plötzlich eine ältere Dame, die ich leider in der dunklen Tiefe des Raumes nicht erkenne. »Was würdest du deiner Mama gerne sagen? Oder anderen Müttern raten?«

Alle Köpfe, die sich vorher zu ihr gedreht haben, wenden sich nun voller Spannung zurück in meine Richtung. Ich merke, wie mir ganz leicht ums Herz wird.

»Mama«, setze ich an und stelle mir vor, sie würde zwischen all den Menschen hier im Saal sitzen und meine Worte hören. »Du hast mich bedingungslos geliebt und mich so erzogen, wie du es für richtig gehalten hast. Heute, so viele Jahre später, sagst du selbst, wie anstrengend es mit den wöchentlichen Elternabenden im Kinderladen war, an denen immer abwechselnd eines der Elternteile teilnehmen musste. Auch war es sicher alles andere als einfach, so oft mit deiner Arbeitszeit zu jonglieren, weil im Kinderladen seitens der Eltern immer reihum beim vollwertig Kochen, Einkaufen, Gärtnern usw. Unterstützung gefordert war. Und du bist mit Papa zusammengeblieben, bis ich so weit war, dass ich eure Trennung verkraftete. Es ging dir immer nur um mein Glück.«

Ich merke, wie mich meine eigenen Worte an meine Mutter überwältigen, und schlucke heftig, dann schüttle ich den Kopf.

»Um ehrlich zu sein, weiß ich nicht, wie du das durchgehalten hast, und ich finde es schade, dass du es getan hast. Oder weil diese Art der Erziehung in den Achtzigern gerade besonders angesagt war und viele Pädagogen darauf geschworen haben? Aber auf jeden Fall, weil du für mich immer nur das Beste wolltest. Du hast mich aus vollem Herzen erzogen, daran kann nichts falsch sein. Für mich bist du die beste Mama,

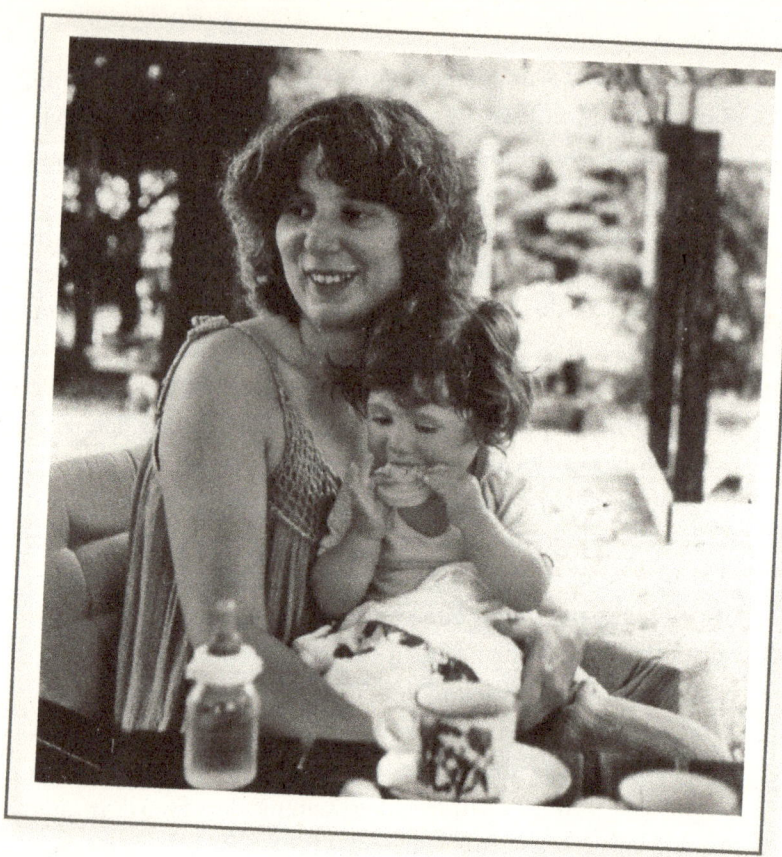

die ich mir vorstellen kann.« Ich wische mir die Tränen von den Wangen.

Dann fange ich mich wieder und sage: »Es war nicht perfekt, ganz sicher nicht. Aber das lässt sich ein paar Jahre später mit genügend Abstand und dem Ergebnis vor Augen leicht feststellen und sicher auch totanalysieren, wenn man sonst nix im Leben zu tun hat. Aber ganz ehrlich? Ich glaube sowieso nicht, dass es die perfekte Erziehung gibt. Jedes Kind ist anders und ob ein Kind glücklich oder unglücklich ist, hängt von so unglaublich vielen Dingen ab. Niemand kann sein Kind vor Schmerz und Traurigkeit bewahren. Auch wenn es richtig,

richtig wehtut, so ist das Leben, so ist die Welt. Das gehört dazu. Wir Kinder wünschen uns einfach nur, dass ihr uns nicht allein lasst und uns auch dann liebt, wenn wir uns mal wieder wie richtige Arschlöcher verhalten. Ja, wenn wir uns so benehmen, dass wir eure Liebe am allerwenigsten verdienen, brauchen wir sie am meisten. Bitte nehmt es nicht persönlich, wenn wir scheiße zu euch sind, der Druck muss irgendwie raus, sonst explodieren wir. Wenn ihr es in diesen Momenten schafft, liebevoll Grenzen zu setzen, gebt ihr uns etwas, woran wir uns festhalten können. Auch wenn wir es nicht immer zeigen: Wir lieben euch auch.«

* * *

Mit vor Tränen funkelnden Augen strahlt mich mein jüngeres Ich an und zieht einmal kräftig die Nase hoch.

»Krass, du machst das echt gut. Ich fühle mich richtig …« Sie sucht nach dem passenden Wort. »Du hast einfach ein Talent, dass sich Menschen gesehen fühlen.«

»Danke«, sage ich lächelnd. »Das freut mich total, auch wenn es komisch ist, wenn du mich so lobst. Es fühlt sich an, als würde ich mich selbst feiern.«

»Genau das tust du ja auch. Wer sich selbst liebt, darf sich auch mal feiern, das ist absolut richtig so! Hat mir mal eine gute Freundin gesagt!« Sie lehnt sich zurück, hält das Gesicht in die Sonne und lächelt. Dann öffnet sie wieder die Augen. »Darf ich dich was fragen?«

Ich nicke.

»Aber nicht falsch verstehen oder böse sein, ja?«

Ich nicke erneut.

»Du hast gerade gesagt, bei dieser Veranstaltung waren auch Männer im Publikum.« Sie macht eine Pause und scheint erneut nach der richtigen Formulierung zu suchen. »Bist du si-

cher, dass das die Partner von den Frauen waren? Vielleicht waren es nur gute Freunde, die mitgegangen sind.«

»Also weder küsse ich meinen besten Freund, noch halte ich mit ihm Händchen, und in den Pausen waren einige schon sehr zärtlich miteinander«, antworte ich grinsend.

»Hm ...«

»Nun sag schon, wie kommst du auf so eine Frage?«, möchte ich wissen, aber ahne bereits, worauf sie hinauswill.

»Waren die Männer hübsch?«

Sie bestätigt meine Vermutung. »Du meinst, ob sich hübsche Männer in eine Frau verlieben, deren Krankheit äußerlich sichtbar nicht dem gängigen Schönheitsideal entspricht?«

Sie nickt, und ich spüre deutlich, wie unangenehm ihr dieser Gedanke ist.

»Du hast aber ganz schön krasse Vorurteile gegenüber hübschen Männern«, sage ich und ziehe eine Augenbraue nach oben.

Sie schluckt.

Ich lache und lege ihr die Hand auf den Arm. »Hey, durchatmen. Wir sind hier unter uns, vor mir braucht dir das doch nicht unangenehm sein. Bis vor wenigen Monaten habe ich auch noch jedem attraktiven Mann, der mit mir geflirtet hat, seinen Geschmackssinn abgesprochen und ihn als Fett-Fetischisten abgestempelt. Ich dachte, wer mich anziehend findet, mit dem stimmt doch was nicht.«

Sie nickt etwas zu energisch, und ich boxe ihr leicht in die Seite. »Hey, sei mal nicht so frech!«

»Dann glaubst du, dass du trotz deiner wabbeligen Beine jemanden finden könntest, der dich liebt?«, fragt sie vorsichtig.

»Um jemanden zu finden, müsste ich ihn ja suchen«, erkläre ich und zwinkere ihr zu.

»Mann, jetzt mal ernsthaft. Glaubst du, jemand, der hübsch ist, kein kranker Psychopath ist und auch andere Optionen hätte, verliebt sich in jemanden, der so aussieht?« Sie deutet erst auf

sich von oben bis unten und dann auf mich, unterhalb des Bauchnabels.

»Bei mir kannst du dein Bodyshaming ruhig auf den ganzen Körper loslassen. Meine Brüste werden nur durch den BH dort oben in Form gehalten.«

Sie reißt die Augen auf.

»Ernsthaft! Was du hier von dir gibst, ist massivstes Bodyshaming«, halte ich ihr nun doch in deutlichem Ton den Spiegel vor. »Nicht nur, dass du uns durch deine Äußerungen beleidigst und abwertest, du unterstellst auch anderen Menschen, nur auf Äußerlichkeiten zu achten.«

Sie wirkt verunsichert, und ich bemühe mich, nicht so aufgewühlt und wütend zu klingen, wie ich mich fühle, da ich genau weiß, wie sehr sie unter ihrer eigenen abwertenden Denkweise leidet.

Ich lege versöhnlich meine Hand auf ihre und streichle vorsichtig über ihren Handrücken. Dann sage ich leise: »Das, was du glaubst, was andere über dich denken, ist das, was du in Wahrheit über dich selbst denkst!«

Sie schaut mich an, und ich erkenne deutlich, dass ihre traurigen Augen von Sekunde zu Sekunde mehr glitzern.

»Du musst deine Denkweise ändern. Wenn du aufhörst, dich auf dein Äußeres zu reduzieren, und anfängst, dich mit deinem guten Herz, deiner liebevollen Art und deiner Fröhlichkeit als Ganzes zu betrachten, wirst du verstehen, warum andere gerne in deiner Nähe sind. Menschen sind doch kein Schmuckstück, das man sich zulegt, um es auszuführen und andere damit zu beeindrucken. Wenn man einen Menschen vermisst, fehlt einem dessen Art, die Berührungen, die liebevollen Gesten, die Gespräche oder das Lachen. Einzig und allein der Charakter ist das, was jemanden hübsch oder hässlich sein lässt.«

Kapitel 7

80 Kilogramm Unglück

Verwirrt, wo ich bin, schrecke ich hoch. Nach einem kurzen Blinzeln kneife ich die Augen sofort wieder fest zusammen. Die grelle Helligkeit des Raumes ist in meinem Zustand nicht zu ertragen. Ich bin zwar gerade mal vierunddreißig, fühle mich aber wie dreiundsiebzig. Mindestens.

Mit geschlossenen Augen taste ich suchend nach dem vibrierenden Handy, das irgendwo in Kopfhöhe auf dem Nachttisch liegen muss. Handyrappeln auf Holz ist schrecklicher als jeder Weckton und bei meinen Kopfschmerzen pure Folter. Endlich wird es still.

Beim Versuch zu schlucken merke ich, wie staubtrocken mein Mund ist. Seit ich diese Kohlenhydratblocker schlucke, habe ich gefühlt keinen Speichelfluss mehr. Dafür Mundgeruch. Ein ziemlich mieser Tausch.

Ich drehe mich auf die andere Seite und bete, dass endlich dieses gnadenlose Hämmern zwischen meinen Schläfen nachlässt. Ich kann keinen klaren Gedanken fassen und fühle mich wie einmal komplett durch den Fleischwolf gedreht. Würde es mir nicht so schlecht gehen, fände ich den Gedanken, dass das für mich als Vegetarierin gleich eine doppelte Bestrafung ist, amüsant. Aber nun bleibt es einfach nur ein schlechter Scherz, den nicht mal ich selbst besonders originell finde.

Okay, vielleicht ein bisschen. Aber noch während sich mein Mund zu einem gequälten Grinsen verzieht, spüre ich, wie der Presslufthammer zwischen meinen Ohren einen draufsetzt und mir bittere Galle hochkommt.

Panisch reiße ich nun doch die Augen auf und bereue es im selben Moment. Der stechende Schmerz schießt wie ein Pfeil einmal quer durch den Kopf. Aua.

Wo zum Teufel bin ich? Wo finde ich das nächste Klo oder wenigstens einen Mülleimer? Ich schmecke schon den süßlichen Geschmack auf der Zunge, erkenne aber zum Glück im selben Moment das Bild gegenüber dem Bett. Ich bin in Berlin. Ich bin im Hotel. Und die Toilette ist zum Glück nur wenige Schritte entfernt.

Da soll jemand behaupten, diese preiswerten Cosy-Zimmer, bei denen man gefühlt in der Dusche schläft, wären eine Zumutung.

Von Schmerz und Ekel geschüttelt, knie ich vor dem Klo auf dem kalten Fliesenboden, was rein logistisch überhaupt nur möglich ist, da ich die Tür hinter mir offen gelassen habe, und umarme die Kloschüssel. Wobei ich vielmehr mit meiner Wange so auf der Toilettenbrille liege, dass ich sie wie ein hartes Kopfkissen benutze und warte, bis endlich etwas hochkommt. Aber was sollte das sein? Sprudelwasser und die drei Happen Salat ohne Dressing von gestern Mittag sind nicht unbedingt das, wofür sich das Übergeben lohnt. Aber die kalte Kloschüssel tut unheimlich gut, viel besser als das viel zu warme Bett.

Ich beende meine Katzenbuckelbewegungen, die an ziemlich mies ausgeführte Rückengymnastik erinnern, und versuche meine kochend heiße Stirn auf der kalten Keramik der Toilette zu platzieren.

Dass ich mich nicht allein beim Bewusstwerden, was ich hier gerade veranstalte, übergeben muss, zeigt, dass sich nichts, aber auch wirklich absolut gar nichts in meinem Magen befindet. Ich bin leer. Komplett.

Aua. Da das blöde Handy schon wieder auf dem Nachttisch gerappelt hat und ich mich total erschrocken habe, bin ich mit voller Wucht gegen den geöffneten Klodeckel gedonnert. Zumindest war er es bis eben. Nun liegt er auf mir oder ich stecke in ihm. Je nachdem, aus wessen Perspektive man diese Situation hier betrachtet. Ich muss auf die Schlummertaste gedrückt haben, anstatt den Wecker auszuschalten. Wie dumm. Gerade noch rechtzeitig halte ich mich davon ab, mit den Augen zu rollen, und entschließe mich für ein gequältes Seufzen, ehe ich mich langsam aufsetze, nur um mich doch lieber in einer fließenden Bewegung in Embryostellung auf den kalten Boden zu legen.

Ich fühle mich wie ausgekotzt und frage mich, warum es mir derart schlecht geht. Ja, die letzten Tage waren mit knapp zwanzig Interviews in nicht mal drei Wochen heftig, und das viele Reisen mit der Bahn zu den verschiedensten Terminen schlaucht schon ordentlich. Und nein, auch 2016 wird nicht das Jahr werden, in dem die Bahn den Preis für Pünktlichkeit verliehen bekommt, aber so anstrengend, dass es mir derart dreckig gehen dürfte, war es nun auch nicht.

Ganz im Gegenteil. Eigentlich wurde mir immer alles so angenehm wie möglich bereitet: traumhaft schöne Hotelzimmer, zumindest dann, wenn die TV-Sender die Kosten übernahmen, Taxi vom Bahnhof zum Drehort und anschließend wieder zurück. Bewegt habe ich mich auch genug.

Zwar kein Sport, aber ich habe zumindest jeden Tag meine zehntausend Schritte absolviert. Zur Not bin ich abends noch mal los und so lange im Treppenhaus der Hotels hoch- und runtergelaufen, bis mein Schrittzähler mich mit einem Feuerwerk belohnte. Ich habe es wirklich durchgezogen, und das nun bereits seit über fünf Wochen. Für andere vielleicht keine herausragende Leistung, für mich eine Steigerung um hundert Prozent. Ich bin stolz auf mich, und das reicht mir. Zumindest bin ich es gleich wieder, sobald es mir besser geht.

Ich versuche, mich zu erinnern, welche Termine heute anstehen. Ich bin in Berlin, also irgendetwas liegt auf jeden Fall an. Bis mir das einfällt oder ich wenigstens in der Lage bin, zum Handy zu gehen, um nachzuschauen und den Weckruf zu beenden, beginne ich den Tag mit Zähneputzen.

Ich lobe mich gedanklich gerade für den ersten Schritt zurück zu der Powerfrau, wie ich seit Neuestem in Interviews genannt werde, als mich der Anblick im Spiegel umhaut, und das nicht im positiven Sinne. Meine Haut ist aschfahl, unter meinen Augen sind dicke, dunkle Schatten und auch sonst ist mein Gesicht komplett eingefallen. Ich sehe richtig krank aus.

Während ich mich weiter begutachte und die Mängelliste von Sekunde zu Sekunde länger wird, bleibt mein Blick an meinem deutlich hervorstehenden Schlüsselbein hängen. Krass, wie schön das aussieht, wenn auch nicht unbedingt gesund. Langsam streiche ich mit den Fingerspitzen über die Knochen, die deutlich durch die Haut zu spüren sind, und freue mich. Vergessen sind die Schmerzen und für einen Moment klingt sogar das nervige Rappeln fast wie Musik in meinen Ohren. Okay, aber auch wirklich nur fast. Ich lasse die Knochen knochig sein, gehe zum Bett, sinke in die Matratze, stelle den Wecker dieses Mal wirklich aus und greife nach der Wasserflasche, die unangetastet als Aufmerksamkeit des Hauses zur Erfrischung bereitsteht.

Gerade als ich das Siegel des Verschlusses brechen will, fällt mir ein: Heute ist der Tag der Tage! Die Flasche wandert ungeöffnet zurück auf den Nachttisch und keine zwei Sekunden später gehe ich mit meiner kleinen Reisewaage, die ich mir extra für die Zeit unterwegs besorgt habe, Richtung Bad.

Euphorie steigt in mir auf, ich stelle das Gerät wie bei einer feierlichen Zeremonie auf den Boden, korrigiere noch mal, damit es genau mittig über der Fuge zwischen zwei Fliesen steht – mein innerer Monk soll keinen Grund finden, das feierliche Partyhütchen abzusetzen –, und steige darauf.

Halt! Stopp! Erst noch schnell das Schlafshirt und das Bustier, das ich nachts trage, ausziehen. Und auch die Socken, egal wie eklig ich nackte Füße finde. Heute soll alles stimmen, denn heute ist der Tag, an dem endlich … Ich halte die Luft an, stelle mich nun wirklich auf die Waage. Ganz langsam, mit einem vorfreudigen Kribbeln im Bauch richte ich den Blick auf die leuchtende Anzeige der Digitalwaage und lese: 79,8 Kilogramm.

79,8 Kilogramm! Ich starre auf die Anzeige, steige von der Waage herunter und wieder darauf. Wieder und wieder derselbe Wert, doch nichts passiert.

Ich habe von meinem Maximalgewicht von 180 Kilogramm auf unter 80 Kilogramm abgenommen, aber es hat sich nichts geändert. Ich bin immer noch dieselbe widerliche Masse mit den unförmigen Schwabbelbeinen, den hängenden Hautlappen und den Brüsten, die am Bauchnabel baumeln.

Ich schlucke und spüre, wie die Schmerzen zurückkehren und auch den letzten Funken Stolz, der sich beim Anblick der Zahl entzünden wollte, zum Erlöschen bringen. Ich habe mein Ziel, mein großes Ziel, die 100 Kilo abzunehmen, erreicht und fühle mich elender und unglücklicher als je zuvor.

Klar dachte ich nicht, dass ich plötzlich über Nacht mit einem normalen Körper aufwachen würde. Wie ein Körper mit 80 Kilo nun mal aussieht, der nicht durch unzählige Diäten und massivste Gewichtsschwankungen im zweistelligen Bereich in teilweise nur wenigen Wochen zugrunde gerichtet wurde. Aber ich hatte trotzdem gehofft, etwas würde anders sein, sich zumindest danach anfühlen, als ob sich der ganze Scheiß gelohnt hätte.

Seit Monaten poste ich online meinen Abnehmprozess. Ich habe auf Insta jeden Erfolg und Misserfolg geteilt, um andere auf meinem Weg aus der Essstörung mitzunehmen und zu motivieren. Ich war gnadenlos kontrolliert, hatte seit Monaten keinen Fressflash, habe keine Süßigkeiten angerührt, vor jeder

Mahlzeit, die ich grammgenau abwog, Fett- und Kohlenhydratblocker geschluckt und für jede Mahlzeit, die ich nicht abwiegen konnte, einen Tag komplett gefastet. Ich habe mich bei dem miesesten Scheißwetter in triefnassen Klamotten durch den Regen gekämpft, um dieses Drecksfeuerwerk auf dem blöden Schrittzähler zu sehen, und ich habe so viel Eiweiß gegessen, dass meine Haut dachte, ich wäre zurück in den Neunzigern. Jeden fetten Pickel habe ich in Kauf genommen, jede Essenseinladung von Freunden habe ich ausgeschlagen. Ich habe alles getan, um an diesen Punkt hier zu gelangen. Und jetzt fühlt es sich einfach nur scheiße an? So soll sich das Ziel all meiner Träume anfühlen? Wenn das hier die Ziellinie ist, dann bereue ich, überhaupt losgelaufen zu sein.

Ich greife nach meinen Sachen, die zusammengeknüllt auf dem Boden liegen, und gehe wieder zum Bett. Langsam schlüpfe ich ins Bustier, schiebe meine Brüste etwas zurecht, damit sich die überschüssige Haut – an den blöden Dingern nehme ich immer als Erstes ab – nicht im Gummibündchen einklemmt, und ziehe mein Shirt über. Am liebsten würde ich mich wieder hinlegen und einfach heulen, aber ich kann nicht.

Mein Kopf rattert in einer Tour, und ich spüre die Enttäuschung. Habe ich zu wenig gegeben oder zu viel erwartet? Warum will sich das Glück nicht einstellen? Keine Ahnung, ich bin vollkommen leer.

Ich sitze einfach nur da, wiege langsam den Oberkörper vor und zurück und warte. Worauf, weiß ich nicht. Vielleicht darauf, endlich aus diesem verdammten Albtraum aufzuwachen. Aufzustehen, mich frisch zu machen, gesund und ausgeruht zu fühlen und beim Betreten der Waage mit dem Strahlen der 79,8 auf der Kilogrammanzeige endlich das glückliche Leben zu beginnen, das ich über zwanzig Jahre an diese Zahl gekoppelt habe. Aber es ist kein Traum. Diese Scheiße hier ist mein Leben.

Eine Handvoll Konfetti

Wie wunderschön dieses komplett lichtdurchflutete und gemütlich eingerichtete Hotelzimmer ist.

Damals habe ich das überhaupt nicht so wahrgenommen, auch nicht diese kleinen Details wie Goldstaub an den Wänden und echte, getrocknete Blumen im Rahmen gegenüber dem Bett. Gut, dass alles vom Fenster bis zur Tür in warmes Sonnenlicht getaucht ist, liegt wohl in erster Linie daran, dass in diesem Minizimmer das Bett direkt unter dem Fenster steht und auf der anderen Seite auch schon fast die Tür zum Flur kommt. Aber, hey, lichtdurchflutet ist lichtdurchflutet. Doch so schön die Atmosphäre auch ist, bei dieser stickigen Luft bekomme sogar ich Kopfschmerzen. Und anders als das Häufchen Elend da vor mir auf der Bettkante habe ich in den vergangenen Monaten vollwertig und abwechslungsreich gegessen, dank vietnamesischer Tofusommerrollen, hawaiianischer Bowls und diverser Porridge-Variationen am Morgen.

Am liebsten würde ich den Zimmerservice rufen und für sie die halbe Speisekarte bringen lassen, aber eins nach dem anderen. Nicht als Fressflash, sondern vielmehr, um den Nährstoffspeichern zumindest ein bisschen Futter zu geben.

Obwohl der kühle Luftzug deutlich zu spüren ist und ich das Fenster nicht unbedingt lautlos geöffnet bekommen habe, bewegt sie sich nicht einen Zentimeter. Sie wirkt völlig kraftlos, beinahe apathisch sitzt sie da und starrt gegen die Wand direkt vor ihr.

»Hier, trink mal einen Schluck, nein, trink am besten gleich komplett aus«, sage ich leise und reiche ihr die geöffnete Wasserflasche. Den ersten Schluck Wasser am Morgen immer erst nach dem Wiegen. Wenn ich daran denke, wie schonungslos ich mich für diese dämliche Zahl auf der Waage gequält habe, kann ich nur noch traurig den Kopf schütteln.

Ohne ein Wort zu sagen, nimmt sie die Flasche und führt sie mit einer zittrigen Bewegung zum Mund. Das wochenlange Hardcore-Fasten hat ihr so viel Kraft genommen und die Ernüchterung auf der Waage eben den Rest gegeben, sie ist nur noch ein Schatten ihrer selbst. Mit einem Ziel vor Augen ist selbst das Unmögliche möglich, aber entpuppt sich dieses Ziel als falsch, bricht von jetzt auf gleich auch der letzte Ast, an den man sich geklammert hat. Dann stürzt alles wie ein Kartenhaus in sich zusammen.

Ich beobachte, wie Schluck für Schluck langsam die Lebensgeister zurückkehren. Als sie sich zu mir dreht, suche ich nach den richtigen Worten.

»Es tut mir leid, dass du dich so fühlst, aber weißt du: Enttäuschung ist nur das Ende einer Täuschung. Du hast dein Glück an dein Traumgewicht gekoppelt, doch die Zahl auf der Waage hat nichts mit deiner Selbstliebe, deinem Selbstwertgefühl, geschweige denn mit deiner Ausstrahlung oder deinem Lebensglück zu tun.«

Sie nickt.

Vermutlich nur, damit ich Ruhe gebe, aber egal. Ich deute auf ihren Bauch. »Es ist gut, dass du abgenommen hast, auch wenn der Weg unfassbar dumm und verantwortungslos deinem Körper gegenüber war. Abzunehmen war wichtig, denn auf Dauer wäre das definitiv nicht mehr gut gegangen, dafür wurde die Belastung für Gelenke, Herz und Kreislauf viel zu groß!«

Sie schluckt, und ihre Augen werden nun doch etwas feucht.

»Aber deine größte Problemzone sitzt in deinem Kopf! Deine Seele braucht Hilfe, ganz dringend. Du schaffst das nicht allein, und das musst du auch nicht!«

»Ich hatte es mir völlig anders vorgestellt!«, flüstert sie.

»Darf ich da unseren besten Freund zitieren?«, frage ich schmunzelnd.

Wie im Chor sprechen wir in Batos Tonfall, wenn er mit sei-

nen nicht mal dreißig Jahren weise wie ein alter Mann klingt:
»Du und deine Erwartungen!« Beim Gedanken an ihn müssen
wir beide lächeln.

»Wir muten ihm da echt ganz schön viel zu, oder?«, meint sie,
und ich merke, wie es mir die Kehle zuschnürt bei der Erinne-
rung daran, wie oft wir uns gestritten haben, er mir seine
Freundschaft beweisen musste, weil ich nicht glauben konnte,
sie verdient zu haben, in wie vielen Songwriting-Sessions er mit
den Gedanken bei mir war und sich Sorgen gemacht hat.

»Ja, er hat es nicht verdient, diese Last zu tragen, und das
kann er auch gar nicht. Er ist unser bester Freund, nicht unser
Therapeut.«

Ich merke, wie sie sich bei dem Gedanken an eine Therapie
versteift, und löse meine Umarmung. Dann greife ich mit der
rechten Hand in die Hosentasche und werfe eine Handvoll Kon-
fetti in die Luft, ehe ich sie anstrahle und ausrufe: »Ja, der Weg
war scheiße, aber juhu, 80 Kilo!«

»79,8!«, korrigiert sie mich.

»Jetzt sind es wieder 80«, sage ich mit einem Augenzwinkern
und deute auf die leere Wasserflasche, die ich mit ins Badezim-
mer nehme, um sie noch mal mit Wasser zu füllen.

»Juckt's?«, fragt sie mich, als ich zurückkomme, und deutet
auf meinen Hals.

Sofort höre ich auf, mich an der Stelle zu kratzen, wo das
Bündchen des T-Shirts endet und sich wohl ein kleines Konfetti
oder doch Konfetto, weil es nur ein winziger Papierkreis ist, laut
Sheldon Cooper, verkeilt haben muss, weshalb es mich pikst.

»Stelle merken, waschen!«, schiebt sie hinterher, nun im Ton
unsere Großmutter imitierend. Dabei drückt sie mit ihrem Fin-
ger die rechte Augenbraue hoch, um auch ihren Gesichtsaus-
druck nachzuahmen, und wir grinsen.

»Ne, ich erinnere mich nur gerade an meinen ersten Termin
beim Psychologen«, erkläre ich gedankenverloren mein Verhal-

ten und schüttle mich vor Unbehagen, ehe ich die Schultern nach oben ziehe und die Augen schließe.

»Kannst du mir ein bisschen davon erzählen?«, bittet sie mich.

»Klar!«, antworte ich und setze mich wieder neben sie. »Diesen ersten Besuch, vor dem ich unglaubliche Angst hatte, werde ich nie vergessen. Ich in diesem aufgeräumten Zimmer, auf dieser Couch mit den sortierten Zierkissen, die Beine kerzengerade ausgestreckt, die Hände links und rechts ordentlich neben meinem Körper drapiert und im Kopf nichts als Chaos.«

Das erste Mal beim Psychodoc

Geht es jetzt direkt los? Oder spricht er vorher noch ein paar einleitende Worte? Eine Eingangsfrage wäre schon schön. Was weiß ich, vielleicht woran ich mich aus meiner Kindheit erinnern kann. Oder wie die Beziehung zu meinen Eltern ist? Das sind doch typische Fragen, die Psychologen ihren Patienten stellen.

Immer noch nichts.

Aber ich kann doch schlecht einfach irgendwo in den vergangenen fünfunddreißig Jahren meines Lebens anfangen. Oder doch?

Stille. Um mich herum ist es so ruhig, als würde die Luft voller Spannung den Atem anhalten, bis ich sie mit meiner Vergangenheit durchbreche.

Ich kann mich nicht daran erinnern, wann ich zuletzt mit mir und meinen Gedanken allein war. Ich meine ohne Musik, ohne Netflix, ohne Handy, nur ich, ganz ohne Ablenkung. Ich höre das Blut in meinen Ohren pulsieren. Gesund klingt das nicht. Eher wie das Rauschen einer stürmischen Brandung.

Wie zum Teufel kann es in mir so toben, wenn alles um mich herum schrecklich still ist?

Ich spüre das weiche Kissen in meinem Nacken und irgendwie juckt es mich nun. Ob ich mich kratzen darf? Oder denkt er dann, ich hätte Angst vor Keimen?

In den Schulen und in anderen öffentlichen Gebäuden bemühe ich mich tatsächlich, keine Türklinken anzufassen. Und wenn doch, greife ich eher an die Stellen, von denen ich glaube, dass andere nicht unbedingt hinfassen. Schon verrückt, dass mir diese Tatsache gerade wesentlich gestörter vorkommt als die Erinnerung an die vielen versifften und nach Urin stinkenden Toiletten, in denen ich mir heimlich binnen weniger Minuten tafelweise Schokolade reingestopft habe. 2000 Kalorien in fünf Minuten – nicht unbedingt eine Glanzleistung von mir, aber in den letzten Monaten wurde es besser.

Ich hatte mich im Griff. Hm, hatte ich das wirklich? Der Bund meiner Hose zwickt seit einigen Tagen tatsächlich wieder etwas fester. Aber gerade ist mir das ziemlich egal, in diesem Moment bin ich einfach nur heilfroh, eine Hose bis zu den Knöcheln und ein Shirt mit langen Ärmeln zu tragen.

Wer hier wohl vorher gelegen hat? Wessen Hautschuppen und Haare kleben an der viel zu flauschigen Wolldecke unter mir? Die von einem Psychopathen? Einem Narzissten oder von jemandem, dem es wirklich schlecht geht? Also schlechter als mir. Habe ich es überhaupt verdient, hier bei ihm zu liegen? Klar, meine Kindheit und Jugend waren nicht unbedingt ein Ponyhof, aber wessen war das schon?

Die Atmung meines Psychodocs ist ruhig und gleichmäßig. Ist er etwa eingeschlafen? Vielleicht sollte ich meine Atmung seiner anpassen. Würde ich dann ein bisschen mehr wie er werden? Er wirkt ruhig und gelassen, als könnte ihm all das Drama der Welt rein gar nichts anhaben.

Aber vermutlich liege ich auch gerade genau hier, weil ich

mich immer anpasse. Diese Decke macht mich wahnsinnig. Ich muss mich kratzen.

»Frau Crämer, ist alles in Ordnung?«, durchbrechen nun seine Worte die Stille.

Gute Frage. Ich glaube, nicht wirklich. Wäre bei mir alles in Ordnung, wäre ich nun auf dem Weg zum Konzert meines besten Freundes und würde nicht hier bei ihm auf der Therapiecouch liegen.

»Möchten Sie sich doch noch mal einen Moment zu mir setzen, Frau Crämer?«, lautet sein Angebot, das ich dankend annehme. Hauptsache weg von diesem Kissen.

»Ist es wirklich okay, wenn ich lieber sitze, anstatt zu liegen?«, frage ich, nur um ganz sicherzugehen, dass ich hier auch nichts falsch mache, während ich in dem großen Ledersessel Platz nehme, der seinem direkt gegenüber an der kurzen Wand des Zimmers steht.

Zum Glück kein Kissen auf dem Sessel, aber dafür direkt neben mir auf einem gläsernen Beistelltischchen eine Box mit Taschentüchern. Ich schlucke. Die Taschentücher bereiten mir ein schlechtes Gewissen. Ich nehme gerade einem Menschen, dem es so schlecht geht, dass er hier weinen müsste, den Therapieplatz weg. Was will ich hier? Ich brauche keine Therapie, ich brauche Disziplin. Ja, ich müsste mich vermutlich einfach nur besser zusammenreißen.

»Es ist so okay, wie Sie es für richtig empfinden, Frau Crämer«, unterbricht er meine Gedanken und sieht dabei ganz freundlich aus, sodass ich ihm gerne in die Augen schaue. »Für viele meiner Patienten ist es – ab der zweiten Sitzung – einfacher, die Gedanken zu formulieren, wenn sie dabei liegen und die Augen geschlossen haben.« Er spricht in ruhigem Ton, und ich habe genau gesehen, wie sich bei »ab der zweiten Sitzung« seine Lachfalten um die Augen etwas deutlicher gezeigt haben.

Okay, ab der zweiten Sitzung, na gut. Ich brauche dringend einen Rollkragenpulli, so viel steht fest. Mein Blick schweift noch mal zur Couch, an deren Kopfende ein Tisch mit einer Pflanze, einem schwarzen Buch samt Kugelschreiber und einer Teetasse steht. Daneben sitzt er in seinem riesigen Sessel.

»Möchten Sie auch einen frischen Minztee, Frau Crämer?«, bietet er mir an, und ich nicke. Den Spruch, dass die Pflanze vermutlich auch dringend einen Schluck zu trinken brauchen könnte, verkneife ich mir. Dafür ist es wohl längst zu spät.

Während er die frischen Blätter, die er auf dem Balkon von dem üppig wuchernden Strauch abgezupft hat, wohlgemerkt ungewaschen in ein Teeglas gibt und mit kochendem Wasser überschüttet, summt er vergnügt vor sich hin. Bei dem Gedanken, dass ihm das schnell vergehen würde, wenn meine Oma von den ungewaschenen Blättern wüsste, muss ich grinsen.

Mit einem »Bitte sehr, Frau Crämer« reicht er mir den Tee, geht zu seinem Sessel und nimmt beim Platznehmen das große schwarze Buch und den Kugelschreiber vom Tisch. Dann blickt er mich auffordernd an.

»Geht's jetzt los?«, frage ich, und er nickt geduldig lächelnd. Da ich ihn gar nicht einschätzen kann, lächle ich zurück und warte ab. Wie alt er wohl sein mag? Um die sechzig? Ja, um den Dreh, das würde hinkommen.

Vom Kleidungsstil sieht er aus, als würde er zum Sport gehen, etwas Schickes. Vielleicht Golf? Ich stelle ihn mir mit einer Golfmütze vor, doch, würde ihm sicher gut stehen. Er lächelt, ich lächle, er lächelt … und irgendwie fühlt sich dieses Schweigen, das vermutlich nur mir wie eine Ewigkeit vorkommt, wie verlorene Zeit an. Mag ja sein, dass er ein geduldiger Mensch ist, ich bin es nicht. Fünfzig Minuten soll die Sitzung heute dauern, und wenn es so weitergeht …

»Können Sie mir sagen, warum Sie sich in dieser ersten Sitzung direkt auf die Couch legen wollten?«

Was ein Glück! Endlich, er sagt etwas. Doch seine Frage irritiert mich. Ich schaue erst ihn, dann die Couch und dann mich selbst an.

Der Sessel aus hellbraunem, glattem Leder ist so groß und breit, dass ich ohne Probleme darin sitzen kann. Sogar meine Oberschenkel, die verglichen mit dem Restkörper immer noch viel zu breit sind, obwohl ich in den letzten Jahren 100 Kilo abgenommen habe, finden ausreichend Platz.

»Ich dachte, das gehört sich so! War das falsch?«, erwidere ich und zucke mit den Schultern, während ich darauf warte, dass er sich etwas aufschreibt.

Vermutlich etwas wie »Die Patientin ist überangepasst und hat große Angst, etwas falsch zu machen«, aber er schaut nur nach rechts zu seiner Couch und stimmt mir lachend zu: »In Filmen wird es immer so dargestellt, da haben Sie vollkommen recht, Frau Crämer!«

Er nimmt einen kleinen Schluck Tee und erzählt dann weiter: »In Filmen hat der Regisseur nicht viel Zeit. Da erwartet der Zuschauer direkt in der ersten Szene Tränen, Wut, Trauer und Erkenntnis. Wir hingegen haben Zeit, und ich würde als Allererstes sehr gerne von Ihnen wissen, was Sie von mir erwarten. Was wünschen Sie sich von dieser Therapie?«

Ich schlucke.

Er fährt fort: »Es ist so, Frau Crämer: Wir beide brauchen erst mal die Vorstellung eines gemeinsamen Ziels. Würden wir uns darauf nicht vor Beginn der Therapie verständigen, würde dies unsere Zusammenarbeit ungemein erschweren. Erst wenn wir uns über das Problem, das Ziel und den Weg, wie wir dorthin gelangen wollen, einig sind, können wir mit der Therapie beginnen. Sonst ist am Ende zwar einer von uns beiden an der Ziellinie, aber der andere steht frustriert an der Startlinie und ist nicht einen Meter vorangekommen. Wir müssen einander mitnehmen, um gut zusammenzuarbeiten.«

Ich nicke zustimmend und gebe ehrlich zu: »Puh, ich habe noch nie bewusst darüber nachgedacht, was ich von anderen erwarte. Ich beschäftige mich eher damit, was von mir erwartet wird.«

Er notiert etwas, und das erfüllt mich innerlich mit Stolz. Ich glaube, ich habe etwas gesagt, das uns hilft.

»Gab es denn einen besonderen Auslöser, dass Sie sich …«, er schaut auf einen ausgedruckten Zettel, der wie ein Lesezeichen im Buch liegt, »… dass Sie sich jetzt, mit fünfunddreißig Jahren, für eine Therapie entschieden haben? Es ist Ihre erste, wenn ich das den Unterlagen richtig entnehme.«

»Oha, ja! Den gab es! Ich wollte nicht mehr feige sein!«, entfährt es mir so energisch, dass er neugierig von seinem Buch aufschaut, kurz den Kopf schüttelt und seine Stirn in skeptische Falten legt. Ein bisschen wie Frau Merkel, als Donald Trump sagte, durch seine Adern würde »deutsches Blut« fließen. Nur ohne das Lachen am Ende.

In diesem Moment fühlt es sich an, als wäre der Knoten in meinem Kopf geplatzt, und ich fange an zu erzählen. Es sprudelt nur so aus mir heraus, als müsste ich die verlorenen Minuten der Stille aufholen.

»Also, ich bin Autorin und habe ein Buch über meine Essstörung Binge-Eating geschrieben. Seit ich klein war, war ich immer mehr als die anderen. Im Nachhinein betrachtet nicht unbedingt ganz besonders dick, aber auch nicht dünn. Einfach normal, na ja, schon ein bisschen mehr als normal. Als ich dann aufs Gymnasium kam und es nur noch um Markenklamotten und Kleidergrößen ging, fing ich an, Diäten zu halten. Die funktionierten auch immer ganz gut, zumindest bis ich mit einem Fressflash all die eingesparten Kalorien und noch mehr auf einmal vernichtete. So nahm ich immer etliche Kilo ab, nur um anschließend noch mehr zuzunehmen. 30 Kilo runter, 50 Kilo rauf. Immer hin und her. Wirklich, ich habe so ziemlich jede Kleidergröße im Schrank. Sogar eine Hose in 36, aber die war nur eine Motivationsbuxe. Bevor ich Autorin wurde …«

Ohne den Arm zu bewegen, hebt er die Finger, um anzudeuten, mich an dieser Stelle unterbrechen zu wollen.

»Was ist denn eine Motivationbuxe? Davon habe ich noch nie gehört.«

»Eine Hose, in die man nur reinpasst, wenn man den Bauch einzieht und aufs Atmen verzichtet«, erkläre ich und lache. »Quasi eine Hose, die erst dann passt, wenn man sein Wunschgewicht erreicht hat.«

»Ah! Verstehe!«, sagt er nickend und notiert wieder etwas.

»Wo war ich?«, grüble ich laut, und er hilft mir, den Anschluss zu finden.

»Bevor Sie Autorin geworden sind …«

»Genau. Bevor ich Autorin geworden bin, war ich Musikmanagerin und mit meinem besten Freund Batomae und seiner Band auf Tour. Tourneen und Essstörung passen nicht wirklich gut zusammen, da man rund um die Uhr mit anderen zusammen ist. Der innere Druck wurde immer größer, und den ließ ich an meinem besten Freund aus. Wir stritten uns ständig, und ich wollte nicht, dass er denkt, er trägt Schuld daran. Ich war einfach komplett von meinem Leben überfordert und er das einzige Ventil zum Dampfablassen. Genau das konnte ich ihm aber nicht erzählen, weil ich mich so sehr schämte. Also schrieb ich es auf. Ich schickte ihm sozusagen mein dunkelstes Geheimnis als PDF in einer E-Mail. Mein bester Freund hat mir einen Song geschenkt, mich überredet, meine Geschichte als Buch zu veröffentlichen, und gemeinsam lassen wir Musik und Text in einer Konzertlesung verschmelzen. Seit 2016 werden wir immer wieder in Schulen zu Präventionsveranstaltungen und in Therapiezentren für Essstörungen eingeladen, um den Patientinnen Mut zu schenken.«

Ich hole kurz Luft und spreche dann genau das aus, was sich an diesem Vormittag in München wie ein fester Schlag in den Magen anfühlte: »Und nach einem Auftritt bezeichnete mich ein Mädchen als feige.«

»Feige? Warum das? Wenn ich Sie richtig verstehe, sprechen Sie öffentlich über ein sensibles Thema, um damit anderen zu helfen. Zudem werden Sie von Kollegen eingeladen, demnach muss Ihre Arbeit doch recht breite Anerkennung und sogar Zustimmung in Fachkreisen finden, nicht wahr? Wie kam dieses Mädchen dazu, Sie feige zu nennen?«

Ich merke, wie mich allein der Gedanke an das Gespräch mit ihr innerlich wieder stark aufwühlt und ich mich in Rage rede.

»Es war kurz nach dem Auftritt. Ich musste dringend zur Toilette, deshalb wählte ich das Mädchenklo direkt neben dem Veranstaltungsraum, das auch die Patientinnen benutzen. Beim Händewaschen traf ich einige Mädchen, und wir unterhielten uns total nett. Wie das Mädels in der Toilette nun mal tun. Nur dieses eine Mädchen lehnte mit verschränkten Armen an der Fensterbank und schaute mich mürrisch an, als ob ich ihr irgendetwas getan hätte. Sie schien richtig sauer auf mich zu sein«, erzähle ich immer weiter und spreche dabei so schnell, dass ich Seitenstechen bekomme.

Ich drücke mir mit den Fingerspitzen meiner rechten Hand genau dorthin, wo es pickst, um die Stiche mit einem Gegenschmerz zu neutralisieren, und atme drei Mal tief durch. Ich finde es überhaupt nicht schlimm, dass er mitbekommt, wie ich versuche, mich selbst zu beruhigen. Das könnte er ruhig aufschreiben. Etwas wie »Selbstregulation funktioniert«. Aber er sieht das wohl nicht so, denn er notiert nichts.

Stattdessen fragt er: »Kannten Sie das Mädchen schon vor dieser Begegnung?«

Ich schüttle den Kopf.

»Nein, eben nicht! Ich hatte sie vorher noch nie gesehen, nicht mit ihr bei Insta geschrieben, gar nichts. Wir waren uns vollkommen fremd. Zumindest war sie mir fremd! Ich hatte ihr ja neunzig Minuten lang mein halbes Leben auf dem Silbertablett präsentiert. Erzählt, wie mein nackter Körper ein Leben lang von der Essstörung gezeichnet bleiben wird, weil ich abwechselnd hungere, fresse und kotze, wenn ich vom Leben überfordert bin, und dass ich mich selbst so sehr hasse, dass ich nicht verstehe, wie es jemand mit mir aushält.«

»Woher kam dann diese emotional aufgeladene Abwertung Ihrer Person? Haben Sie eine Erklärung, was das Mädchen zu dieser Aussage bewogen hat? Es scheint mir doch sehr fragwürdig, Sie nach einem solchen Auftritt als feige zu bezeichnen«, hakt er interessiert nach, ohne über das von mir Gesagte auch nur den Hauch von Erstaunen, Abscheu oder Unverständnis auszustrahlen.

Seine Ruhe tut mir unglaublich gut, und ich merke, wie ich wieder langsamer und tiefer atme. Auch das Seitenstechen ist zum Glück verschwunden.

»Sie sagte, ich wäre feige, weil ich mir nicht helfen lasse, ja, weil ich keine Therapie mache. Und ich würde mich so sehr über meine Krankheit definieren, dass ich nicht gesund werden wolle«, zitiere ich sie wortwörtlich und höre noch genau ihren abwartenden Tonfall in meinem Ohr.

»Und …«, möchte mein Psychodoc ansetzen, als ich ihm ins Wort falle.

»Und sie hat recht. Das ist ja das Schlimme. Dieses Mädchen hat zu hundert Prozent recht. Ich habe Angst, mir helfen zu lassen, weil ich nicht weiß, was von mir noch übrig bleibt, wenn die Krankheit weg ist.«

Obwohl ich mich gedanklich wieder mitten in dieser Situation befinde, fühle ich mich nicht mehr von ihren Worten angegriffen. Sie können mir nichts mehr anhaben. Das Einzige, was mich im Moment beunruhigt, ist die Erkenntnis, dass es mich eben nicht mehr stresst. Merkwürdig.

Ich blicke auf meine Hände, die immer ein ganz guter Gradmesser dafür sind, wie sehr mich eine Situation oder ein Gedanke belastet. Kein eingequetschter Daumen, kein Fingernagel, der sich in die Haut bohrt. Als ich wieder aufschaue, treffe ich auf den analysierenden Blick meines Psychodocs. Ich präsentiere ihm meine Hände und erkläre: »Normalerweise füge ich mir, ohne darüber nachzudenken, an den Fingern Schmerzen zu, wenn mich etwas emotional stark aufwühlt.«

Ich rutsche etwas unsicher auf dem Sessel hin und her und ergänze: »Oder aber ich esse und kotze oder esse, ohne zu kotzen. Je nachdem, was die äußeren Umstände zulassen. Und wenn beides nicht geht, hungere ich. Was gerade am besten passt, ich bin flexibel in der Wahl der Mittel, um mich selbst zu quälen.«

Er schaut mir direkt in die Augen und sagt mit ruhiger Stimme: »Sie wählen sehr deutliche, will sagen, schonungslose Worte, um Ihr Verhalten und Ihre Gefühlswelt zu beschreiben, Frau Crämer.«

»Yep, so fällt es mir leichter, darüber zu sprechen. Ich habe das Gefühl, wenn ich etwas extrem formuliere, wirke ich weniger angreifbar«, gebe ich ihm recht.

»Verstehe, weniger angreifbar«, wiederholt er nickend und notiert erneut etwas, dann schaut er wieder auf. »Wer greift Sie an? Vor wem müssen Sie sich schützen? Mit wem befinden Sie sich im Krieg?«

Ich spüre, wie mir Tränen in die Augen steigen, und ich versuche, den schweren Kloß in meinem Hals herunterzuschlucken.

Krass, wie sehr mich seine Fragen aus der Bahn werfen. Das hatte ich nicht erwartet. Mein Kinn beginnt unkontrolliert zu zittern, und ich ziehe die Nase hoch, ehe ich antworte.

»Jeden verdammten Tag kämpfe ich gegen Erwartungen, gegen das Gefühl, nicht gut genug zu sein. Gegen das Gefühl zu versagen, gegen den Drang zu fressen, gegen den Drang zu kotzen und gegen die Gedanken, dass alle besser sind als ich. Ich kämpfe gegen den Wunsch, einfach alles kurz und klein zu schlagen, weil ich einen solchen Hass in mir trage.« Ich schlucke, ehe ich unter Schluchzen hinzufüge: »Ich bin mit mir im Krieg.«

Ganz verschwommen sehe ich, wie er nickt, dann zupfe ich mir nun doch ein Taschentuch aus der Box, wische mir die Tränen weg, die unkontrolliert meine Wange herunterkullern, und putze meine Nase.

»Dabei will ich doch einfach nur mein Leben leben. Arbeiten gehen, Freunde treffen, auch mal entspannt Restaurants besuchen und meinen Körper liebevoll behandeln, wie er es verdient hat. Ich will wieder ausgelassen und frei sein, ja …«, ich stocke kurz, »ich will mit mir Frieden schließen.«

Eine Weile ist es mucksmäuschenstill im Zimmer. Ich erschrecke mich, als ich bemerke, dass das Taschentuch an einer Stelle blutig ist. Gleich darauf finde ich die Stelle, an der mein Daumennagel eine tiefe Kerbe in den Zeigefinger geschlitzt hat. Ich drücke das Taschentuch darauf, um die Blutung zu stillen. Ich fühle mich euphorisch und vollkommen erschöpft zugleich.

»Was für ein wunderbares Ziel, Frau Crämer! Ich helfe Ihnen sehr gerne dabei, Frieden mit sich zu schließen!«, höre ich ihn sagen und habe das Gefühl, aus einer ganz eigenen Welt aufzuwachen.

Ich weiß nicht, wie ich an diesen Punkt gelangt bin, und frage ihn, wie er das geschafft hat.

»Ich habe nur die richtigen Fragen gestellt, Frau Crämer. Sie haben in sich die Antworten gefunden. Genau das ist meine Arbeit. Meine Methode zum Erreichen Ihres Therapieziels ist die Psychoanalyse. Die Psychoanalyse geht von widerstreitenden Kräften in der Seele aus, welche immer Konfliktpotenzial mit sich bringen. Wir wollen unabhängig sein, doch gleichzeitig möchten wir uns verlassen können. Wir möchten gerne für andere da sein, aber ebenso, dass andere auch für uns da sind. Die Therapie hilft bei der Suche nach einer persönlichen Kontinuität, wenn Sie so wollen einer Beständigkeit oder anders gesagt Charakterfestigkeit, und bei der Bewusstwerdung abgespaltener sowie verdrängter Erinnerungen. Vereinfacht gesagt geht es darum, sich selbst zu erforschen und zu erkennen, wer man ist und wie man zu diesem jemand geworden ist.«

»Psychoanalyse?!«, wiederhole ich skeptisch und habe sofort wieder Vorlesungen über Freud mit seinem Es, Ich und Über-Ich im Kopf. Schön und gut, dass die Psychoanalyse als die Urform aller psychotherapeutischen Behandlungen gilt. Aber ist es wirklich notwendig, all die Dinge wieder ins Bewusstsein zu holen, die meine Seele verdrängt hat?

»Darf ich ehrlich sein?«, frage ich ihn, und er nickt.

»Ich bitte darum, Frau Crämer!«

Ich krame zusammen, was ich noch aus den Psychologievorlesungen behalten habe. Dabei bin ich aber nicht ganz sicher, ob ich das nicht mit Zitaten aus der ein oder anderen Netflix-Serie vermische.

»Also …«, setze ich an, um gegen seine vorgeschlagene Therapieform zu argumentieren. »Die Verdrängung ist ja ein Mechanismus, der uns vor den Erinnerungen und traumatischen Erlebnissen beschützen will. Die Fähigkeit, schmerzliche, belastende, unangenehme Erinnerungen, Gedanken und Wünsche aus dem Bewusstsein zu verbannen, sie sozusagen auszublenden und ganz tief ins Unterbewusstsein abzuschieben, ist doch gar nicht mal so dumm, oder? Ich meine, man verdrängt doch aus gutem Grund die Dinge, die man nicht erträgt.«

»Da gebe ich Ihnen recht, die Verdrängung ist ein Schutzmechanismus, der das seelische Überleben ermöglicht«, antwortet er, und ich höre an der Art, wie er mit der Stimme am Ende hochgeht, genau, dass gleich ein dickes, fettes »Aber« kommt.

»Ob eine permanente Verdrängung bestimmter negativer Gefühle wirklich krank macht, ist ein strittiges Thema in der Psychologie«, fährt er fort. Ich höre ihm aufmerksam zu, warte jedoch immer noch auf das »A-b-e-r« und sehe, dass er es genau weiß. Deshalb betont er extradeutlich: »Aber, Frau Crämer, Sie berichten mir von Ihrem Leben mit einer sinnstiftenden, erfüllenden Arbeit, mit intensiven, langjährigen Freundschaften, von einem aufregenden, abwechslungsreichen Leben – und trotzdem befinden Sie sich im Krieg mit sich selbst. Wäre es nicht enorm spannend, hierfür die Gründe zu erfahren und die dem selbstzerstörerischen Verhalten zugrunde liegenden Erinnerungen zu besprechen und zu verarbeiten?«

»Spannend?«, wiederhole ich irritiert.

»Stellen Sie sich unsere Psyche einmal wie ein wunderschönes Schloss vor. Wir bewohnen sehr gerne die oberen, hübsch eingerichteten, gut beheizten Zimmer. Ganz tief unten sind wir nur sehr selten, weil wir uns zu Recht oder auch zu Unrecht davor fürchten, was uns dort erwartet. Trotzdem sollten wir auch dort nach dem Rechten sehen, denn wenn unser Schloss zum Beispiel einen feuchten Keller hat, zieht die Nässe nach und nach ins Gemäuer, und mit der Zeit sind auch die oberen Zimmer nicht mehr zu bewohnen, weil es muffig riecht, die Wände schimmeln und ...«

»... und die großen Spinnen aus dem Keller nach oben krabbeln!«, ergänze ich und fürchte mich allein bei dem Gedanken an tellergroße Kellerspinnen im Schlafzimmer. Der absolute Albtraum. Im Herbst hatte ich tatsächlich mal ein Monstrum im Schlafzimmer und habe die Nacht vor lauter

Ekel und Angst in der Badewanne bei Festtagsbeleuchtung verbracht.

Nun muss auch er sich schütteln, fängt sich aber relativ schnell wieder. »Okay, sehr anschaulich, aber ja! Auch das wäre eine mögliche Folge in unserem anschaulichen Beispiel.« Er lacht.

»Sie gehen nicht allein nach unten, Frau Crämer. Eine Therapie ist ein geschützter Raum. Ich bin an Ihrer Seite, um Ihre Gedanken und emotionalen Verknüpfungen richtig einzuordnen und zu prüfen, ob Ihre Verbindungen schlüssig sind. Ich begleite Sie auf Ihrem Weg in den Keller.«

Innerlich muss ich bei dem Gedanken grinsen, wie ausgerechnet er mich vor Spinnen beschützen will. So, wie er sich mitgeekelt hat, bin wohl eher ich es, die mit Glas und Postkarte bewaffnet auf Spinnenjagd geht. Aber ich bin neugierig und schlimmer, als es mir gerade geht, kann es kaum noch werden.

»Okay, ich vertraue Ihnen. Probieren wir es aus!«, höre ich mich selbst sagen und bin ganz aufgeregt, mich auf dieses Abenteuer einzulassen. Ab der nächsten Woche auch im Liegen. Mit Rollkragenpulli.

* * *

»Du strahlst die ganze Zeit, als würdest du von einem kleinen niedlichen Eichhörnchen erzählen. Wie kann man denn so begeistert von einer Therapie sein?«, fragt mein jüngeres Ich.

»Ja, sosehr ich mich früher gegen eine Therapie gewehrt habe, weil ich dachte, dass ich in den Schlamassel allein hineingeraten bin und es demnach auch schaffen muss, allein wieder rauszukommen, so sehr bin ich heute absolut davon überzeugt, dass sich jeder Mensch mal eine Therapie gönnen sollte.«

»Gönnen?«, wiederholt sie skeptisch und nimmt noch einen

weiteren großen Schluck aus der Wasserflasche vom Nachttisch.

»Ja!«, betone ich nickend. »Ich glaube, es gibt niemanden, der nicht mal an den Punkt kommt, vom Leben überfordert zu sein. Das hat überhaupt nichts mit Schwäche oder Ähnlichem zu tun. Wir leben in einer Zeit mit riesigen Erwartungsansprüchen. Zum einen setzen wir uns enorm selbst unter Druck, weil wir das Gefühl haben, unglaublich viele Dinge tun zu müssen. Die To-do-Liste, die wir uns selbst auferlegen, ist unendlich lang, wir können gar nicht alles erledigen. Allein der Gedanke, was wir glauben, schaffen zu müssen, stresst uns so sehr, dass wir blockieren und dichtmachen.

Zum anderen passieren weltweit immer neue Katastrophen, auf die wir nur begrenzt Einfluss haben. Wir erleben aktuell einen Kontrollverlust auf allen Ebenen, da ist es doch nur menschlich, dass man irgendwann einfach nicht mehr ruhig schläft, weil die schrecklichen Gedanken keine Ruhe geben.

Und dazu dieser permanent steigende Selbstoptimierungswahn. Es reicht nicht mehr, nur zufrieden zu sein, du musst dauerhaft glücklich sein. Bist du es, wird dir eingeredet, du müsstest mehr vom Leben wollen. Hast du dann dieses ›Mehr‹, was auch immer es sein mag, darf dir auch das nicht reichen. Uns wird eingeredet, wir dürften nie ankommen.

Wir leben in einer Welt, die krank ist und die uns krank macht. Und bis sich das ändert – ich glaube fest daran, dass das passiert –, hat jeder Hilfe verdient. Jemanden der zu einem sagt: ›Du hast hart gekämpft und lange durchgehalten, aber du kannst jetzt aufhören, stark zu sein. Es ist genug.‹«

Ich merke, wie ich mich richtig in Rage geredet habe, weil mich dieser ganze Wahnsinn so aufregt. Ich schaue zu ihr und sehe, wie sie an meinen Lippen hängt. Sie fühlt es zu hundert Prozent. Wahrscheinlich bin ich genau deshalb sauer auf diese ganze Gesellschaft mit ihren bescheuerten Erwartungen, weil *ich weiß, wie krank mich das alles gemacht hat. Ich wollte dazu-gehören, wo ich niemals reingepasst habe. Also habe ich mich verbogen, bis ich fast zerbrochen bin.*

Ich atme tief durch und sage nun in deutlich ruhigerem Ton-fall: »Erst als ich mir selbst erlaubt habe, schwach zu sein, mich fallen zu lassen und meine schmerzlichsten Gefühle zuzulassen, verstand ich, warum es mir derart schlecht ging. Klar bereitet einem das zunächst Angst, niemand stellt sich und seine Über-zeugungen gerne infrage, vor allem nicht, wenn sich das, woran du dich jahrelang geklammert hast, als Lüge herausstellt.

Erst mal fühlt es sich an, als ob selbst der letzte Halt weg-bricht, und plötzlich bist du im freien Fall.« Ich lächle. »Aber statt zu fallen, fliegst du. Es befreit dich unglaublich, wenn alles, was dich nach unten gezogen hat, von dir abfällt.«

Sie sieht aus, als ob das ein bisschen viel auf einmal gewesen wäre. Ich habe eine Idee. Während ich in meiner Tasche krame, sage ich: »Während der Sitzungen hatte ich so viele Erkenntnis-se, dass ich mir nach den Therapiestunden immer ein bisschen Zeit im Park gegenüber der Praxis genommen habe, um mir die wertvollsten Gedanken in mein kleines Journal zu schreiben.

Ich musste all das ja auch erst mal für mich sortieren. Mitten in Berlin saß ich dann, umgeben vom Lärm der Stadt mit hu-penden Autos, fluchenden Fahrradfahrern und lachenden Kin-dergartenkids, auf immer derselben Bank und schrieb alles auf, was ich aus der Sitzung für mich mitgenommen hatte. Möchtest du mal sehen?«

Sie nickt begeistert, und ich präsentiere ihr mit einem fröhli-chen »Tada!« mein kleines Notizheft, das ich immer, wie einen Notfallkoffer voller guter Gedanken, in meiner Tasche trage.

»Memo an mich selbst!«, *liest sie den Titel, den ich meinem Journal gegeben habe, laut vor und schlägt die erste Seite auf.*

Wer heilt, hat recht.
Wenn du ein Problem hast,
verdienst du, dass es gelöst wird.
Dabei ist es vollkommen egal,
ob es dir hilft, darüber mit Freunden
zu sprechen, ein Buch zu lesen,
einen Experten zu befragen,
dich mit einem Coach auszutauschen
oder Ziegen zu streicheln.

Sie blickt auf, und ich sehe deutlich die Skepsis in ihrem Blick.
»Ziegen?!«, entfährt es ihr.
Ich nicke bedeutsam.
Kopfschüttelnd schaut sie wieder ins Heft.

Ich bin für mich.
Wenn du dich an die erste Stelle stellst,
bedeutet das nicht, dass du egoistisch bist.
Wenn du darauf achtest, dass es dir gut geht,
sorgst du auch dafür, genug Kraft zu haben,
um dich um andere zu kümmern.
Für sich selbst zu sein bedeutet nicht,
gegen andere zu sein. Und an sich
selbst zu denken bedeutet nicht,
andere zu vergessen.

Sie zieht eine Schnute.
»Weiß ich nicht. Ich glaube, andere würden das schon als sehr egoistisch bezeichnen, wenn man immer zuerst an sich denkt.«
Ich nicke. »Aber von immer war nie die Rede. Das Leben ist nicht schwarz und weiß. Die Balance muss stimmen. Und was andere Menschen über mich denken, reden oder schreiben, ist nicht mein oder dein Problem. Weder sind wir auf der Welt, um andere davon zu überzeugen, dass wir nette Menschen sind, noch ist es unsere Aufgabe, die Kritik anderer anzunehmen.«

Ich sehe, wie unbefriedigend sie das findet, und ergänze:
»Weißt du, in jeder Beurteilung eines anderen Menschen schwin-
gen immer das eigene Leben, die eigenen Gefühle und die eigene
Erziehung mit. Wir können andere nicht beurteilen, ohne etwas
von uns selbst preiszugeben. Deswegen sagt jeder Kommentar
am allermeisten etwas über denjenigen aus, der ihn abgibt. Das
Gleiche gilt für Kritik. Diese sollten wir nur von denen anneh-
men, die wir erstens um ihre Meinung gebeten haben und die sie
zweitens äußern, um uns zu helfen. Wer ansonsten ein Problem
mit dir hat, darf es gerne behalten, es ist schließlich seines.«

Ich grinse, und sie lächelt auch, bevor sie weiterblättert.

Trau anderen Menschen etwas zu.
Fang nicht an, anderen Menschen
die Möglichkeit zu nehmen, zu reagieren,
für sich einzustehen und selbst Grenzen
zu setzen, indem du dich immer so verhältst,
wie es dein Gegenüber gerne hätte. Sei ehrlich,
sei du selbst. Wir werden alle nicht durch
das Leben kommen, ohne Menschen an
ihre Grenzen zu bringen und selbst an
unsere zu gelangen. Beides ist okay und
wir sollten es uns selbst und anderen
nicht nur zutrauen, sondern auch
zugestehen, uns kennen- und vielleicht auch
lieben zu lernen, wie wir wirklich sind.

Sie schaut mich fragend an.
»Und wir werden auch niemals von allen Menschen gemocht,
geschweige denn geliebt werden«, ergänze ich. »Das zu glauben
ist absoluter Wahnsinn. Wer diesen Anspruch an sich selbst
stellt, stürzt sich damit zu hundert Prozent ins Unglück. Ich
weiß, wovon ich rede. Daran geht man kaputt. Viel wertvoller,
als von allen geliebt zu werden, ist es, von den Richtigen geliebt
zu werden.«

»Und woher weiß ich, dass es die Richtigen sind?«, fragt sie nachdenklich.

Ich zitiere wieder meinen besten Freund Bato: »Wenn du etwas dafür tun musst oder bestimmte Markenklamotten tragen musst, damit sie dich zu schätzen wissen, sind es ganz klar die Falschen. Diese Menschen werden immer nur deine Demut, deine Leistung, deine teuren Schuhe, die schicke Handtasche oder was auch immer lieben, aber niemals dich. Schenke den Menschen deine Zeit, die dich nur um deiner selbst lieben. Diese Menschen haben dich und deine Aufmerksamkeit wirklich verdient!«

Sie nickt genauso, wie ich es zu tun pflege, wenn Bato diese Ansage bei seinen Konzerten macht. Beim Gedanken an unsere Konzertlesungen wird mein Herz ganz leicht.

Plötzlich sagt sie: »Wenn ich die nächste Überschrift lese, kann ich gar nicht glauben, dass sie von dir stammt.«

»Was steht denn da?«, frage ich und habe keine Vorstellung davon, welchen Gedanken aus meinem Heft sie meint.

Sie schaut wieder ins Heft und liest.

Niemand ist immer glücklich.
Auch wenn uns Social Media das
manchmal glauben lassen will,
niemand ist immer gut drauf,
niemand ist immer im Urlaub,
niemand ist immer ausgeglichen und
niemandem scheint permanent die
Sonne aus dem Arsch. Du musst
nicht in allem etwas Positives finden,
manche Dinge laufen einfach scheiße
und manche Tage sind für die Tonne.
Zwing dich nicht, in allem etwas Gutes
zu finden, das macht auf Dauer krank.

»Aber es stimmt doch«, erwidere ich. »Alle Gefühle sind wichtig und haben einen Platz in deinem Leben verdient. Und wenn wir nicht vergessen, dass eine schlechte Phase noch lange kein schlechtes Leben bedeutet, dürfen wir auch gerne mal ausgiebig in dem Gefühl der Traurigkeit oder Melancholie baden. Wir müssen nur aufpassen, dabei nicht zu weit rauszuschwimmen.«

»Hm …«, kommt es gedankenverloren zurück, und ich merke, dass sie mit ihren Gedanken schon bei meiner nächsten Notiz ist. Sie sieht plötzlich aus, als hätte sie einen Aha-Moment.

Sie dreht die Seiten in meine Richtung, damit ich meine eigenen Notizen sehen kann. Dann tippt sie mit dem Zeigefinger auf den Text auf der letzten Seite.

> Definiere dich nie über deine Krankheit. Sobald du anfängst, dich über deine Krankheit, völlig egal ob physisch oder psychisch, zu definieren, verschwindest du in ihr und dann bleibt nichts außer dieser übrig. Mach dir immer wieder klar, dass die Krankheit nur ein kleiner Teil von dir ist. Du bist so unglaublich viel mehr.

»Ja, ich weiß, was da steht. Ich hab's geschrieben«, kommentiere ich nickend und zucke verständnislos mit den Achseln. Als ich nach dem Heft greifen möchte, um es wieder an mich zu nehmen, drückt sie es fest an ihre Brust.

»Aber fällt dir denn nichts auf?«, fragt sie und schaut mich auffordernd an.

»Was meinst du?«, möchte ich wissen.

Sie schlägt das Buch auf der beschriebenen Seite auf und liest noch mal laut vor: »Definiere dich nie über deine Krankheit.«

Ich nicke. »Ja, das meine ich auch genau so.«

»Okay!«, kommt es von ihr. »Kann es bei deinem selbstgewählten Beziehungsstatus sein, dass es gar nicht darum geht, ob du dich verlieben willst? Sondern vielmehr darum, dass du dich gar nicht verlieben kannst, weil du dich als Single definierst? In deinen TikToks, bei deinen Interviews, in den TV-Reportagen ... Du bist die Ungeküsste und scheinst darauf – warum auch immer – ziemlich stolz zu sein. Früher hattest du gute Gründe, die ich zu hundert Prozent teile: die Angst, zurückgewiesen zu werden, das Gefühl, nicht liebenswert, geschweige denn begehrenswert zu sein und so weiter. Wir wissen beide, wie lang die Liste ist. Viele gute Gründe, sich auf keine Beziehung einzulassen. Aber heute? Klar, du wirkst dadurch spannend, weil es ungewöhnlich ist. Aber limitierst du dich dadurch nicht total?«

»Stimmt, ich spreche wirklich gerne darüber«, gebe ich ihr nachdenklich recht. »Ich binde es jedem, der es hören will ...«

Sie fällt mir ins Wort: »... und jedem, der es nicht hören will ...«

Ich lache und beende unseren Satz mit: »... auf die Nase.«

Sie nickt. »Genau, egal, mit wem du dich unterhältst. Sobald die Frage aufkommt, ob es jemanden in deinem Leben gibt, erzählst du strahlend, dass du gar kein Interesse an einer Beziehung hast. Du lebst und liebst dieses Singledasein. Ja, du hältst flammende Plädoyers für das Singlesein, dass da gar kein Platz fürs Verlieben bleibt. Du bist der festen Überzeugung, du könntest nicht glücklicher werden, aber was, wenn doch?«

Sie merkt genau, wie neugierig ich ihren Gedankengängen folge. Bei so viel Oberwasser, wie sie gerade hat, würde es mich nicht wundern, wenn sie mich zwischendurch loben würde, dass ich mich auf diese Gedanken einlasse und nicht sofort wieder dichtmache wie all die unzähligen Male zuvor.

Aber irgendwie ist es diesmal anders, ich bin anders. Ich verspüre nicht mal das kleinste Bedürfnis, dagegen zu argumentieren, und höre weiter gespannt zu.

»Früher warst du stolz, eine der Ersten zu sein, die das Thema Binge-Eating aus der Tabuzone geholt und ins Rampenlicht gestellt haben. Das war unglaublich wichtig, mutig und gut. Ebenso, dass du dafür einstehst, niemand sollte glauben, weniger wert zu sein, nur weil er nicht in einer Beziehung ist. Aber genau da ist der Punkt: Du bist auch nicht weniger wert, wenn du eine Beziehung führst. Der Beziehungsstatus sagt schließlich nichts über deinen Wert aus. Deine Worte. Kannst du dich noch an den Film ›Die Braut, die sich nicht traut‹ erinnern?«, will sie wissen.

»Klar, ich vergesse zwar fast jede Matheformel, aber keinen Julia-Roberts-Film«, sage ich und erkläre, da aber keinen Zusammenhang erkennen zu können.

»Ich sage dir, was ich meine. Julia Roberts verliebt sich immer wieder Hals über Kopf, und zwar so sehr, dass sie sogar die Essgewohnheiten beim Frühstücksei übernimmt. Mit jedem neuen Partner eine andere Frühstücksei-Variante. Aber dann, am Tag der Hochzeit, lässt sie die Männer immer wieder am Altar stehen.«

Ich blicke sie skeptisch an. »Äh, du weißt aber schon, dass ich keine Eier ...«

»Mensch, nun stell dich doch nicht dumm. Du verstehst ganz genau, worauf ich hinauswill! So wie andere zwischen ihren Beziehungen mal die Resettaste drücken sollten, damit sie nicht irgendwann nur noch in der Beziehung zu jemand anderem aufgehen, solltest du sie auch mal drücken, um nicht nur ...«, sie fuchtelt mit den Armen vor mir herum, »... halt, in dir selbst aufzugehen. Selbstliebe mag wunderbar sein, und ich freu mich echt darauf. Aber diese Liebe kennst du ja jetzt.« Sie legt den Kopf etwas schräg. »Und es gibt noch mehr. Kommt denn nicht langsam die Lust, dich auch mal in eine andere Person zu verlieben?« Als sie sieht, wie ich eher zu einem »Nein« tendiere, hebt sie die Hand, um mich noch vor meiner Antwort abzuwürgen, und sagt: »Neugier! Bist du zumindest wieder neugierig auf das Gefühl?«

»Bist du denn neugierig auf die Liebe?«, spiele ich die Frage zurück. »Ich meine, du bist nur knapp fünf Jahre jünger. Mein Leben passiert so schnell, ich erinnere mich ehrlich gesagt nicht, wie du in diesem Moment zu dem Thema stehst.«

»Zu dem Thema, zu dem Thema ...«, äfft sie mich nach, als ob ich Liebe mit einem Seminar über Hormone gleichgesetzt hätte. Wobei ich schon zugeben muss, dass mir bei dem Gedanken an Liebe immer wieder mein Uniprofessor in den Sinn kommt, der von einer Studie erzählte, die bewiesen haben will, Liebende würden auf die Fotos ihres Schwarms exakt so reagieren wie kokainsüchtige oder alkoholkranke Menschen auf ein Bild ihrer bevorzugten Droge.

Sie deutet erst auf sich, dann Richtung Badezimmer. »Ist die Frage ernst gemeint? Ich mache meinen Gefühlszustand von der verdammten Zahl auf einer dämlichen Waage abhängig. Glaubst du im Ernst, ich habe Lust, mich etwas Unkontrollierbarem wie der Liebe auszusetzen? Und mich von einer Sucht in die nächste zu stürzen? Ich habe doch schon genug mit mir und meinem Psychofuck zu tun, dazu brauche ich weder eine neue Abhängigkeit noch Liebeskummer.«

»Schade, dass du direkt davon ausgehst, Liebe würde immer in Kummer enden«, erwidere ich. »Was, wenn's gut geht? Ich kenne sehr, sehr glückliche Paare! Und ich denke auch nicht, dass in einer gesunden Beziehung eine Abhängigkeit besteht. Wenn sich Paare auf Augenhöhe begegnen und jeder auf eigenen Beinen steht, sich keiner so sehr in der Beziehung verliert, dass er sich, seine sozialen Kontakte und so weiter für die Beziehung opfert, geht nach einer Beziehung nicht die Welt unter. Ich wäre vor einer Beziehung glücklich und ebenso danach, denn mein Glück liegt in mir, nicht in der anderen Person. Die wäre vielmehr ein i-Tüpfelchen.«

Sie grinst.

»Was?«, frage ich nach.

»Das war aber schon ein sehr flammendes Plädoyer für die Liebe, merkste selber!«, belehrt sie mich strahlend

Jetzt muss auch ich lächeln. *»Sagen wir mal so, ich würde mich nicht wehren, wenn's passiert. Ich bin neugierig, aber realistisch. Liebe und Partnerschaft bedeuten auch Arbeit, dafür muss man Platz im Leben schaffen und bereit sein, sein Wertvollstes zu investieren: Zeit. Ich habe meine Firma, meine Auftritte, meine Freunde, meine Familie, ich bin bei alldem absolut nicht bereit, Abstriche zu machen. Ich habe nicht mal Zeit für einen eigenen Hund. Manchmal leihe ich mir den vom Nachbarn aus.«*

Bei dem Stichwort Hund reißt sie die Augen auf, als wäre soeben aus dem Nichts ein kuscheliges Flughörnchen durchs Hotelzimmer gesegelt. *»Du gehst mit dem Nachbarhund Gassi?«*

Ich nicke. *»Yep, alle zwei bis drei Wochen mal, öfter komme ich leider nicht dazu, Socke auszuführen.«*

»Das ist sehr selten«, sagt sie ernüchtert. *»Du solltest dringend an deiner Work-Life-Balance arbeiten!«*

Ich grinse. *»Stimmt, aber ich habe das, was ich liebe, zum Beruf gemacht. Seit die ständigen Gedanken ums Essen, die Selbstzweifel und dieser Wunsch, Erwartungen zu erfüllen, weg sind, genieße ich das alles so sehr. Wenn ich uns beide vergleiche, hat sich mein Leben tatsächlich kaum verändert. Aber ich habe mich verändert. Ich liebe mein Leben und vermisse nichts. Nur weil ich neugierig auf ein Gefühl bin, nehme ich nicht in Kauf, jemanden zu verletzen. Ich möchte ja auch nicht, dass jemand mit meinen Gefühlen spielt, nur weil er neugierig ist. Verhalte dich immer so …«*

Sie atmet schwer aus und spricht für mich: *»Verhalte dich immer so, dass DU n-i-e-m-a-l-s jemanden verletzt.«*

»Genau«, sage ich, »das war die einzige Regel, an die wir uns im Kinderladen halten mussten. Und Regel Nummer zwei?«

»Halte dich an Regel Nummer eins!«, schießt es aus ihr heraus, und wir beide salutieren. Sie wiegt den Kopf hin und her. »Hm, aber soll ich dir was sagen? Du kannst dir die Regel natürlich drehen und wenden, wie sie dir in den Kram passt. Aber ich glaube, damit war eher gemeint, dass wir im Sandkasten niemandem die Schippe über den Kopf ziehen sollten.«

Sie schafft es, ich spüre es deutlich, dass ich beginne, einige meiner seit der Kindheit eingeprägten Glaubenssätze infrage zu stellen. Für mich war das bisher ein absolutes No-Go.

Ich bin ziemlich beeindruckt und auch ein bisschen stolz. Auf uns beide.

»Was wäre denn heute dein Typ Mann?«, fragt sie geradeheraus und wirkt dabei, als ob sie hoffen würde, mein Männergeschmack hätte sich in den letzten fünf Jahren grundlegend geändert.

»Puh, so viel hat sich auch da eigentlich nicht getan«, gebe ich ehrlich zu und hoffe, sie ist nicht allzu enttäuscht. »Rollkragenpulli finde ich megaattraktiv, Dreitagebart auch, dunkle Haare, gerne schon etwas grau, und intensive Augen. Er muss in seiner Arbeit aufgehen und etwas Sinnhaftes tun. Tiere! Ganz klar, er muss Tiere lieben, am besten Vegetarier sein. Oder sich zumindest nicht darüber belustigen, dass ich es bin.«

Ich denke an Situationen, die mich beeindruckt haben.

»Ich mag Menschen, die den Raum betreten und dabei nicht um Aufmerksamkeit kämpfen, aber trotzdem die Stimmung verändern. Zum Besseren. Ist klar. Er sollte sich unbedingt seiner selbst bewusst sein und respektvoll mit jedem umgehen, dabei aber auch nicht zu nett sein. Seine größte Aufmerksamkeit sollte er sich und seinen Interessen schenken, dabei aber auch immer schauen, was dies für andere bedeutet.«

Ich denke kurz nach, dann fällt es mir ein. »Freunde! Langjährige Freundschaften, ganz wichtig!« Ich lächle. »Er muss Freunde haben, mit denen er sich wie ein kleines Kind benimmt, *dass selbst ich ihn peinlich finde. Er sollte bereit sein, Zeit in Mahlzeiten zu investieren. Er muss nicht kochen können, aber auf jeden Fall gerne essen gehen. Am liebsten wie ich vietnamesisch. Ich liebe Sommerrollen. Und er sollte für seine Meinungen einstehen, aber am Ende durchaus kompromissbereit sein.«*

»Weil du es nicht bist?«, wirft sie ein, und ich grinse. »Moment! Du bist es noch nicht, ich schon.« Ich überlege und sage dann schmunzelnd: »Zumindest manchmal ein bisschen.«

»Na also, und denkst du nicht, dass dieser Typ Mann, den du dir nicht zum ersten Mal vorstellst«, sie zieht enttarnend eine Augenbraue nach oben, »so gefestigt ist, dass er es durchaus verkraften würde, wenn eure Beziehung scheitert? Ich glaube, du machst dir unnötig Sorgen, jemanden zu verletzen, denn so toll bist du nun auch nicht, dass ihn eine Trennung von dir in eine Lebenskrise stürzt. Ich denke, da überschätzt du deinen Einfluss, du bist nicht der Nabel der Welt.« Sie lacht, und ich merke, dass ich ein bisschen rot werde.

Wie unangenehm. Sie hat recht, ich nehme mich viel zu wichtig und würde nie jemanden anziehend finden, der eben genau das tut. Ich will nicht für das Glück oder Unglück einer anderen Person verantwortlich gemacht werden. Ich bin gerne das i-Tüpfelchen, niemals das i.

Ich beobachte, wie sie suchend durch mein Memo-an-mich-Heft blättert und schließlich auf meine Worte ein paar Seiten zurück im Heft deutet: »Du darfst Menschen etwas zutrauen. Trau den Männern doch einfach zu, dass sie das aushalten. Dich und die Trennung. So, wie du auch ohne ihn weiter glücklich sein wirst, wird auch er weiter ohne dich glücklich sein.«

Sie nimmt meine Hand, als müsste sie mir eine traurige Botschaft überbringen, und sagt in einem gespielt überheblichen Tonfall: »Es tut mir sehr, sehr leid, dir sagen zu müssen, aber ich glaube, du hast dich da ganz schön festgefahren. Ich sage nicht, dass du musst. Du bist mit Beziehung kein besserer Mensch, aber eben auch kein schlechterer.« Sie klatscht in die Hände und scheint jetzt richtig in Fahrt zu kommen. »Welchen deiner inneren Konflikte soll ich noch lösen?!«

Ich bewundere, wie gut sie ist. Sie hat mich nicht nur komplett an die Wand argumentiert, sie hat mich dazu noch mit meinen eigenen Worten geschlagen. Ich erinnere mich nicht daran, so schlau gewesen zu sein. Als sie meine Bewunderung bemerkt, wird ihr Grinsen noch breiter. »Das nennt man selbstreflektiert. Lernst du auch noch.«

Nun blättert sie in meinem kleinen Journal bis zur letzten, noch freien Seite, nimmt den Kugelschreiber vom Nachttisch und drückt mir beides in die Hand. Dann greift sie nach der Wasserflasche, um sich den letzten Schluck zu gönnen.

Auf meinen etwas irritierten Blick hin unterbricht sie das Trinken und sagt, aufs Heft deutend: »Ich weiß ja nicht, aber es sah eben so aus, als hättest du eine ziemlich wichtige, wer weiß, vielleicht sogar lebensverändernde Erkenntnis gehabt. Willst du sie nicht notieren?«

Dann stupst sie mit ihrer Schulter gegen meine und scheint ziemlich zufrieden mit sich und der Welt, ehe sie noch hinterherschickt: »Brauchst mir nicht zu danken, Rechnung kommt! Wie viel verdient eigentlich ein Psychologe?«

Kapitel 8

Bleibt das jetzt so?

Frau Crämer, ich muss Ihnen leider mitteilen, dass sich unser Verdacht bestätigt hat, Sie leiden an Multipler Sklerose! Diese Erkrankung wird in den meisten Fällen zwischen dem zwanzigsten und dem vierzigsten Lebensjahr diagnostiziert. Da liegen Sie mit Ihren siebenunddreißig Jahren eher im hinteren Feld. Die Multiple Sklerose, auch MS genannt, ist eine chronisch-entzündliche neurologische Erkrankung, die das zentrale Nervensystem, bei Ihnen das Gehirn und das Rückenmark, betrifft. Ihre Symptome – Schmerzen, Missempfindungen und Sehstörungen, permanentes Frieren und die ständige Müdigkeit, die Gangunsicherheit und ebenso das Schwindelgefühl – entstehen einerseits durch die Schädigung der Nervenisolierschicht sowie andererseits durch den Abbau von Nervenfasern. Ihre Immunzellen halten die körpereigenen Zellen fälschlicherweise für schädliche Eindringlinge und greifen sie an – Sie selbst sind sozusagen Ihr größter Feind.«

Das sind die Worte des Oberarztes, die mir den Boden unter den Füßen wegziehen. Wäre ich nicht bereits seit Tagen an dieses Krankenhausbett gefesselt, weil ich mich vor Schmerzen kaum noch rühren kann, müsste ich mich genau in diesem Moment setzen.

Ich schaue auf seinen Mund und registriere – wenn auch nur ziemlich verschwommen und in Graustufen –, dass er weitererzählt und gestikuliert, um mir irgendetwas zu erklären, aber ich höre nichts mehr. »Unheilbar« habe ich noch verstanden, danach wurde es still. Schlimm genug, dass ich seit Monaten am ganzen Körper so kribbelige Missempfindungen habe, dass ich auch ohne Teilnahme am RTL Dschungelcamp das Gefühl habe, in einem Ameisenhaufen zu liegen.

Doch war das bis vor wenigen Sekunden noch ein Symptom, das sich laut meiner allwissenden Freundin Frau Google wunderbar durch meine zugegebenermaßen etwas einseitige vegetarische Ernährung und den daraus resultierenden Eisenmangel erklären würde. Ich bin nun mal kein Fan von Linsen, Erbsen und Bohnen. Aber drei kaffeefreie Wochen mit Eisentabletten, dazu jeweils ein Glas Orangensaft, weil Eisen nur abseits von Koffein, aber dafür mit reichlich Vitamin C gut aufgenommen werden kann, und alles wäre doch verdammt noch mal wieder in Ordnung gewesen. Ich hatte doch für alle Symptome die passenden harmlosen Erklärungen inklusive Lösungen gefunden. Nur leider allesamt die falschen.

Los, Jana, das ist wichtig, du musst ihm jetzt zuhören, versuche ich mich aus meinen Gedanken zu reißen und bereue es schon eine Sekunde später, denn die Aussage des Arztes, dass Multiple Sklerose so ziemlich jede Beschwerde bis hin zu Inkontinenz, Spastiken und Lähmungen hervorrufen kann, setzt dem ganzen Scheiß hier die Krone auf. Er nennt sie die Krankheit mit den tausend Gesichtern und abends wüsste man nicht, wie es einem am nächsten Morgen geht. Vor meinem inneren Auge erscheint ein dickes, fettes Ausrufezeichen hinter: Okay, du hast die Arschkarte gezogen!

Da hilft auch nicht mein Lieblingspfleger, der mich, seit ich mich nach der Lumbalpunktion trotz größter Schmerzen und unter lautem Gejammer aufs Klo gequält habe, um auf jeden Fall der Bettpfanne zu entgehen, lachend zum Weichei der Station gekürt hat. Am Ende der Visite knufft er mir aufmunternd auf die Schulter und flüstert beim Rausgehen: »Herzlichen Glückwunsch, Kleine, du hast die Wundertüte unter allen Krankheiten gezogen.«

Wundertüte? Na, schönen Dank auch. Ich hasse Überraschungen. Ohne Mist, steht bei mir jemand unangekündigt vor der Tür, stelle ich mich eher tot, als zu öffnen. Ich liebe es, wenn meine Tage einer Struktur folgen. Nein, um genau zu sein, liebe ich es, wenn meine Tage meiner Struktur folgen. Wenn der Wetterbericht für den nächsten Tag Regenschauer angekündigt hat, möchte ich nicht von der Sonne im Gesicht geweckt werden. So sehr mag ich es, wenn alles nach Plan läuft.

Gedankenverloren knautsche ich mir das viel zu weiche Kopfkissen zurecht, um meinen Kopf doch wieder etwas tiefer zu lagern, und spüre plötzlich ein extrem unangenehmes Drücken in der Armbeuge. Aua! Erschrocken schiebe ich den Ärmel meines Schlafshirts nach oben und kneife die Augen zusammen in der Hoffnung, so doch etwas schärfer zu sehen. Soweit ich das erkennen kann: kein Blut. Puh! Was ein Glück, dass die Kanülen oder wie die Dinger am Ende des Kortisontropfes heißen, inzwischen aus weichem Gummi sind, sonst hätte ich mich gerade wohl selbst aufgespießt.

Das ist doch total verrückt. Ausgerechnet jetzt, da ich endlich, nach erfolgreich abgeschlossener Therapie und endlosen Stunden der Aufarbeitung, Frieden zwischen meinem Kopf und meinem Körper geschlossen habe, bekomme ich so eine unheilbare und noch dazu unberechenbare Krankheit diagnostiziert, bei der mir mein eigener Körper die Feindschaft erklärt hat? Ernsthaft?

Warum? Warum ist das Schicksal so unfair? Warum ich? Warum jetzt? Und vor allem: Bleibt das jetzt so? Bleibt diese Angst, dass mir mein Leben wieder komplett entgleitet und ich allem, was da so kommt, hilflos ausgeliefert bin, für immer?

Ich schaff das schon!

Als ich das Krankenzimmer in der siebten Etage, das sogar durch die geschlossene Tür wie eine Blumenwiese duftet, betrete, strahlt mir ein unglaublich schöner Sonnenuntergang entgegen und taucht das Zimmer in warmes goldenes Licht.

Wow, was ein atemberaubender Anblick! Mit der leisen Melodie im Hintergrund, die mir nur allzu vertraut erscheint, wirkt das Ganze wie eine epische Filmszene.

Schade, dass ich das leuchtende Abendrot hinter den dunklen Wäldern während meines Aufenthaltes hier nicht sehen konnte, weil ich gefühlt von der ersten bis zur letzten Minute in diesem Zimmer flachlag. Im wahrsten Sinne, denn direkt nach der Lumbalpunktion, als sie mir vor wenigen Tagen noch unten in der Notaufnahme ohne Betäubung mithilfe einer speziellen Nadel im Bereich der Lendenwirbel eine kleine Menge Liquor, also Hirn- oder Rückenmarksflüssigkeit, aus dem Wirbelkanal abgezapft haben, gab es die Anweisung, mindestens eine Stunde liegen zu bleiben, da die Kopfschmerzen sonst unerträglich und nur im flach liegenden Zustand auszuhalten wären.

Ich wollte nicht hören, hatte die Befolgung des Ratschlags für ein kurzes Telefonat mit meinem besten Freund gegen Kopfweh getauscht und so diese unvergleichlich schöne Aussicht verpasst. Na ja, wer nicht hören will … Ich blicke aufs Bett und sehe die Bettpfannenverweigerin, wie sie mit AirPods in den Ohren auf dem Rücken liegt und nichts um sich herum wahrzunehmen scheint. Neben ihr auf dem Nachttisch das Zäpfchen, falls die Schmerzen noch stärker werden, dahinter der roségoldene Laptop und ein bunter Blumenstrauß, der so üppig ist, dass er keinen Platz neben all den anderen auf der Fensterbank gefunden hat. Daneben ein leerer Kaffeebecher.

»Pst, sag's mir nicht!«, flüstert sie plötzlich, ohne die Augen auch nur einen Spaltbreit zu öffnen.

»*Dir was nicht sagen? Ob du das Zäpfchen nehmen sollst?*«, flüstere ich ebenso zurück und bin von ihrem entspannten, beinah beschwingten Tonfall mehr als irritiert.

»Nein«, erwidert sie lachend. »Aber ich höre doch schon an deiner Atmung, was gleich wieder – garniert mit den schönsten Postkartensprüchen – kommt. Ich will es aber gar nicht wissen. Meine Frage, ob das jetzt so bleibt, war eher rhetorisch gemeint!«

»Rhetorisch gemeint?«, wiederhole ich völlig verdattert und schaue genauer hin.

Aber ja, um ihre Lippen spielt tatsächlich ein vergnügtes Lächeln.

»Yep, rhetorisch. Ich muss die Diagnose und das alles hier ja auch erst mal verdauen. Das geht nicht von jetzt auf gleich. Da stellt man sich schon mal solche Fragen.«

»Ja, aber…«, setze ich noch mal an.

»Pst …«, unterbricht sie mich erneut. »Kein Aber. Ich will absolut nicht wissen, was meine Zukunft für mich bereithält. Ich will nicht wissen, ob du im Rollstuhl sitzt, ich will nicht wissen, ob du eine Windel trägst. Ich möchte nicht wissen, ob du verliebt, verlobt oder verheiratet bist. Nein, ich will nicht mal wissen, ob du immer noch ständig den Knödel auf dem Kopf trägst oder wie grau deine Haare inzwischen sind!«

Zackig drehe ich mich zum Spiegel, der an der gegenüberliegenden Wand hängt, und erkenne sogar auf die drei Meter Entfernung, dass ich dringend einen Frisörtermin zum Nachfärben machen muss. Und neue Strähnen sind auch mal fällig.

»Weißt du«, sagt sie weiter mit entspannter Stimme, »ich will es auf mich zukommen lassen. Ich möchte mir meiner selbst bewusst sein und an meine Grenzen und darüber hinaus gehen. Wie soll ich durch meine Erfahrungen wachsen, wenn sich jeder Schmerz, jede Unsicherheit und jede Angst in Luft auflösen, sobald du auftauchst?«

Ich schlucke und lehne mich vorsichtig gegen die einzig nicht durch Blumen besetzte Stelle auf der Fensterbank und lasse meinen Blick auf ihren geschlossenen Augen ruhen.

»Ich weiß, dass du es nur gut meinst, aber von jetzt an schaffe ich das wirklich allein, vertrau mir bitte.«

Als sie das sagt, treten mir vor Rührung Tränen in die Augen, und ich muss die Nase hochziehen.

»Du weinst doch jetzt nicht etwa?«, fragt sie.

Ich schüttle schniefend den Kopf.

Weiterhin mit geschlossenen Augen streckt sie langsam suchend, in der Luft tastend die Hand nach mir aus, und ich ergreife sie.

Während sie meine Finger tröstlich drückt, flüstert sie: »Ich lasse dich jetzt gehen, denn du hast mich stark gemacht.«

Während ich mir die Tränen von den Wangen wische, beuge ich mich zu ihr übers Bett, drücke ihr einen sanften Kuss auf die Stirn und sage: »Du hast mich stark gemacht.«

Sie lächelt. »Einigen wir uns auf gutes Teamwork. Aber jetzt musst du echt mal langsam aufwachen.«

Sie beginnt vergnügt, ganz leise ein mir vertrautes Lied zu singen:

Musik an

Fuck, wir sind wieder an dem Punkt,
an dem das Leben verdammt unfair scheint.
Und die Panik schlägt Vernunft.
Du selbst bist dein größter Feind.

Doch ich weiß, dass du's kannst.
Du hast es so oft bewiesen.
Und jede neue Narbe
hat dich nur weiter angetrieben.

*»Hörst du das auch?«, frage ich und beuge mich etwas weiter zu
ihr nach vorne, um zu orten, ob die Musik vielleicht aus ihren
AirPods kommt.*
*Tatsächlich, die Stimme meines besten Freundes erkenne ich
sofort und von Zeile zu Zeile, die ich jetzt immer deutlicher direkt neben meinem Ohr höre, wird mein Herz leichter und meine Gedanken klarer.*

Jetzt schaust du in dein Spiegelbild.
Zum ersten Mal gefällt dir, was du siehst
und wenn du dir grad selbst noch nicht traust,
bin ich dein Kalenderspruch, damit du's glaubst.

Du bist schön,
du bist stark,
es gibt so viel, was ich an dir mag.

Auch mal verplant,
einfach genial,
hab ich dir das eigentlich schon gesagt?

Du bist viel größer, als du denkst,
wünsch mir so sehr, dass du's auch erkennst.

Du bist schön,
du bist stark,
ey, ich feier dich für deine Art.

Denkst du dich um dein' Verstand,
dann glaub nicht alles, was dein Kopf dir sagt.
Bist so lange weggerannt,
vor dir selbst, vor dem nächsten Tag.

Jetzt schaust du in dein Spiegelbild.
Zum ersten Mal gefällt dir, was du siehst
und wenn du dir grad selbst noch nicht traust,
bin ich dein Kalenderspruch, damit du's glaubst.

Du bist schön,
du bist stark,
es gibt so viel, was ich an dir mag.

Auch mal verplant,
einfach genial,
hab ich dir das eigentlich schon gesagt?

Du bist viel größer, als du denkst,
wünsch mir so sehr, dass du's auch erkennst.

Du bist schön,
du bist stark,
ey, ich feier dich für deine Art.
Für deine Art.

Du bist viel größer, als du denkst,
wünsch mir so sehr, dass du's auch erkennst.

Du bist schön,
du bist stark,
ey, ich feier dich für deine Art.

Du bist schön,
du bist stark,
es gibt so viel, was ich an dir mag.

Auch mal verplant,
einfach genial,
hab ich dir das eigentlich schon gesagt?

»Hast du den Song etwa die ganze Zeit immer wieder auf Repeat gehört?«, frage ich, während die Musik jetzt zusätzlich von einem rhythmischen Rappeln begleitet wird.
»Ich ja, aber du auch! Dein Wecker wird nicht aufhören zu klingeln, bis du endlich aufstehst«, höre ich ihre Antwort nun nur noch wie aus weiter Ferne. Dann lässt sie meine Hand los …

Epilog

Schlaftrunken schaue ich mich in meinem Zimmer um. Ganz langsam gewöhne ich mich an die Dunkelheit, dann wird mein Blick schärfer. Gut, zumindest so scharf, wie es ohne meine Brille möglich ist.

Auf dem Nachttisch neben mir steht die geöffnete Fotokiste, daneben und auf dem Boden verteilt liegen unzählige Bilder, die mir wohl gestern Nacht aus der Hand gerutscht sind. Neben der Box liegt mein schwach leuchtendes Handy und springt passend zum Takt unaufhörlich Richtung Kante.

Um das nervige Klappern, aber nicht das Lied, das mir mein bester Freund als Reminder geschenkt hat, zu beenden, greife ich nach dem Handy und lege es neben meinen Kopf auf die Matratze.

Während ich mich genüsslich gähnend strecke und nebenbei checke, ob ich heute früh Arme, Beine und Füße auf beiden Seiten gleichermaßen spüre, lasse ich »Deine Art« noch einmal bis zum Ende laufen, ehe ich mich langsam aufsetze.

Moment! Das Kribbeln im linken Knie lässt mich kurz innehalten. Ach, schade! Ich hatte gehofft, dass es sich über Nacht wieder beruhigt hätte. Ich ertappe mich dabei, wie ich meinem Knie »Nicht schlimm, ist ja grad auch wieder 'ne Menge Action. Heute Nachmittag gönne ich mir ein bisschen Me-Time, vielleicht wird's dann morgen besser …« zuflüstere und es liebevoll tätschle, wie man es sonst nur bei besonders großen Hunden macht.

Über mich selbst schmunzelnd steige ich aus dem Bett, sammle die Fotos ein, gehe damit zum Schreibtisch, öffne das dahinterliegende Fenster, um die frische Morgenluft ins Zimmer zu lassen, und wecke mein MacBook aus dem Ruhezustand.

Keine fünf Minuten später und gerade noch rechtzeitig habe ich die Fotos eingescannt und drücke bei der Mail mit dem Betreff »Fotos für Jana, 39, ungeküsst« auf Senden.

Der Anblick, wie die ersten Sonnenstrahlen den Morgenhimmel zum Leuchten bringen, lässt mich ganz tief durchatmen, bevor es gleich unter die Dusche und dann schnell zum Zug geht. Heute ist Tour-Start, und ich darf nicht zu spät zum Soundcheck kommen, aber der Koffer ist bereits gepackt und diesen letzten Moment der Ruhe schenke ich mir und meinen Gedanken.

Stimmt schon, dass das Leben nicht immer leicht ist. Das Leben ist bestimmt auch nicht immer fair, jedoch können wir uns jeden Morgen erneut entscheiden, wie wir den neuen Aufgaben begegnen wollen. Ob wir versuchen, uns verzweifelt an das zu klammern, was mal war, oder ob wir die Veränderung als Chance annehmen.

Noch vor wenigen Monaten wäre es für mich absolut undenkbar gewesen, aber heute genieße ich es, auch mal völlig verplant sein zu dürfen, mich vom Leben überraschen zu lassen und den Herausforderungen, die inzwischen jeder neue Tag für mich bereithält, mit Mut und Neugier zu begegnen.

Vielleicht ist das hier nur eine weitere Momentaufnahme, vielleicht wird es nicht immer so schön bleiben, aber darum kümmere ich mich, wenn es so weit ist. Und bis dahin feiere ich jeden glücklichen Moment und schmeiße in Gedanken eine Handvoll Konfetti, denn ich bin zum ersten Mal in meinem Leben bis über beide Ohren verliebt. Verliebt ins Leben.

Danksagung

*M*ein größter Dank geht an dich, da du gerade auf den allerletzten Seiten meiner Geschichte angekommen bist und mir Stunden deiner wertvollen Zeit geschenkt hast. Danke, dass du mich auf meinem Weg begleitest. Es ist ein unglaubliches Gefühl, so eine liebevolle und starke Community an meiner Seite zu wissen. Ihr seid mein Safe Place.

Danke an die großartigen Buchhändlerinnen und Buchhändler. Wir alle brauchen die Wunder der Worte zwischen zwei Buchdeckeln – ihr sorgt dafür, dass Wunder Wirklichkeit werden.

Für jeden Menschen, der leidet, gibt es ein Umfeld, das mitfühlt. Danke an all diejenigen, die bleiben, auch wenn es schwierig wird. Bitte vergesst bei aller Liebe und jeder Sorge aber nicht euch selbst. Ihr seid die Guten, bitte seid auch gut zu euch.

Danke für jede einzelne Rezension, die mir ein Lächeln schenkt, und für jeden Kommentar, der meine Augen leuchten lässt. Danke für jede Nachricht, die mir Vertrauen schenkt, für jeden Bericht oder Artikel, der meine Geschichte weiterträgt. Danke für jedes freundliche Lächeln und für jede feste Umarmung, die mein Herz zum Hüpfen bringt. Es tut so unbeschreiblich gut, all das zu spüren.

Mama, ich liebe dich und unsere Mädels-WG. Apropos, kommt heut 'n Krimi?!

Papa, du hast immer dein Bestes gegeben. Ich vermiss dich. Manchmal sehr.

Bato, du bist das Gleichgewicht in meinem Leben. Ich feier dich für deine Art. Nie mehr ohne dich. hdgdlmbff ;)

Tyhi, unser halbes Leben lang und nie wieder weniger. Lieb dich.

Sebastian Fitzek, du bist mein Freund und Mentor. Danke, dass du so sehr an mich glaubst, immer für mich da bist und dir bei Sprachnachrichten unter zehn Sekunden Sorgen machst.

Manu Raschke, du bist nicht nur meine Managerin, sondern auch eine meiner liebsten Freundinnen. Danke für dein »Geht nicht, gibt's nicht!« und dass du nie aufgegeben hast.

Sally und Angie von Raschke Entertainment, ihr guten Seelen. Ohne euch geht's nicht.

Sabrina und Ulrike von Sabrina Rabow PR. Danke für jedes »Tada!« und die unzähligen Telefonate mit so ziemlich jeder Redaktion im ganzen Land.

Stolli und Christian vom C&M Sicherheitsdienst, nur für euch verkneife ich mir in 'ner Lounge das Lachen.

Danke an Roman Hocke, Markus Michalek, Ralph Gassmann, Susanne Wahl, Cornelia Petersen-Laux, Janine Hilz und Claudia von Hornstein von der AVA. Dank und mit euch wird meine Geschichte hoffentlich unendlich.

Danke an Angela, Patricia, Nina, Katharina I., Sarah A., Katharina S., Stefan, Antje, Sarah E., Isabella, Sandra, Kathrin, Hanna, Lieselotte, Andy, Markus, Josef, Ralf, Monika, Ellen, Jessica, Sibylle, Michaela, Frau Ketterle und das ganze Droemer-Knaur-Team, allen voran Doris Janhsen, dass ihr meinen Büchern eine Heimat geschenkt habt. Ihr wollt die Welt verändern, sie wieder besser machen. Ich bin glücklich, ein Teil davon sein zu dürfen.

Alex Löhr, du bist nicht nur meine erste Lektorin, sondern hoffentlich auch meine letzte. Danke, dass du meinen Gedanken Struktur und mir ganz viel (Selbst-)Vertrauen geschenkt hast.

Liebe Alexandra Eckl, Danke für deinen frischen Blick. Mehr Augen sehen mehr.

Danke an Eckard Albrecht, dass du mich immer so strahlen lässt, auch wenn die Sonne mal wieder viel zu früh untergegangen ist. Und natürlich Danke an Julius, dass wir immer in dein Studio dürfen.

Danke an Teff & sein Team von brot & salz. Sei immer die Nadel, niemals der Heuhaufen oder wie war das?! ;)

Flo, Eugen und Valle, mit euch auf Tour zu sein ist – für mich – wie Urlaub. Stellt sich nur eine Frage: Heute vietnamesisch oder lieber doch zum Italiener?

Liebe Ingvild Goetz, durch Sie durfte ich erleben, was für einen großen Unterschied es macht, wenn ein Tabuthema ins Rampenlicht gestellt wird. Unsere Begegnungen haben mir Mut geschenkt, und dafür danke ich Ihnen von Herzen.

Liebe Christiane Goetz-Weimer und lieber Dr. Wolfram Weimer, danke, dass ihr Zeichen setzen und Brücken bauen zu eurer Herzenangelegenheit gemacht habt.

Danke an Philipp Evers und Sebastian Wurth, dass durch eure Art »Deine Art« so besonders geworden ist.

Danke an Maja, Julia, Karin und das komplette Team von der Initiative »BKK bauchgefühl«. Danke an alle unterstützenden Betriebskrankenkassen, Lehrerinnen und Lehrer, Sozialarbeiter und Eltern, die uns mit unserer Konzertlesung »Musik trifft Roman« an die Schulen in ganz Deutschland holen.

Danke an Eva und Nadia von der Siemens-Betriebskrankenkasse sowie Mel und das komplette Team im Hintergrund unseres Podcasts »Wir sind so!«. Hier dürfen Bato und ich stundenlang über all das sprechen, worüber viel zu oft geschwiegen wird. Danke, dass ihr auf unserer Seite seid.

Danke an Anne, Kristin & Friedrich, Linda Fitz & Oskar, Götz & Clara, Ben & Steffi, Revelle, ela., Julia Kautz, Alex Diehl, Bärbel, Katrin Stiemer, Julia & Joshi & Joana, Janina & Michael & Justus & Jannis & Finja, Frank Engel, Annette Heuser, Friedrich Kraemer, Joachim Busch, Uli Kleppi, Manfred, Claudi Weingärtner, Iris Budowsky, Markus & Oskar & Romy, Konny, Stephi, Dirk & Ute Eilert, Gerlinde Jänicke, Bernd & Farina, Rabea, Nina & Fisl, Julius und Jonas vom studioZWO-NEUN, Nickisouthcity, Dluzak, Lena, Éva, jaystle, Sandra und Andrea, dass ihr in meinem Leben seid. Die Reihenfolge ist übrigens so zufällig und spontan wie unsere viel zu seltenen Treffen. ;)

Hilfreiche Anlaufstellen

Ihr Lieben,
für einen ersten Schritt braucht es manchmal
nur zwanzig Sekunden Mut.
Aber wenn der Mut dann da ist,
wohin kann der erste Schritt gehen?
Hier habe ich eine kleine Auswahl an Anlaufstellen für euch,
wo ihr erste Infos und ein offenes Ohr findet.

Alles Liebe,
Jana

Der TelefonSeelsorge kannst du eine Mail schreiben,
vor Ort hingehen oder natürlich anrufen:
www.telefonseelsorge.de
08 00 / 11 10 11 1
08 00 / 11 10 22 2

Bei [U25] findest du Mailberatung durch
speziell ausgebildete ehrenamtliche Gleichaltrige für junge
Menschen in Suizidgefahr und Krisen.
www.u25-deutschland.de

Nummer gegen Kummer e. V. ist die Dachorganisation des
größten, kostenfreien, telefonischen Beratungsangebotes für
Kinder, Jugendliche und Eltern in Deutschland.
www.nummergegenkummer.de

»ich bin alles« ist ein Infoportal zur
Depression und psychischen Gesundheit
bei Kindern und Jugendlichen.
www.ich-bin-alles.de

Bei der Bundeszentrale für gesundheitliche Aufklärung
(BZgA) findest du
Infos und verschiedene Beratungsangebote:
www.bzga-essstoerungen.de

Bei der Initiative »BKK bauchgefühl« darf ich
seit Jahren Teil des Unterrichtsprogramms sein und
gemeinsam mit Batomae und seiner Band Schulen
in ganz Deutschland besuchen:
www.bkk-bauchgefühl.de

SEBASTIAN FITZEK

FISCHE, DIE AUF BÄUME KLETTERN

Glück, Liebe, Erfolg – ein Kompass für das Abenteuer namens Leben

Was ist es, das im Leben zählt? Bestsellerautor Sebastian Fitzek stellt sich in diesem Buch den großen Fragen: Worauf kommt es im Leben an? Wie findet man sein Glück? Welche Lebensziele sind die richtigen? Was lernt man aus Niederlagen? Und wie geht man mit seinen Mitmenschen anständig um? In spannenden persönlichen Episoden erzählt er, was wirklich wichtig ist und wie ein glücklicher Lebensweg gelingen kann.

Finden auch Sie für sich heraus, was für Sie im Leben am meisten zählt! Das Buch enthält einen Wertekompass sowie einen Eintragteil mit vielen überraschenden Fragen für die Leser.

»*Fische, die auf Bäume klettern* soll keine Blaupause fürs richtige Leben sein, sondern eine Anregung, überhaupt darüber nachzudenken, was das eigene Leben ist.« *Rheinische Post*

»Mit Sicherheit das persönlichste Buch des Bestsellerautors.« *Bild am Sonntag*

»Sebastian Fitzek ist so sympathisch, dass dieser Begriff womöglich für ihn erfunden wurde.« *Süddeutsche Zeitung*

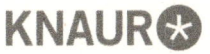